HP Ulrich Kohler

LÖSE DICH von Unbewusster Schuld

Wie Unbewusste Schuld unser Leben prägt und wie wir uns von ihr befreien.

www.lus-therapie.de

Ulrich Kohler, geboren 1970, ist seit 1995 Heilpraktiker in eigener Praxis. Von Beginn an stand für ihn das Gemüt, die Psyche, die Seele des Menschen im Vordergrund. Im Lauf der Jahre integrierte er verschiedene Ansichten und Arbeitsweisen in seine Praxisarbeit. Doch letztendlich blieb die Seele des Menschen und ihre Verletzung das Zentrum seiner Betrachtung.

Die LUS-Technik® und die LUS-Therapie® stellen den vorläufigen Höhepunkt seiner systematischen und integrativen Arbeitsweise dar.

HP Ulrich Kohler

LÖSE DICH

von Unbewusster Schuld

Wie Unbewusste Schuld unser Leben prägt
und wie wir uns von ihr befreien.

Haftungsausschluss

Die Verwendung dieses Buches und die Umsetzung der darin enthaltenen Information erfolgt ausdrücklich auf eigenes Risiko. Der Herausgeber und Autor übernimmt für etwaige Folgen und Schäden jeder Art, die sich durch die Anwendung der Inhalte des Buches ergeben, aus keinem Rechtsgrund eine Haftung. Haftungsansprüche gegen Herausgeber und Autor, die durch die Nutzung oder Nichtnutzung der Information bzw. durch die Nutzung fehlerhafter und/oder unvollständiger Information verursacht wurden, sind grundsätzlich ausgeschlossen.

Nehmen Sie bei entsprechenden Beschwerden unbedingt ärztliche Hilfe in Anspruch. Dieses Buch ersetzt in keinem Fall die Diagnose, Beratung und Therapie beim Arzt oder Heilpraktiker.

Impressum

Originalausgabe November 2014
2. Erweiterte Auflage 2016
3. Auflage 2017

Autor und Herausgeber: Ulrich Kohler, Am Betberg 16, 82362 Weilheim
0049 (0)881-92543934, www.lus-therapie.de, info@lus-therapie.de

Interviews: Nora Thule
Abbildung: Ulrich Kohler
Titelbild und Gestaltung: Ulrich Kohler
Druck: Lindemann Verlag, Stiftstraße 49, 63075 Offenbach am Main
ISBN 978-3-00-052021-1

VORWORT

Dieses Buch ist mit dem Wunsch geschrieben, möglichst vielen Menschen diesen bisher nahezu völlig übersehenen Aspekt unseres Wesens nahezubringen und verständlich zu machen. Jeder soll und darf wissen, wie er beschaffen ist und welche Gesetzmäßigkeiten auch in seinem Leben wirken. Denn nur wenn wir wissen, wie die seelischen Prozesse in uns ablaufen, können wir hilfreich und richtig mit uns und ihnen umgehen. Das Buch soll das Verständnis für uns selbst und unsere Mitmenschen erweitern.

Jeder kann mit dieser Methode selbst für sich arbeiten und auch anderen helfen. In besonderen Fällen ist es jedoch sinnvoller, sich erfahrene Hilfe zu holen.

Das Thema der Unbewussten Schuld geht jeden Menschen etwas an. So wie es für jeden Menschen richtig und wichtig ist zu wissen, wie er über eine gute Ernährung oder regelmäßige Bewegung unmittelbar sein Wohlbefinden beeinflusst, so sollte er auch wissen, wie sein Innenleben im Aspekt der Unbewussten Schuld beschaffen ist. Denn wenn das Wissen um Ernährung und Bewegung dazu dient, die ganz persönliche Gesundheit und Lebensqualität zu erhalten und zu verbessern, so ist es mit dem Wissen um die Unbewusste Schuld genauso.

Es ist mir eine große Freude, mein Wissen und meine Erfahrungen mit Ihnen zu teilen!

Obwohl ich mit dieser Facette unseres Wesens schon seit Jahren fast täglich beschäftigt bin, bin ich immer wieder aufs Neue verwundert und fasziniert. Es gibt so viele verschiedene Möglichkeiten sich mit Unbewusster Schuld zu belasten und mindestens ebenso viele verschiedene daraus resultierende Beschwerden auf verschiedenen Ebenen mit unterschiedlichsten Gesichtern.

Auf der einen Seite ist es für mich erstaunlich, dass dieser bedeutende menschliche Wesenszug und seine gravierenden Auswirkungen bisher so gar nicht bekannt sind und scheinbar übersehen wurden, auf der anderen Seite scheint es mir wiederum als recht plausibel, dass dieses so logische aber dennoch bis zu einem gewissen Punkt schwer greifbare Thema nicht erfasst wurde. Schließlich musste auch ich erst massiv darauf gestoßen werden, um meine Augen dafür zu öffnen. Nach einem überwältigenden Schlüsselerlebnis habe auch ich mehrere Anläufe und Zwänge gebraucht, um dran zu bleiben und zu verstehen, worum es wirklich geht. Es war für mich ein wundersamer Weg, die Gesetzmäßigkeiten zu erkennen, die immense Tragweite zu erfassen, eine funktionierende Arbeitsweise zu finden und daraus eine beständige Technik für die Anwendung durch jeden und eine wirkungsvolle und umfassende Therapie für die Anwendung durch den fachkundigen Therapeuten zu entwickeln.

Noch viel mehr beglückt es mich natürlich, eine echte Hilfe für viele Menschen gefunden zu haben. Es freut mich, einen Beitrag zu unser allem Wohlergehen leisten zu können.

Wie oft habe ich durch die Lösung von Unbewusster Schuld schon das Glück erleben dürfen, wenn von einem Menschen in Bedrängnis die Last abfällt, die Leichtigkeit wiederkehrt, das Gesicht strahlt und der Körper zur Ruhe kommt! In jedem dieser Momente kehrt der erfüllende Gedanke wieder: „Alleine für diesen Moment hat sich die Arbeit der letzten Jahre gelohnt!"

Ich wünsche mir, dass dieses Buch Ihren Blick auf das Menschsein so bereichert, wie es die Erfahrungen mit der Unbewussten Schuld mit meinem tat.

Ich wünsche Ihnen, dass Sie diese Technik für sich zu einer Quelle der Befreiung von Leid und Qual machen.

Möge es Ihnen ganz persönlich eine große Hilfe sein!

Vortrag, Workshop, Ausbildung

Falls Sie Interesse an einem Vortrag zum Thema, einem Workshop zur LUS-Technik® oder der Ausbildung zum LUS-Therapeut haben, können Sie gerne mit uns Kontakt aufnehmen:

0049 (0)881 - 92543934
info@lus-therapie.de

INHALT

EINLEITUNG

Meine erste Begegnung mit der Unbewussten Schuld

An einem Freitagnachmittag im Mai 2006 hatte ich meine erste Begegnung mit der Unbewussten Schuld. Damals steckte ich schon einige Jahre lang in einer schwierigen Lebensphase. 2001 hatte ich wegen eines Burnouts meine Praxis kurzerhand geschlossen, um sie dann ca. ein Jahr später wieder von null zu beginnen. Zudem war ich seit 2002 in einen zermürbenden Gerichtsprozess gegen eine Bank verstrickt, der meine finanzielle Existenz massiv bedrohte. Auch steckte ich gerade mitten in der Scheidung.

An diesem Freitag verlief der Praxisvormittag wie gewohnt. Neben einigen Terminen und Telefonaten gab es nichts Auffälliges. So gegen viertel vor ein Uhr mittags änderte sich schlagartig meine Verfassung. Als wäre ein Schalter umgelegt worden, ging es mir plötzlich erdrückend schlecht. Ich versuchte nachzuvollziehen, wodurch dieser Umschwung ausgelöst wurde. Ich konnte weder in den gelesenen E-Mails, in den geführten Telefonaten und Gesprächen, oder in meinen Gedanken einen möglichen Grund erkennen. Der Ausblick auf das Wochenende und die nächsten Tage gab mir ebenso keinen brauchbaren Hinweis. Im Rückblick kann ich bis heute nicht erkennen, was für einen Auslöser es damals gegeben haben könnte.

Es ging mir erdrückend schlecht. Ich schaltete den Anrufbeantworter ein und schloss die Praxis, legte mich hin, war wie gelähmt, leer und konnte auch nicht weinen. Ich rief meine damalige Lebensgefährtin an, die auch gleich zu mir kam. Ich erzählte ihr mühsam von meinem Zustand und wir versuchten zu verstehen, was mit mir los war. Ich konnte ihr nichts erklären. Das Gespräch war kurz, denn ich wurde schnell zu schwach, um sprechen zu können und auch klare Gedanken wurden nach und nach unmöglich. Ich schlug vor, an einen nahen, ruhigen Badesee im Wald zu fahren. Ich hatte den Eindruck, es würde mir in der Natur am ehesten besser gehen. So lag ich einige Zeit, mögen es ein oder zwei Stunden gewesen sein, leer, verstört, unendlich schwer, wie innerlich gelähmt, auf der Picknickdecke und schaute in den von Baumkronen gesäumten blauen Himmel.

Obwohl es mir nach wie vor schlecht ging, begann etwas in mir konstruktiv zu werden. Nach wie vor war mir der Auslöser unklar, nach wie vor konnte ich mich dem Zustand nicht entziehen und nach wie vor war mir dieses Gefühl aus meiner Erinnerung nicht bekannt. So begann ich mit Versuchen der Nachforschung: alle in den letzen Jahren erlebten emotionalen Belastungen fühlten sich anders an und waren bezüglich der Schwere und Lähmung nicht mit dem jetzigen Zustand zu vergleichen. Ich fragte mich auch, was ich in meinem Leben bisher Schweres erlebt habe, was vielleicht zu der erdrückenden Schwere des Zustands passen konnte. Bei drei Ereignissen verfing sich meine Aufmerksamkeit. Das eine war das Leid und der Tod meiner Nichte fünf Jahre zuvor. Das zweite war der Tod meines jüngeren Bruders ebenso fünf Jahre zuvor. Aber wie ein Blitz durchzuckte mich der Tod meines Vaters 1983, also 23 Jahre zuvor.

Als mein Vater am 23. Mai 1983 starb, war ich 13 Jahre alt. Jetzt, im Mai 2006, war ich 36 Jahre alt. Die ersten Jahre nach dem Tod meines Vaters erlebte ich wie in einem ständigen Taumeln zwischen scheinbarer Normalität und betäubender Trauer und Einsamkeit. Mit 25 Jahren durchlebte ich ein Jahr der aufbrechenden und mich völlig mitreißenden Traurigkeit und Verzweiflung, die durch eine unglückliche Fernbeziehung verursacht schien. Im Ausklang dieser Trauerphase, und noch deutlicher danach, erkannte ich an einigen Umständen und an meiner generellen Verfassung, dass es weniger die Unglücklichkeit der Beziehung, sondern vielmehr der nie gelebte Schmerz über den Tod meines Vaters war, der sich rücksichtslos seinen Weg in mein Leben bahnte und mich aus der Bahn warf. In den Jahren nach dieser Phase gab es nochmal wesentlich kürzere Phasen des Kummers über den Tod meines Vaters, welche aber immer milder und zugleich stärkender verliefen. Die letzte Phase war schon länger her und seitdem ging es mir mit dem Thema überwiegend gut.

Dennoch durchzog es mich hier und jetzt, als ich nach einer Quelle für den schweren Zustand suchte und dabei an den Tod meines Vaters dachte. Wenn ich die Aufmerksamkeit in diese Richtung lenkte, war da aber keine Traurigkeit, auch nicht der so vertraute, fast heimatlich gewordene Kummer oder das so gefürchtete Gefühl von Einsamkeit und Verlassenheit. Da war etwas anderes, etwas, dass sich wie unfassbar, zugleich aber äußerst belastend anfühlte. Etwas, das sich unbeweglich und schwer, aber zugleich flüchtig und ganz nah einer Lösung anfühlte. Es war umfassend und subtil. Ich erkannte es aber nicht.

So lag ich mit geschlossenen Augen da und fühlte die Schwere. Dann fiel mir ein, was mir manchmal einfällt, wenn ich nicht weiter weiß. Ich fragte mich, was ich denn nun sagen würde, wenn ich wüsste, was zu sagen wäre. So lag ich da und lauschte tief in mich hinein, bis sich ein Satz formte, den ich einfach aussprach: „Ich nehme die Schuld dafür von mir, dass mein Papa gestorben ist.“ Ich wunderte mich und zweifelte. Mein Zustand veränderte sich subtil. Es fühlte sich an, als ob ein leichtes Gewicht von meinen Schultern wich. Ein Gewicht, das ich noch niemals gespürt hatte. Wie ein leichtes Atmen, wie ein Erleichterungsatmen fühlte es sich an. Dann kam ein zweiter Satz: „Ich nehme die Schuld dafür von mir, dass ich meinen Papa nicht retten konnte.“ Etwas in mir protestierte gegen diese Aussage. Wieder gab es diesen ungewohnten, diesen subtilen Hauch von Leichtigkeit und Befreiung um meine Schultern und meine Atmung. Die Schwere des Zustandes verlor sich binnen weniger Augenblicke. Erleichterung trat ein, gefolgt von tiefen Bildern aus der Vergangenheit. Ich sah mich und meinen Vater als ich noch ein kleiner Junge war und mit ihm glücklich im See badete, mit ihm freudig Schlitten fuhr und Pilze suchte. Auch sah ich ein Bild, wie er krank im Bett lag und blass und abgemagert vor sich hin schwitzte. Dann sah ich das bisher schrecklichste Bild meines Lebens: Ich sah, wie ich an seinem offenen Sarg stand und genau hinblickend sicher war, dass er noch atmet und lebt - bis ich seine Hand berührte und die eisige Kälte spürte, die ein aufbewahrter Leichnam hat. Da erst verstand ich, dass ich alleine auf der Welt bin - alleine ohne meinen Vater. Dieses Bild hatte ich die letzten 23 Jahre, seit dem Tod meines Vaters, völlig verdrängt. Ich sah es zum ersten Mal. Für einige Minuten überrollte mich nun wieder eine Lawine von unerträglichem Kummer und tiefer Traurigkeit. Ich weinte stumm in mich hinein. Dann wurde es still in mir. Ich öffnete die Augen, sah den blauen Himmel wieder, der mir jetzt blau vorkam, hörte das Zwitschern der Vögel und roch den Geruch des Waldes, wie ich es Jahre nicht getan hatte. Es vollzog sich ruhig und unspektakulär. Die lähmende Schwere war gegangen und ließ mich erschöpft und verändert zurück.

Ich fragte mich, was das für ein Unsinn ist, die Schuld von sich zu nehmen, wenn man als 13jähriger Junge seinen Vater an Krebs sterben sieht, der selbst Arzt ist und von anderen Ärzten, sowie meiner Mutter, die auch Ärztin ist, Hilfe bekommt. Mir war klar, dass das einfach Unsinn, wenn nicht gar massive Selbstüberhebung, ist.

Die erdrückende Schwere war vorbei, so schnell vorbei, wie sie gekommen war. Weder verstand ich ihr Kommen, noch ihr Gehen. Aber es war, Gott sei Dank, vorbei. Noch am gleichen Abend ging es mir wieder gut. Die Lähmung war von mir gefallen. Ich war völlig erschöpft, hatte starke Gliederschmerzen, doch innerlich war ich wohlauf. Ich wiederholte die Sätze noch ein paar Mal, konnte aber keinerlei Wirkung mehr feststellen.

Es war wie ein Spuk, über den ich mich wunderte, den ich nicht verstand - und den ich bald vergaß.

Monate später saß ich mit einem Patienten zusammen und wir bearbeiteten dessen belastende emotionale Situation. Mit den mir vertrauten Wegen fand ich ein gutes Stück durch den Irrgarten seiner belastenden Emotionen und traumatischen Ereignisse seines Lebens, bis es einfach nicht mehr weiter ging. Wir nahmen einige Anläufe, bis mir nach und nach klarer wurde, dass sich mein Gegenüber in einer ähnlichen Situation befand, wie ich mich damals an diesem Freitag im Mai. Ich versuchte mich an damals zu erinnern und fand den Teil des Satzes wieder welcher hieß, „Ich nehme die Schuld dafür von mir, dass...". Ich nahm diesen Satzteil und passte den zweiten Satzteil auf die Situation des Patienten an. Ich sprach ihm diesen Satz als Vorschlag vor, und er sollte wahrnehmen, ob der Satz mit ihm etwas macht. Während ich diesen Satz aussprach konnte ich sehen, wie sich sein Gesicht veränderte. Ich sprach ihn nochmals und erkannte weitere Veränderung und bat ihn den Satz selbst zu sprechen. Nun forderte ich ihn auf den zweiten Teil des Satzes so zu verändern, wie dieser für ihn selbst am besten passte. Er schwieg innerlich suchend und sprach dann zaghaft tastend den etwas veränderten Satz aus. Daraufhin brachen alle Dämme. Starke Gefühle brachen hervor, welche sich wiederrum gut bearbeiten und lösen ließen. Es schien gerade so, als habe der Satz die vorherige Blockade der Verarbeitbarkeit der Gefühle gelöst. Nach dem Satz ging es mit der Verarbeitung seiner belastenden Gefühle gut und glatt weiter.

Verwundert begann ich über die Sache nachzudenken. Die Arbeit in der Praxis bot mir immer wieder und zunehmend die Möglichkeit, mit diesem Ansatz zu arbeiten. So entdeckte ich zwei wesentliche Dinge. Zum einen kristallisierte sich heraus, welche Lebenssituationen und Erlebnisse zu solchen inneren Zuständen führen können, in welchen diese Sätze wirken. Zweitens zeigte sich, wie ein systematischer Umgang mit diesen Sätzen aussehen konnte. Im Lauf der Zeit erweiterte sich das Spektrum der Anwendung, während sich seine Passgenauigkeit immer klarer abzeichnete.

Inzwischen lässt sich für mich genau erkennen, wodurch es zu dieser spezifischen Art von Belastung kommen kann. Diese spezielle Art von seelischer Belastung kann aus tausend verschiedenen Situationen hervorgehen, aber sie hat immer nur einen Grund: Unbewusste Schuld.

Es dauerte noch etwa drei Jahre, bis ich ein für mich feststehendes Konzept gefunden hatte, mit dem ich nahezu alle Spielarten eines solchen Zustandes erfassen und verarbeiten konnte. Dieses Konzept hat sich seitdem kaum verändert und leistet mir in der täglichen Praxis sehr gute

Dienste. Im Laufe der Jahre hat sich gezeigt, wie sich diese Art von Belastung auf unsere Gesundheit und unser Leben auswirken kann. Die Grenzen der Auswirkung haben sich immer weiter und weiter gesteckt. Inzwischen bin ich da angekommen, nicht mehr sagen zu können, worauf die Unbewusste Schuld sich nicht massiv belastend auswirken kann.

In der Praxis erkläre ich Patienten immer wieder, weshalb ich sie bitte so seltsamen Sätzen zu lauschen und diese dann auch noch hörbar zu sprechen. Sätze, die ihnen aus ihrer Sicht eine Schuld unterstellen. Sätze, die ganz offensichtlich unsinnig und falsch sind. Aus der Notwendigkeit der Erklärung fand sich ein für mich passender Begriff dafür. Da es um eine Schuld geht, die unbewusst ist, nenne ich es die „Unbewusste Schuld“. Da es um ihre Lösung geht, und diese Lösung einer bestimmten Technik folgt, nenne ich diese Arbeit die „Lösung von Unbewusster Schuld-Technik“, kurz die „LUS-Technik®“.

In der Praxis wird die LUS-Technik® noch von einigen Werkzeugen begleitet. Werkzeugen, die zum einen dazu dienen, die eventuell hinter einer Beschwerde wirkende Unbewusste Schuld herauszufinden, und zum anderen, um anschließend die damit verknüpften emotionalen Belastungen zu verarbeiten. Diesen ganzen Komplex von verschiedenen Werkzeugen und der LUS-Technik® nenne ich die „LUS-Therapie“.

Nachdem sich diese Vorgehensweise einige Jahre in der Praxis bewährt hat, und sich für mich immer klarer gezeigt hat, was für eine große Hilfe die LUS-Technik® und die LUS-Therapie sein können, habe ich mich entschlossen, dieses Buch zu schreiben.

KAPITEL I

WAS IST UNBEWUSSTE SCHULD?

Bevor es um die die Frage geht, was „Unbewusste Schuld" ist, beschäftigen wir uns damit, was sie nicht ist. Die Unbewusste Schuld ist nicht das, was wir allgemein unter Schuld verstehen. Das eine hat mit dem anderen nichts zu tun.

WAS WIRD ALLGEMEIN UNTER SCHULD VERSTANDEN?

Im Allgemeinen wird unter Schuld der Verstoß gegen eine Regel, ein Gebot, eine Abmachung, einen Vertrag, eine Verpflichtung, ein Gesetz verstanden. Es bedarf also stets einer Art von Missachtung, Übertritt, Verletzung einer mehr oder weniger allgemein anerkannten Wertevereinbarung, einer Norm. Um im allgemeinen Sinn schuldig werden zu können, müssen wir zudem ausreichend einsichts- und steuerungsfähig sein.

Schuld kann z.B. entstehen, wenn etwas entgegen der Wertevereinbarung getan wird: Wer jemanden bestiehlt, der ist schuldig. Deshalb, weil es eine Regel gibt, die besagt, dass man nicht stehlen darf.

Ebenso kann Schuld entstehen, wenn etwas im Rahmen der Wertevereinbarung nicht getan, also unterlassen wird: Wird einem Ertrinkenden nicht geholfen, obwohl es möglich wäre, so entsteht Schuld. Deshalb, weil es eine „Norm" gibt, die besagt, dass man in solchen Fällen Hilfe leisten muss.

Damit Schuld entstehen kann, muss der Mensch einsichts- und steuerungsfähig sein. Ein Kind, ein Drogenberauschter, ein geisteskranker oder im Moment der Tat massiven Gefühlen ausgesetzter Mensch verfügt nicht über das ausreichende Maß an Einsichts- und/oder Steuerungsfähigkeit, um im allgemeinen Sinn schuldig zu werden.

Als Voraussetzung für Schuld wird ebenso angenommen, dass die Folge eines Handelns oder einer Nichthandlung erkennbar sind: Bin ich der Letzte der die Fähre betritt und später sinkt das Schiff auf hoher See bei Wellengang, weil es ein klein wenig überladen ist, so werde ich, obwohl ich die Überladung mit meinem Betreten der Fähre verursacht habe, nicht als schuldig gesehen. Deshalb nicht, weil ich es nicht wusste und als Fahrgast die Gefahr nicht erkennen konnte. Ganz nüchtern betrachtet wäre es aber nicht passiert, wenn ich nicht an Bord gegangen wäre.

Bei all diesen Betrachtungen geht es um Normen und um den Verstoß gegen diese innerhalb einer bestimmten Logik. Der Begriff der Schuld im herkömmlichen Sinne lässt sich verstandesmäßig erfassen und bewerten. Es kann abgewogen werden und es kann ein Urteil darüber gefällt werden. So wie wir den Begriff der Schuld gesellschaftlich kennen und ihn verwenden, entspringt er der Ebene des Verstandes.

Genau hier beginnt der große Unterschied: Die Ebene der Unbewussten Schuld ist nicht die Verstandesebene. Die Ebene der Unbewussten Schuld ist unsere Gefühlswelt. Unbewusste Schuld vollzieht sich alleine auf der Ebene des Fühlens.

Bei der Frage nach allgemeiner Schuld ist es angemessen, den Verstand einzusetzen. Hierfür ist das selbstverständlich die richtige, die passende Vorgehensweise.

Geht es aber darum, Unbewusste Schuld erkennen und lösen zu wollen, so kann der Verstand bei der Erforschung einer persönlichen Unbewussten Schuld nur indirekt helfen. Der Verstand kann prinzipiell begreifen, was Unbewusste Schuld ihrem Wesen nach ist, aber er kann sie weder wirklich erkennen, erfahren, erfühlen, noch herausfinden, ob sie tatsächlich vorliegt - und er kann sie nicht lösen, nicht davon freisprechen.

Um den Unterschied zwischen der Schuld im Allgemeinen und der Unbewussten Schuld zu erläutern, lege ich hier die Betrachtungsweise dar, die sich in der Praxis im Gespräch mit Patienten als hilfreich und gut verständlich gezeigt hat. Diese Betrachtung soll keine neue Wahrheit und kein neues Dogma verkünden, ebenso will ich damit auch kein neues philosophisches Weltbild etablieren. Ich lade dazu ein, diese schematische Betrachtung einfach als eine Möglichkeit zu übernehmen. Denn diese Betrachtung öffnet uns die Tür zum tiefen Verständnis bezüglich der Entstehung, dem Erkennen und schließlich der Lösung von Unbewusster Schuld.

DIE VIER ARTEN VON SCHULD

Um den Unterschied zwischen allgemeiner Schuld und Unbewusster Schuld greifbar zu machen, werden vier verschiedene Formen von Schuld erläutert. Jede dieser Formen bedarf einer eigenen, passenden Umgangsweise, um sich von ihr wieder zu lösen.

Form 1
Die Schuld gegenüber „Gott"

Hier geht es um eine Schuld gegenüber Gott, den Göttern, dem Heiligen Vater, Allah, dem Universum, dem Kosmos, dem Schöpfungsgeist, dem Karma, dem Schicksal.

Es geht um die Schuld gegenüber dem „einen Großen", gegenüber „der Einheit". Diese Schuld wird durch die Übertretung seiner Gesetze hervorgerufen. Diese Gesetze werden als von dieser Instanz stammend angesehen. Diese Gesetze können also die Zehn Gebote, die Bibel, der Koran, alle anderen heiligen Schriften, esoterische Gesetzmäßigkeiten oder Naturgesetze sein.

Die Befreiung von dieser Schuld steht unmittelbar mit dieser einen großen Macht in Verbindung. Die Befreiung kann durch Beichte, Beten, Buße-Tun, Opfern, Selbstkasteiung, Demut, Reue, Unterwerfung, Frömmigkeit, Einsicht, Ausgleich oder ähnlichem geschehen.

Diese Schuld besteht zwischen dem Mensch und „Gott".

Form 2
Die Schuld gegenüber der „Justiz"

Hier geht es um die Schuld gegenüber bestimmter Normen der Gesellschaft, welche in Form von Gesetzen und Vorschriften von der Gesellschaft als Summe formuliert und anerkannt sind. Es ist eine Schuld gegenüber der Gesellschaft, gegenüber dem Gesetz, gegenüber der Obrigkeit, gegenüber dem Staat.

Die Befreiung von dieser Schuld erfolgt ebenso durch eine Art von „Zurückgeben", durch das Absitzen einer Strafe, die Zahlung von Schadensersatz, Reue, Einsicht und Unterwerfung, Sozialstunden.

Diese Schuld besteht zwischen dem Mensch und „der Justiz".

Form 3
Die Schuld gegenüber dem emotional-sozialen Umfeld

Wie bei der zweiten Form geht es auch hier um Gepflogenheiten, Normen und Gesetze, welche das Zusammenleben innerhalb der Freunde, der Familie, der Sippe, dem Hof, dem Dorf, dem Tal, dem Stamm, dem Volk usw. bestimmen. Es geht hier um die Formen innerhalb einer fassbaren, nahen und real erkenn- und empfindbaren sozialen Gemeinschaft.

Die Befreiung von dieser Schuld erfolgt durch Entschuldigung, Buße, Wiedergutmachung, Leistung, Erduldung von Bestrafung, teils (Bluts-) Rache und die Wiedereingliederung in den Kontext der Gepflogenheiten, der im engen sozialen Kontext geprägten Verhaltensnormen.

Diese Schuld besteht zwischen dem Mensch und seinem „emotional-sozialen Umfeld".

Form 4
Die Unbewusste Schuld gegenüber sich selbst

Wie die Überschrift schon sagt, geht es hier nicht um die Schuld jemand anderem oder einer anderen Instanz gegenüber. Es geht um die empfundene Schuld gegenüber sich selbst.
Die Empfindung von Schuld wird unbewusst *von sich selbst an sich selbst* übergeben. Diese Schuld wird *unbewusst selbst auf sich genommen*. Keine weitere Instanz ist mit im Spiel. Niemand anders gibt diese Schuld.

Diese Art von Schuld gehorcht nicht den jeweiligen religiösen, ethischen, moralischen oder anderweitig tradierten Gesetzmäßigkeiten und Gepflogenheiten der jeweiligen Person, der Familie, des Volksstammes oder der Staatsangehörigkeit. Die Voraussetzungen für diese Art von Schuld sind nicht an *Außen* gebunden, sondern werden von *innen* bestimmt.

Es scheint so, als würde diese Art der Schuld allein uns Menschen eigen sein. Unter uns Menschen ist sie sowohl prinzipiell als auch potenziell bei jedem nahezu identisch möglich. In der Praxis ist diese Art von Schuld in allen Altersstufen, bei Frauen und Männern, bei allen Nationen, bei allen Glaubensrichtungen (auch bei waschechten Atheisten) und jedem Bildungsgrad unter den entsprechenden Umständen zu jeder Zeit möglich und folglich auch weit verbreitet.

Zur Befreiung von dieser Art von Schuld bedarf es keiner weiteren Instanz. Auch ist Beten, Buße-Tun, Selbstkasteiung, Demut, Reue, Unterwerfung, Opferung, Einsicht, Entschuldigung, Ausgleich oder Wiedergutmachung ungeeignet. Mag es für manchen unerhört, unverschämt und gotteslästerlich klingen: „Gott“ ist bei der Befreiung von Unbewusster Schuld weder von Nöten noch hilfreich. Da diese Schuld von ihm nicht gegeben wurde, kann er sie auch nicht nehmen.

Die Unbewusste Schuld kommt nicht von außen, sondern ist ein unbewusstes Schuldgefühl.

Die Schuld, die ein Mensch unbewusst selbst auf sich genommen hat, kann nur er wieder von sich nehmen. Weder „Gott“, noch ein Gericht, noch das emotional-soziale Umfeld kann ihm die selbst auf sich genommene Schuld abnehmen.

Jeder kann diese Art von Schuld von sich nehmen - wir brauchen dazu keinen Priester, keinen Richter und auch nicht unsere Freunde oder Eltern.

Aus dem bisher Gesagten drängt sich nun diese Frage auf:

Wie kann es zu Unbewusster Schuld kommen?

Nachdem wir geklärt haben, was die Unbewusste Schuld nicht ist, kommen wir nun zu dem, was Unbewusste Schuld ist, wie sie entsteht und warum sie unbewusst ist.

Zuerst gilt es zu erkennen, dass dieses „ich“, das die Schuld empfindet, nicht eins ist, sondern mindestens zwei. Ich möchte hier die zwei großen Pole unseres Wesens nennen:

- das Gehirn, den Verstand, die Vernunft, das Denken, den Geist, das Männliche
- das Herz, das Gefühl, das Mitfühlen, die Seele, die „Liebe“, das Weibliche

Diese einfache Betrachtung einer Bipolarität unseres Wesens eröffnet die Einsicht in die Thematik der Unbewussten Schuld.

Ab jetzt werden die Begriffe Gehirn, Verstand, Vernunft, Denken, Geist und das Männliche synonym für unseren Verstandes-Pol verwendet.

Für unseren Gefühls-Pol werden ab jetzt die Begriffe Herz, Gefühl, Fühlen, Mitgefühl, Seele, Liebe, das Weibliche synonym verwendet.

„ENTWEDER-ODER“ UND „SOWOHL-ALS-AUCH“

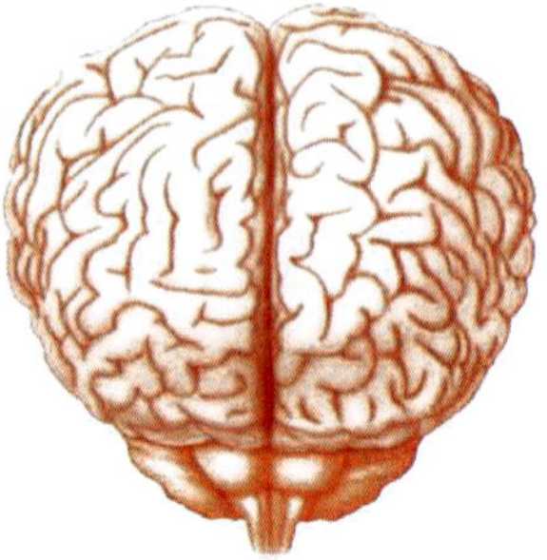

Entweder-oder

Das Gehirn

Unser Großhirn besteht aus zwei Hälften, die nur zu einem relativ kleinen Teil in der Mitte verbunden sind. (Diese Verbindung heißt Corpus callosum, oder auch Hirnbalken bzw. Gehirnbalken. Der Corpus callosum ist auf der Grafik nicht sichtbar.) Unser Intellekt befindet sich im vorderen Bereich der Großhirnrinde. Der Verstand, die Vernunft funktioniert durch Differenzierung. So wie das Großhirn zweigeteilt ist, so entspricht es auch der Arbeitsweise des Verstands, die Welt in Dinge aufzuteilen und zu bewerten, um sie verstehen zu können. Die Welt wird durch das Vergleichen von Unterschiedlichkeit wahrgenommen:

„Hier ist es wärmer als dort.“
„Das ist eine Frau, das ein Kind.“
„Diese Oberfläche ist glatt, diese rau.“
„Wäre dies so, so wäre es nicht anders.“
„Das ist den Regeln nach richtig, das ist demnach falsch.“
„Hätte ich so gehandelt, dann wäre ich schuldig, aber ich habe nicht so gehandelt, also bin ich unschuldig.“

Würde unser „Gehirn“ nicht differenzieren, trennen, unterscheiden, separieren, vergleichen und damit die Welt für uns fassbar machen, wäre es zu den bekannten Leistungen unseres Verstandes schlicht nicht fähig. Unsere hochentwickelte Fähigkeit des bewussten Unterscheidens und damit Bewertens ist wohl ein Merkmal des Mensch-Seins. Unser Verstand agiert überwiegend in kausalen Zusammenhängen. „Weil dies oder jenes so geschehen ist, hat sich in der Folge das oder jenes ereignet.“ Er sucht nach der Logik der Dinge, nach der Struktur, nach den Gesetzmäßigkeiten, nach der Kausalität und nach der Linearität.

Die Überlebenschancen in der für uns einst wesentlich bedrohlicheren Umwelt hingen häufig von der Vorhersagbarkeit, der Kalkulierbarkeit, der Einschätzbarkeit von Ereignissen ab. Auch heute noch, in unserer deutlich geschützteren Lebenssituation müssen Eindrücke und Erfahrungen bewertet werden. Das kann nur erreicht werden, wenn verschiedene Situationen verglichen werden.

Für unsere Belange der Erklärung und des Verstehens von Unbewusster Schuld können wir die Arbeitsweise unseres Verstandes vereinfachend als „kausalorientiert“ bezeichnen. Um auf der Kausalebene zu arbeiten, bedarf es der Differenzierung, und **Differenzierung heißt: „entweder-oder“.**

- „Entweder ist es so warm wie gestern, oder es ist wärmer oder kälter.“
- „Entweder habe ich mich gestern richtig verhalten, oder ich habe mich falsch verhalten.“
- „Entweder bin ich an dieser Sache schuld, weil ich mich so oder so verhalten habe, oder ich bin daran nicht schuld, weil ich mich anders verhalten habe.“

Sowohl-als-auch

Das Herz

Das Herz besteht ebenso aus zwei Hälften. Seine zwei Hälften sind ohne Übergang fest miteinander verbunden. Sie sind auf eine solche Weise miteinander verbunden, dass sie unten in der Mitte eine Einheit hervor bringen, die Herzspitze. Sowohl das anatomische als auch das symbolische Herz zeigen im oberen Teil eine Gegensätzlichkeit, die im unteren Teil in einen Punkt zusammenfließt.

Die „Liebe" verbindet, sie eint und befriedet den Widerspruch. Der Modus und die Sehnsucht des Herzens ist die Vereinigung von allem.

Da das Herz/die Liebe in seinem Wesen die Verbindung von allem ist, der Einheit von allem entspricht, ist es ihm nicht möglich zu differenzieren, zu abstrahieren, zu kausalisieren und zu separieren. Um auf der Ebene der Einheit zu sein, bedarf es Verbindung:

Einheit ist „sowohl-als-auch".

Das Herz empfindet auf der Ebene der Einheit. Es kennt keine Trennung. Es möchte jedes Leid lindern, retten und heilen. Kann es ein Leid nicht lösen, so empfindet es Leid und Schmerz.

Wie kommt es nun zur Unbewussten Schuld?

Hier ist des Rätsels Lösung:

Der Verstand erklärt
„Nein, Du bist für den Schmerz des Kindes dort drüben auf der anderen Seite des Flusses nicht verantwortlich. Schließlich war es nicht unter Deiner Aufsicht und es ist selbst von der Mauer gefallen. Du hättest es nicht einmal sehen können, da Du gerade in der Zeitung gelesen hast. Und es ist auch nicht Dein Kind."

Aber das Herz empfindet
„Da ist Leid! Es ist nicht mein Leid und es ist nicht fremdes Leid - es ist Leid! Ich wollte ich könnte heilen, ich könnte lindern, ich könnte retten - aber ich kann es nicht!"

Das Verstand antwortet
„Schau, wärst Du für das Kind verantwortlich gewesen, oder hättest Du es verhindern können, und es wäre zu dem Sturz gekommen, dann wärst Du jetzt schuldig und dann könntest Du jetzt Schuldgefühle haben. Aber Du warst weder verantwortlich, noch gab es die Möglichkeit des Verhinderns, also hast Du keine Schuld.

Entweder bist Du verantwortlich, oder Du bist es nicht. Dann hast Du Schuld, oder Du hast sie nicht. So wie es geschehen ist, hast Du ganz sicher keine Schuld. Also hast Du auch keine Schuldgefühle."

Das Herz empfindet
„Da ist Leid, und ich kann es nicht heilen. Da ist Schmerz, und ich schaffe keine Linderung. Da ist Sorge, und ich gebe keinen Trost. Da ist Angst, und ich bin keine Zuflucht.

Sowohl habe ich es nicht verursacht, als auch kann ich es nicht heilen, retten oder lindern - als auch leide ich, fühle mich verantwortlich und schuldig."

In diesem Zusammenhang ist festzustellen:

Schuld ist hier ein *Gefühl*, kein *Gedanke!*

Gefühlt wird mit dem Herz, nicht mit dem Verstand. (Ich bin mir bewusst, dass unser Gehirn wohl die Gefühle hervorbringt. Hier und im ganzen Kontext des Buches sind die Ebenen, nicht die Anatomie gemeint.) Folglich unterliegen Schuldgefühle den Gesetzen des Herzens, und das sind die Gesetze der Liebe, der Einheit und des Heilseins. Ein wahrgenommenes Leid kann vom Herz nicht als „fremdes, getrenntes Leid" empfunden werden. Daher gibt es ständig eine empfundene Zuständigkeit für alles Leid.

Die Liebe kann nicht wegsehen, sie will und muss heilen, lindern und retten, um selbst heil und gerettet zu sein.

Aus dem Empfinden der Einheit alles Seienden wird die Verantwortung für alles Seiende geboren. Diese Verantwortung bringt es mit sich, dass ein ungeheiltes, ungelindertes und ungerettetes Leid zur Empfindung von Schuld führen kann.

Auch wenn der Verstand die Schuld aufgrund der Logik ausschließt, womit er im kausalen Sinn im entsprechenden Fall völlig Recht haben mag, so bleibt im Herzen doch das Gefühl der Schuld. Da der Verstand sie nicht erkennt, ist sie eine unbewusste Schuld.

Der Verstand kann diese Dimension nicht erfassen. Sein polares Instrumentarium hat in der Einheit weder Gültigkeit noch Kraft.

So bleibt das Gefühl der Schuld, das tief in uns schlummert, ungesehen, verschwommen, verborgen, ungefühlt und unbewusst - aber alles andere als wirkungslos!

DER UNSICHTBARE RUCKSACK

Zur Verdeutlichung können wir uns die Unbewusste Schuld als einen unsichtbaren Rucksack vorstellen.

Vielleicht haben Sie ihn sich schon vor Jahren aufgesetzt, ohne es zu bemerken. Das kann schon sehr viele Jahre her sein, oder Sie sind schon damit geboren. Sie sind ihn so gewöhnt, dass Sie ihn längst nicht mehr wahrnehmen. Frage ich Sie, ob Sie eine Unbewusste Schuld haben, so drehen Sie sich um und schauen, ob Sie diesen unsichtbaren Rucksack auf Ihren Schultern sehen. Sie verneinen, da Sie keinen Rucksack erblicken können. Da stimme ich zu, ich kann auch keinen unsichtbaren Rucksack sehen. Also schlage ich vor, dass Sie probieren, wie es sich anfühlt, wenn Sie so tun, als würden Sie den unsichtbaren Rucksack abnehmen. Durch dieses So-tun-als-ob können Sie im Nachhinein feststellen, ob Sie diesen Rucksack auf hatten.

- Geschieht nach dem So-tun-als-ob-Abnehmen nichts, dann war da kein unsichtbarer Rucksack, also keine Unbewusste Schuld.
- Fühlen Sie sich nach dem So-tun-als-ob-Abnehmen leichter, dann gab es doch einen unsichtbaren Rucksack, eine Unbewusste Schuld. In diesem Fall ist nichts mehr zu tun, denn es ist schon getan.
- Fühlen Sie nach dem So-tun-als-ob-Abnehmen aber Schmerzen, die Schmerzen der Schultern und Muskeln, die Schmerzen der verletzten Gefühle, so war da eine Unbewusste Schuld und nun kann deren Heilung geschehen.

Es kann auch sein, dass Sie die Schmerzen und Belastungen bereits spüren, während Sie noch unwissend den unsichtbaren Rucksack tragen. Aber wie gut sind Schmerz und Erschöpfung von dem langen Tragen zu heilen, wenn Sie noch immer die Last des unsichtbaren Rucksackes mit sich tragen? Mit dem Rucksack lassen sie sich vielleicht vorübergehend lindern, aber heilen lassen sie sich sicher nicht.

Ebenso ist es auch mit der Unbewussten Schuld:

- Seelische Schmerzen lassen sich nicht nachhaltig lösen, wenn sie mit einer bestehenden Unbewussten Schuld verknüpft sind. Zuerst ist die Unbewusste Schuld zu lösen, dann lassen sich die seelischen Verletzungen heilen. (Siehe auch unter „Zwei Typen von emotionaler Belastung“ auf Seite 27.)
- Um herauszufinden, ob ein unsichtbarer Rucksack vorhanden ist, gibt es keinen anderen Weg, als es durch das So-tun-als-ob-Abnehmen auszuprobieren. Genauso gibt es keinen anderen Weg um herauszufinden, ob eine Unbewusste Schuld vorhanden ist, als die Entnahme von Unbewusster Schuld auszuprobieren.
- Egal was durch das So-tun-als-ob-Abnehmen gespürt wird - wenn etwas gespürt wird, dann war ein unsichtbarer Rucksack vorhanden, eine Unbewusste Schuld wurde getragen!

Die Frage nach der Existenz von Unbewusster Schuld lässt sich allein über die sogenannten Schuld-Entnahme-Sätze klären. (Die Bildung der Schuld-Entnahme-Sätze wird weiter unten beschrieben.) Oft kann der Verstand diese Sätze nicht wirklich verstehen oder er kann oder will ihnen nicht zustimmen.

Das macht nichts, das ist in Ordnung. Es geht nicht darum, einen Hut vom Kopf zu nehmen. Es geht darum, eine Last vom Herz zu nehmen.

Unbewusste Schuld kann wie eine Lähmung wirken

So wie ein unsichtbarer Rucksack eine ständige Last ist die uns Kraft kostet, unsere Wendigkeit und unsere Bewegungsfreiheit einschränkt, so schwächt uns Unbewusste Schuld und hindert uns in der entsprechenden Situation daran, tatkräftig an der Lösung von Problemen zu arbeiten. Unbewusste Schuld kann uns in eine Art von „innerer Lähmung" versetzen. Die Lösung von Unbewusster Schuld erhöht unsere Tatkraft, steigert unsere Konstruktivität, verbessert unsere Problemlösungsfähigkeit erheblich und lässt unsere Lebensfreude wieder fließen.

KANN UNBEWUSSTE SCHULD SCHON IN JUNGEN JAHREN AUF SICH GENOMMEN WERDEN?

In der Praxis erlebe ich, dass selbst mit dem Thema vertraute Menschen hin und wieder auf die Idee kommen, sie könnten in den frühen Phasen ihres Lebens keine Unbewusste Schuld auf sich genommen haben. Denn schließlich seien sie damals noch viel zu klein gewesen, um den entsprechenden Vorgang und die Umstände verstehen zu können.

Anders als bei der allgemeinen Schuld, spielen für das unbewusste „Auf-sich-Nehmen" von Unbewusster Schuld der Entwicklungsgrad und die Einsichtsfähigkeit keinerlei Rolle. Bei der Unbewussten Schuld geht es einzig und alleine darum, ob ein Leid wahrgenommen wird und ob dieses Leid geheilt, gelindert oder gerettet werden kann.

Ein Ungeborenes, ein Baby, ein Säugling oder ein Kleinkind kann keine allgemeine Schuld auf sich laden, aber es kann sehr wohl Unbewusste Schuld auf sich nehmen. Da die Grundlage für Unbewusste Schuld die Fähigkeit des Fühlens ist, sind Ungeborene, Babys, Säuglinge, Kleinkinder und Kinder, wohl auch bedingt durch ihre starke (auch emotionale) Abhängigkeit von ihrer nahen sozialen Umgebung, ganz besonders empfänglich für Unbewusste Schuld.

Für Unbewusste Schuld ist der Mensch in jedem Lebensalter und jeder Lebenslage empfänglich. Ungeborene, Babys, Säuglinge, Kleinkinder und Kinder sind deutlich anfälliger als der erwachsene Mensch.

Die Empfänglichkeit für Unbewusste Schuld ist nicht durch psychische Reife, sondern durch die Fähigkeit zu Mitgefühl und Empathie bedingt.

(Fast) nichts beeinflusst unser Leben so sehr wie unsere Unbewusste Schuld.

An dieser Stelle möchte ich kurz innehalten und das bisher Gesagte auf den Punkt bringen:

- Alles, was aus dem Blickwinkel der Empfindung, des Gefühls, des Herzens, des Fühlen-Könnens, des Mitgefühls, des Beteiligt-Seins, der Sympathie, der Empathie oder der Anteilnahme zu einer leidvollen Gefühlsbelastung führen kann, kann zu „Unbewusster Schuld“ führen.

- Als „Unbewusste Schuld“ wird ein innerer, ein seelischer, ein emotionaler Zustand bezeichnet, der sich auf einen bestimmten Umstand, eine bestimmte Person, eine bestimmte Erfahrung des eigenen Erlebens bezieht und (meist) einer persönlichen Erfahrung entspringt.

- Selbst wenn kein Gesetz und keine gesellschaftliche Norm verletzt wurde kann Unbewusste Schuld entstehen, sofern es ein ungeheiltes, ungelindertes oder ungerettetes Leid gibt: „Du hast keine Schuld, denn Du hast alles richtig gemacht. Aber Du hast eine Unbewusste Schuld, da Du das Leid nicht heilen, nicht lindern und nicht retten konntest. Und so hast Du, obwohl Du keine Schuld hast, doch Schuld. Denn Du hast ein verborgenes, ein unbewusstes Schuldgefühl.“

- Bei der Lösung von Unbewusster Schuld geht es um die innere Ablösung, um die Befreiung von unbewusst auf sich genommenen Schuldgefühlen. Es geht nicht darum, sich von tatsächlich, faktisch auf sich geladener Schuld zu befreien.

- Unbewusste Schuld hemmt unsere Fähigkeit mit Schwierigkeiten konstruktiv umzugehen und tatkräftig nach Lösungen zu suchen. Die Lösung von Unbewusster Schuld erhöht unsere Tatkraft, steigert unsere Konstruktivität und verbessert unsere Problemlösungsfähigkeit erheblich.

- Die Empfänglichkeit für Unbewusste Schuld ist nicht durch psychische Reife, sondern durch die Fähigkeit zu Mitgefühl und Empathie bedingt.

ALLGEMEINE SCHULD	UNBEWUSSTE SCHULD
Geschieht in der Außenwelt.	Geschieht in der Innenwelt.
Entsteht durch Normenverstoß.	Entsteht durch ungeheiltes Leid.
Findet auf Verstandesebene statt.	Findet auf Herzensebene statt.
Wir müssen einsichts- und steuerungsfähig sein.	Wir müssen zu Mitgefühl fähig sein.
Ob ein Leid entsteht, spielt eine untergeordnete Rolle.	Ob es sich um eigenes/fremdes Leid handelt, spielt keine Rolle.
Verschulden ist für Belastung mit tatsächlicher Schuld entscheidend.	Ob das Leid tatsächlich verschuldet wurde oder nicht, spielt keine Rolle.
Es geht um den Verstoß gegen Normen.	Es geht um ungeheiltes, gelindertes und gerettetes Leid.
Die allgemeine Schuld wird von einer Instanz gegeben.	Unbewusste Schuld wird selbst auf sich genommen.
Wirkt äußerlich.	Wirkt innerlich.
Wird durch den Entzug von Freiheit und/oder durch die Verpflichtung zu einer Aufgabe vollzogen.	Wir vollziehen sie innerlich durch selbstauferlegte, unbewusste Wiedergutmachung.
Sie hemmt unsere äußere Freiheit und beschränkt uns.	Sie hemmt unsere innere Freiheit und lähmt unsere Tatkraft.
Die Entlastung geschieht durch die verletzte Instanz.	Die Lösung kann nur durch den Betroffenen selbst erfolgen.
Die Lösung: 1. Einsicht der Verfehlung 2. Aufrichtige Entschuldigung 3. Reue 4. Bitte um Vergebung 5. Akzeptanz der Strafe 6. Vollzug der Strafe	Die Lösung: Unbewusste Schuld wird durch den passenden Schuld-Entnahme-Satz von sich selbst genommen. Eventuell sind verknüpfte belastende Emotionen aktiv zu verarbeiten.

KAPITEL 2

DIE AUSWIRKUNGEN DER UNBEWUSSTEN SCHULD

Dieses Kapitel beschäftigt sich damit, wie sich die Unbewusste Schuld auf unsere Gesundheit, unsere Lebensqualität und unser Leben auswirkt.

1. DIE INNERE WIRKUNG VON UNBEWUSSTER SCHULD

Kurz ins Gedächtnis gerufen: Unbewusste Schuld entsteht dort, wo es ein Leid gibt, für das keine Heilung, Linderung oder Rettung gegeben werden kann. Sie entsteht auch dann, wenn der Verstand durchaus erkannt hat, dass dieses Leid weder selbst verursacht wurde, noch irgendeine Möglichkeit bestand, es zu verhindern. Denn unser Herz, unsere Seele, unser menschliches Mitgefühl empfindet dieses Leid losgelöst von seiner Ursache. Das Herz kennt nur die Einheit und empfindet jedes Leid wie das eigene. Es fühlt sich unmittelbar angesprochen und zuständig - es fühlt sich verantwortlich.

Diese seelische Verantwortung, diese Herzenszuständigkeit führt bei Nichterfüllung des Anspruchs zu helfen, zu lindern, zu retten und zu heilen, unbewusst zu selbst auferlegten Konsequenzen. Denn wie mit der allgemeinen Schuld ist es auch mit den unbewussten Schuldgefühlen: Wir sollen und wollen Verfehlungen wieder gut machen. Unser Wunsch, ein guter und gerechter Mensch zu sein, nimmt uns in die Pflicht und motiviert uns dazu.

Das Gute-und-gerechte-Mensch-Motiv

Als ich damals auf die Unbewusste Schuld gestoßen bin und ihre Auswirkungen und Mechanismen nach und nach zu verstehen begann, war ich lange mit einer Frage beschäftigt: Warum hat die Unbewusste Schuld einen so massiven und umfangreichen Einfluss auf unser Leben?

Das Gute-und-gerechte-Mensch-Motiv begegnete mir bereits ganz am Anfang dieser Suche. Doch ich verwarf es, weil ich es als zu oberflächlich ansah. Bei der Suche nach einer anderen Antwort fand sich nicht einmal der Ansatz einer weiteren sinnvollen Erklärung. Bei genauerem Hinsehen begegnete mir ausnahmslos bei jeder Sitzung auf der bewussten oder unbewussten Ebene dieses Motiv.

Für gewöhnlich habe ich mit Patienten aus meinem „regionalen Kulturkreis" zu tun. In Oberbayern herrscht überwiegend ein eher christlich-katholisch-kirchliches Weltbild. Hin und wieder begegneten mir auch Patienten aus anderen Kulturkreisen mit anderen Religionen. Aber auch bei diesen, und ebenso bei antiautoritär erzogenen Menschen und waschechten Atheisten, fand sich zuverlässig das Gute-und-gerechte-Mensch-Motiv.

Das *bewusste* Gute-und-gerechte-Mensch-Motiv

Wir alle wollen gut sein, Gutes tun und Gerechtigkeit erfahren. Jeder im Rahmen seines Wertesystems, seiner kulturellen Prägung und seines sozialen Umfeldes. Bei all der Unterschiedlichkeit unter uns Menschen scheint es für uns alle mindestens den einen gemeinsamen Nenner zu geben, dass Leid und Schmerz weder gut noch gerecht sind. Diese Übereinstimmung spiegelt sich wohl auch in allen Religionen wieder.

Die allermeisten Menschen stimmen zu und sagen von sich selbst, dass sie zumindest tief in ihrem Herzen gut und gerecht sein wollen. In dieser Hinsicht herrscht fast einstimmiger Konsens.

Hin und wieder erlebte ich, dass Menschen diesen Wunsch und dieses Motiv verneinten und sogar vehement ablehnten. Ich war stutzig und von der (manchmal sehr rebellischen) Art des Widerspruchs verwundert. Bei genauerer Betrachtung zeigte sich gerade bei diesen Menschen eine massive Verletzung im Bereich von „Vertrauen in das Leben" und „Vertrauen auf Gerechtigkeit". Tief in ihrem Inneren waren sie resigniert, verbittert, ohne Hoffnung und verzagt. Sie hatten ein Leid erfahren, das ihren Glauben an das Gute im Leben und an die Gerechtigkeit massiv beschädigt oder zerstört hatte.

Nachdem wir die Unbewusste Schuld gelöst hatten und die aufgetretenen massiven belastenden emotionalen Reaktionen verarbeitet waren, veränderte sich ihre Meinung deutlich. Ohne Abstriche stimmten sie wieder dem Wunsch zu, ein guter und gerechter Mensch sein zu wollen.

Zuvor war mit diesem Motiv ein tiefer Schmerz verbunden. Frei von diesem Schmerz stimmten sie vorbehaltlos zu.

Das *unbewusste* Gute-und-gerechte-Mensch-Motiv

Wie gerade dargelegt, war ich anfänglich der Auffassung, dass es sich vermutlich mehr um eine bewusste ethische, moralische, tradierte und übernommene Auffassung handelt. Also mehr um eine Art von kollektiver anerzogener Grundhaltung. Allmählich wurde mir dann aber klar, dass der Wunsch, ein guter und gerechter Mensch zu sein, weit darüber hinaus geht und tief in unserem Unbewussten verankert ist.

Im Lauf der Jahre hat sich für mich eine schlüssige Erklärung für die unbewusste Dimension des Guten-und-gerechten-Mensch-Motivs gefestigt. Diese Erklärung könnte wohl gut als die „Biologie" dieses Motivs bezeichnet werden.

Die Biologie des Guten-und-gerechten-Mensch-Motivs

Empfinden wir uns und unser Handeln als gut und gerecht, so geht es uns deutlich besser, als wenn wir uns als schlecht und ungerecht empfinden. Denn die „Guten und die Gerechten" dürfen dazu gehören. Sie sind gerne gesehen, denn sie bereichern, stabilisieren, tragen und unterstützen jede menschliche Gemeinschaft; sei es die Partnerschaft, den Freundeskreis, die Familie, die Großfamilie, die Sippe, die Horde, den Hof, das Dorf, das Tal, die Stadt- oder die ganze Landesgemeinschaft.

Die „schlechten und ungerechten Menschen" (mit diesen Begriffen ist mit großer Vorsicht umzugehen, denn sie werden und wurden sehr verschieden gesehen und furchtbar missbraucht) dürfen nicht dazu gehören. Deshalb wollen wir instinktiv gut und gerecht sein.

Das Bedürfnis, dazu zu gehören, ist absolut tief in uns verankert. Es ist fest verbunden mit dem Wunsch nach Anerkennung und Bestätigung und damit ein wichtiger Aspekt unserer Selbstbeurteilung. Der Erhalt von Anerkennung und Bestätigung, welcher wesentlich über die Selbstbeurteilung gesteuert wird, wird stark durch den Wunsch nach Dazugehörigkeit motiviert.

Entwicklungsgeschichtlich lässt sich das tiefverwurzelte und mächtige Bedürfnis nach Dazugehörigkeit gut erklären. Auch wenn wir heute in großen Teilen der westlichen Welt eine seltsame Art der „Individualisierung der Masse“ erleben, uns befreien wollen von beengenden Banden, familiären Pflichten und sozialer Verantwortung, so wollen wir dennoch auf keinen Fall alleine sein. Aus biologischer Sicht macht das „Alleinesein-wollen“ keinen Sinn. Denn zum Akt der Fortpflanzung und zur weiteren erfolgreichen „Aufzucht und Vermehrung“ wäre ein erfüllter Wunsch nach Alleinsein höchst kontraproduktiv. Um es andersherum zu formulieren: Die Individuen, die wirklich alleine sein wollten, wenn es solche je gab, sind längst ausgestorben.

Wir gehören zu den hochentwickelten Säugetieren. Wir werden in der empfindlichsten Phase unseres Lebens gesäugt, gewärmt, versorgt, behütet und beschützt. In dieser Phase, aber auch später im Leben, sind wir alleine früher oder später todsicher verloren. Auch heute noch sind wir Säugetiere. Selbst wenn wir erwachsen sind, sind wir von unserem Säugetierdasein durch und durch geprägt.

Es gibt auch in unseren modernen Zeiten noch menschliche Gesellschaften, für welche die Zugehörigkeit die ganz reale Grundlage des Überlebens ist. Ein Urwaldmensch wäre alleine ebenso verloren wie ein einsamer Inuit oder ein vereinzelter Wüstenbewohner.

Das Gute-und-gerechte-Mensch-Motiv ist wohl etwas aus dem Blick geraten, weil unsere westliche Gesellschaft die Überlebensnotwendigkeit des Dazugehörens durch unseren recht komfortablen Lebensstil entbehrlich zu machen scheint. Wir müssen nicht mehr zusammen jagen, da das Schnitzel schon abgepackt im Supermarkt liegt. Wir brauchen den Schutz von abwechselnden Nachtwachen wegen der wilden Tiere nicht mehr, da sie hier bei uns alle ausgerottet sind und die Haustür gut verriegelt ist. Wir müssen uns im Winter nicht mehr aneinander wärmen, das übernimmt die Heizung.

Dennoch lässt sich auch aus dem westlichen Fernsehsessel heraus schnell erkennen, dass sich auch die durch unsere Zivilisation geschützten Menschen sofort zusammenrotten, wenn es akute Bedrohungen und echte Notsituationen gibt. Seien es Hungersnöte, Erdbeben, Überschwemmungen, Fährunglücke, Überfälle, Terroranschläge oder Kriege. Wenn es eng wird, brauchen wir uns, rücken wir zusammen und bilden schützende Gruppen. Eine schützende „Wagenburg“ lässt sich alleine nicht bilden.

Unser vermeintlicher Luxus der übersteigerten „express yourself-Gesellschaft“, die schon alleine aus gesteuerten Konsumförderungsgründen jeden dazu drängt, sich möglichst selbstbestimmt und individuell zu zeigen, bezahlt diese scheinbar allzu wertvolle Freiheit zum Teil teuer mit Depression und Resignation. Denn auch wenn es zum faktischen Überleben in unserer westlichen Zivilisation nicht mehr notwendig ist, in fester Zugehörigkeit zu sein, so ist das Dazugehören für uns als emotionale Wesen lebensnotwendig. Egal wohin wir schauen, jedem Menschen, der alleine sein muss, geht es damit schlecht. Der größte Wunsch in schwerer Not ist Hilfe, Verständnis, Sicherheit, Geborgenheit und Zugehörigkeit.

Würden wir ausschließlich bewusst darüber entscheiden, ob wir dazugehören wollen oder nicht, so wären wir an vielen Stellen unserer Evolution wohl auf so verlorenem Posten gewesen wie der losgelöste, superindividuelle Urwaldmensch, der Hauptsache-Ich-Wüstenbewohner oder der Express-yourself-Inuit.

Unser gesunder Wunsch, etwas für uns selbst zu tun, uns zurück zu ziehen, für uns alleine zu sein und unserer Individualität sichtbaren Ausdruck zu verleihen, darf und kann nicht an die Stelle der Dazugehörigkeit treten. Innerhalb des Dazugehörens kann dieser Wunsch aber gut entwickelt, gepflegt und verwirklicht werden. So ist er eine wahre Bereicherung.

Aus biologischer Sicht ist das Dazugehören aber nach wie vor weit wichtiger als das Individuell-Sein.

Das Gute-und-gerechte-Mensch-Motiv ist tief in uns verankert. Es dient dazu, das Recht auf die lebensnotwendige Dazugehörigkeit zu erhalten und zu garantieren. Die Dazugehörigkeit ist für unser Überleben so entscheidend, dass sich unser mächtiges Unbewusstes diesem Kompetenzbereich angenommen hat.

Für den Fall, dass es durch Unbewusste Schuld zu einer Verletzung des Guten-und-gerechten-Mensch-Motivs kommt, hat das mächtige Unbewusste umfangreiche Mechanismen der unbewussten Wiedergutmachung entwickelt, um durch sie das Gut-und-Gerecht-Sein, und damit das Recht auf die überlebensnotwendige Dazugehörigkeit, wieder herzustellen.

Die vier unbewussten Mechanismen der Wiedergutmachung von Unbewusster Schuld

Nach meinen Beobachtungen lässt sich das unbewusste Bedürfnis nach Wiedergutmachung einer Unbewussten Schuld in diese vier Mechanismen gliedern:

1. „Da ich diese Unbewusste Schuld habe, darf es mir in dieser Hinsicht (emotional) nicht gut gehen."

Die mit Unbewusster Schuld verbundenen Gefühle von z.B. Traurigkeit, Zorn, Wut, Verlassenheit, Schmerz, Kummer, Angst, Furcht, Ohnmacht. vergehen nicht. Sie bleiben fortwährend direkt, oder unterschwellig indirekt, erhalten. Sie sind mehr oder weniger spezifisch auslösbar:
„Da ich daran Schuld bin, leide ich weiter an diesen belastenden Gefühlen."

2. „Das, wofür ich unbewusst schuld bin, enthalte ich mir selbst vor."

Hier kommt der direkte Inhalt der Unbewussten Schuld zum Ausdruck:
„Da ich daran Schuld bin, dass diese Person / diese Personen es nicht hat / nicht haben, darf ich es auch nicht haben."

3. „Das, wofür ich unbewusst schuld bin, versuche ich auszugleichen."

Auch hier kommt ihr Inhalt direkt zum Tragen. Es entsteht ein ständiges, unbewusstes Bemühen um Ausgleich:
„Da ich daran Schuld bin, dass es dieser Person / diesen Personen so geht / erging, versuche ich alles, um dies auszugleichen."

4. „Das, wofür ich unbewusst schuld bin, mache ich mir zur Strafe."

Ebenso ist hier der Inhalt der Unbewussten Schuld ausschlaggebend. Mit der Strafe geht es ihm auf eine gewisse Weise besser, als wenn er diese Strafe nicht hätte. Er hält an der Strafe unbewusst fest, da sie in gewisser Weise seine Erlösung bedeutet:
„Da ich daran Schuld bin, dass ..., habe ich diese Strafe verdient."

Diese vier Wiedergutmachungsmechanismen laufen tief in uns völlig unbewusst ab. Wir bemerken alleine ihre Auswirkungen, die inneren Beweggründe nehmen wir nicht wahr. Wir kennen ihren Ursprung nicht und können daher keinen Bezug herstellen.

In der Praxis hat sich gezeigt, dass sehr selten alle vier unbewussten Wiedergutmachungsmechanismen gleichzeitig zum Zuge kommen. Häufig sind ein oder zwei Mechanismen deutlich erkennbar. Der Mechanismus Nr. 1 ist fast immer aktiv, er nimmt eine Sonderstellung ein.

Die Sonderstellung von Mechanismus Nr. 1
„Da ich diese Unbewusste Schuld habe, darf es mir in dieser Hinsicht (emotional) nicht gut gehen."

Dieser Mechanismus führt dazu, dass wir die mit dem ursprünglichen, ungeheilten Leid verbundenen belastenden und traumatischen Emotionen nicht hinter uns lassen können. Durch die Verstrickung mit der Unbewussten Schuld bleiben wir an diesen negativen Gefühlen haften. Sie klingen nicht ab, sondern bleiben für uns unmittelbar spürbar, oder mehr oder weniger latent, schlummernd in uns vorhanden.

Erst durch die Entnahme der Unbewussten Schuld können sich die fortwährend festgehaltenen negativen Gefühle lösen.

Zwei Typen von emotionaler Belastung

Es scheint mir als gäbe es zwei grundlegend verschiedene Typen von emotionaler Belastung.

- Der **vergängliche Typus** verschwindet mit der Zeit von selbst oder lässt sich mit EMDR[2], EFT[3], Konfliktlösungssätzen[4], Homöopathie etc. gut lösen.
- Der **resistente Typus** vergeht nicht von selbst und lässt sich kaum oder gar nicht, auch nicht mit guten Werkzeugen, verarbeiten. Er hinterlässt wahrnehmbare und langanhaltende Veränderungen. Es verbleibt zum einen eine erhöhte spezifische Sensibilität im Sinne einer auslösbaren, emotional belastenden Reaktion. Zum anderen setzt eine weniger leicht entdeckbare, meist schleichende Veränderung der inneren und äußeren Realität ein. In solchen Fällen lohnt es sich sehr, gezielt nach der Unbewussten Schuld zu suchen. Ist sie gefunden und behoben, so ist die Verarbeitung der Belastung meist eine unkomplizierte Angelegenheit.

Diesem Phänomen der Vergänglichkeit oder Resistenz von emotionalen Belastungen bin ich seit Jahren auf der Spur. Für mich erhärtet sich zunehmend der Verdacht, dass der vergängliche Typus frei von Unbewusster Schuld ist. Hingegen scheint mir der resistente Typus stets mit Unbewusster Schuld verstrickt zu sein. Inzwischen finde ich dafür in der Praxis so gut wie keine Ausnahme mehr.

Die Zeit heilt alle Wunden

Vor dem Hintergrund dieser Beobachtung möchte ich das Sprichwort „Die Zeit heilt alle Wunden." relativieren: „Die Zeit heilt vielleicht die von Unbewusster Schuld freien Wunden. Für die mit Unbewusster Schuld verbundenen Wunden stellt sie lediglich den Raum zur Heilung zur Verfügung."

Nur weil „Zeit vergeht" und ein aktuelles, direkt fühlbares ungeheiltes Leid durch den Strom der Lebensereignisse von der Oberfläche der Wahrnehmung in die Besenkammer unseres Bewusstseins gespült wird, um dort nun als hintergründiges, verborgenes ungeheiltes Leid weiter zu existieren, „vergeht" dieses ungeheilte Leid noch lange nicht.

Später werden wir auf diese bedeutungsvolle Wahrheit zurückkommen.

Die Mechanismen Nr. 2 und Nr. 3 sind häufig vorhanden, während der Mechanismus Nr. 4 seltener auftritt.

Vielfach tritt ein Mechanismus hervor und ein zweiter tritt in abgeschwächter Form hinzu. Zumeist aber verschmelzen einige der vier Möglichkeiten zu einer Form, bei der sich die beteiligen Mechanismen nicht mehr klar voneinander unterscheiden lassen. Üblicherweise lässt sich dann nur noch ein vorherrschender Mechanismus erkennen, während ansonsten eine wenig differenzierbare Mischform der anderen wahrnehmbar ist.

Mechanismus Nr. 4 fällt aber auch bei diesen Mischformen selten deutlich ins Gewicht.

Für die Lösung von Unbewusster Schuld spielt die exakte Identifizierung der verschiedenen Mechanismen und ihre Zusammensetzung keinerlei Rolle.

Mechanismus Nr. 1: „Da ich daran schuld bin, darf es mir nicht gut gehen."

Eine ältere Dame leidet immer wieder an vorübergehenden Phasen von Antriebslosigkeit und Schwermut. Sie war bei allerlei Ärzten, bei Psychologen und auch schon mehrmals auf Kur, aber ihre Verfassung hat sich nicht geändert. Von einem Tag auf den anderen versinkt sie in diesen depressiven Zustand. Meistens geht sie am Abend ohne jedes Anzeichen ins Bett, um dann nach einer unruhigen Nacht, mit teilweiser Schlaflosigkeit, morgens in der unguten inneren Situation zu erwachen. Damit hat sie schon seit vielen Jahren zu kämpfen. Wie lange das schon so geht, kann sie mir nicht sagen.

Ich bitte sie sich an diese Antriebslosigkeit und an diese Schwermut zu erinnern (gerade ist sie frei davon). Sie soll sich bitte vorstellen, wie sie morgens erwacht und sich darin wieder findet. Dann bitte ich sie, langsam von 73 (ihr aktuelles Alter) rückwärts zu zählen und sich dabei vorzustellen, dass sie in ihrem Bett liegt und immer jünger wird. Sie soll solange rückwärts zählen, bis sie den Eindruck hat, ihr Zustand dort im Bett verändere sich. Ebenso bitte ich sie mich zu informieren, ob Bilder ihrer Vergangenheit in ihr aufsteigen. Sie zählt eine ganze Weile still vor sich hin, bis sie mir überrascht von einem Bild berichtet. Sie sitzt in einem Krankenhauszimmer und ist aus Stein. Ich frage sie nach der Geschichte des Bildes und sie beginnt zu erzählen.

Mit 24 Jahren hat sie geheiratet. In den Jahren darauf bekam sie zwei Kinder. Sie liebte ihren Mann sehr. Sie führten eine harmonische Ehe und freuten sich an ihrem Leben und an ihren Kindern. Während einer Geschäftsreise geriet ihr Mann unverschuldet in einen Autounfall und wurde schwer verletzt. Nach zwei Tagen auf der Intensivstation verstarb er. Sie war Tag und Nacht bei ihm, sah sein Leid, konnte ihm aber nicht helfen.

Hier haben wir ein ungeheiltes Leid und damit eine gute Gelegenheit für die Annahme von Unbewusster Schuld.
Nach drei Jahren heiratete sie erneut einen herzlichen Mann. Sie bekam mit ihm noch ein Kind. Trotz der schweren Vergangenheit lebte die neue Familie gut zusammen und erlebte viele glückliche Zeiten.

Ihr zweites Glück wurde jedoch davon getrübt, dass sie immer wieder diese Phasen von Desinteresse, Tatenlosigkeit und Schwermut erlebte. Sie konnte sich diese Perioden nicht erklären, da sie keinen Grund in der Gegenwart erkennen konnte und sich sicher war, den Tod ihres ersten Mannes gut verarbeitet zu haben.

Wir sprachen Sätze wie diese:

- „Ich nehme die Schuld dafür von mir, dass ich ihm seinen Schmerz nicht nehmen konnte."
- „Ich nehme die Schuld dafür von mir, dass er unsere beiden Kinder nicht mehr sah."
- „Ich nehme die Schuld dafür von mir, dass er starb und ich noch lebe."
- „Ich nehme die Schuld dafür von mir, dass unsere beiden Kinder ihren Vater verloren haben."
- „Ich nehme die Schuld dafür von mir, dass ich meinen geliebten Ehemann verloren habe."

Jeder der Sätze brachte eine unmittelbare Reaktion hervor. Sie wiederholte die Sätze so oft, bis für jeden einzelnen Satz die vollständige Erleichterung eingetreten war.

Die Sitzung dauerte etwa eine Stunde und war unkompliziert und ruhig. Wir vereinbarten, sie werde sich in den nächsten Wochen melden, um zu sehen, was geschehen ist.

Über ein halbes Jahr hörte ich nichts von ihr. Dann meldete sich ihr Mann bei mir, um einen Termin für sich selbst zu vereinbaren. Er erzählte mir, dass es seiner Frau nach dem Termin damals blendend gegangen sei. Sie habe so leicht, so erfrischt und so unbeschwert gewirkt wie selten. Bis heute ist das so geblieben. Er habe sich schon auf die nächste Phase der depressiven Verstimmung vorbereitet, aber bis heute kam es zu keiner. Er kannte sie nun schon 35 Jahre, aber es gab noch nie ein so langes, beschwerdefreies Intervall. Für gewöhnlich kamen diese Phasen ungefähr alle acht Wochen. Er wusste das so genau, da er früher seine Arbeitszeiten so legte, dass er in diesen Tagen möglichst viel zu Hause bei ihr und den Kindern sein konnte.

Dieses Ereignis zeigt den Mechanismus Nr. 1 anschaulich. Die Gefühle von damals konnten sich nicht lösen, da sie mit Unbewusster Schuld verknüpft waren.

Der völlig unbewusst ablaufende Mechanismus Nr. 1 sah bei ihr etwa so aus: „Wenn ich daran Schuld bin, dass mein geliebter Ehemann schmerzvoll starb, er unsere Kinder nicht mehr sah und nicht mehr bei ihnen sein konnte, wie darf es mir dann gut gehen? Wie darf ich glücklich sein? Wenn ich daran schuld bin, dass meine Kinder auf so schmerzliche Weise plötzlich ihren geliebten Vater verloren haben, wie darf ich mich des Lebens freuen? Es ist nur gerecht, dass es auch mir immer wieder richtig schlecht geht. Damit bin ich einverstanden."

Im Rahmen der Logik der unbewussten Wiedergutmachung von Unbewusster Schuld ist das gut nachvollziehbar.

Mechanismus Nr. 2: „Da ich daran schuld bin, enthalte ich es mir vor."

Vor etwa sechs Jahren kam ein Mann in die Praxis und sagte frei heraus, dass er ein Problem mit Häusern hat. Er erzählte, dass er sich mit 25 Jahren sein erstes Haus gekauft hat. Mit 26 Jahren war das Haus durch eine Scheidung wieder weg. Als er etwa 32 Jahre alt war, hatte er sein zweites Haus. Zwei Jahre später ist es abgebrannt. Einige Jahre später hatte er sein drittes Haus und eine Firma. Das Haus war wunderschön. Die Firma geriet in Schieflage, er verlor einen Gerichtsprozess, der ihn das Haus kostete.

Inzwischen war er darauf gekommen, dass er mit dem Thema „Haus" wohl ein Problem haben muss. Ich versuchte zu erkennen, ob er vielleicht ein sehr leichtfertiger Mensch oder eine Spielernatur war. Beides war er nicht. Er stand mit beiden Beinen fest auf dem Boden der Tatsachen und war ein fleißiger und sparsamer Mensch.

Ich fragte ihn nach seiner Geschichte, nach seiner Kindheit, aber ich konnte nichts erkennen, das mir einen hilfreichen Hinweis gegeben hätte. Dann fragte ich ihn nach dem Gefühl, das er jeweils bei dem Verlust der Häuser gehabt hatte. Er sagte, es fühlte sich an wie „vor dem Nichts zu stehen", „alles verloren zu haben - hoffnungslos alles verloren zu haben". Auch fragte ich ihn nach dem Gefühl, das ihm der Besitz eines Hauses vermittelt. Er antwortete, das bedeutet für ihn „Sicherheit und Daheimsein".

Ich bat ihn, sich in das Gefühl von „hoffnungslos verloren haben" zu vertiefen. Als er mitten in diesem Gefühl war, forderte ich ihn auf, mir spontan das Bild zu nennen, welches ihm jetzt dazu erschien. Da sah er ein großes Schneefeld und eine Wagenspur. Ich fragte ihn, was er an dem einen Ende der Spur sehe. Da sah er Häuser. Darauf fragte ich ihn, was er am anderen Ende der Spur sehe: Dort sah er Menschen, die einen Leiterwagen zogen. Auf meine Frage, wie dieses Bild im Zusammenhang mit seinem Leben stehen könnte, fiel ihm ein, dass seine Großeltern im Krieg als Deutsche aus dem Osten vertrieben wurden und alles zurücklassen mussten. Sie mussten damals fliehen und konnten nur das Nötigste auf einen Leiterwagen packen und sich davon machen. Später hatten sie sich im Schwäbischen angesiedelt und dort eine neue Heimat gefunden. Ich fragte ihn, wie er davon erfahren hat. Sein Großvater hatte es ihm erzählt, als er etwa zehn Jahre alt war. Auf meine Frage hin, wie es ihm bei dieser Erzählung damals ging, sagte er, dass ihm seine Großeltern damals unglaublich leid getan hätten.

Hier haben wir das ungeheilte Leid und damit eine Gelegenheit für die Annahme von Unbewusster Schuld.

Wir sprachen die passenden Sätze:

- „Ich nehme die Schuld dafür von mir, dass meine Großeltern vertrieben wurden."
- „Ich nehme die Schuld dafür von mir, dass meine Großeltern alles hoffnungslos verloren haben, ihr Haus, ihre Felder und ihre Heimat."
- „Ich nehme die Schuld dafür von mir, dass meine Großeltern vor dem Nichts standen."

Nach jedem dieser Sätze kam es zum Ausbruch belastender Emotionen, die sich gut verarbeiten ließen. Schließlich konnte er gegen Ende der Sitzung alle zuvor mit Unbewusster Schuld beladenen Sätze ohne jede belastende Emotion sprechen.

Wir fanden auch noch eine positive Ressource, mit der sich das Vakuum füllen ließ. Seine Großeltern hatten sich damals in den Wirtschaftswunderjahren wieder ein Haus erarbeitet und lebten in diesem schönen Haus in Wohlstand bis an ihr Lebensende. Diese Tatsache war ihm bisher völlig entgangen.

Er verließ die Praxis guter Dinge. Wegen anderer Angelegenheiten stehen wir noch heute in loser Verbindung. Bald nach unserem Termin hatte er sein viertes Haus gekauft, das er bis heute hat. So lange hatte er auf jeden Fall noch kein Haus.

Der völlig unbewusst ablaufende Mechanismus Nr. 2 sah bei ihm etwa so aus: „Wenn ich daran Schuld bin, dass meine Großeltern ihr Haus, ihre Heimat und ihre Felder verloren haben, wie darf ich dann ein eigenes Haus haben? Das darf ich nicht. Wenn ich als Schuldiger ein Haus habe, dann bin ich ein schlechter Mensch. Ich will ein guter Mensch sein, deshalb werde ich das Haus wieder los. Das ist nur gerecht."

Der Mechanismus Nr. 2 lässt sich gut mit unserem tief in uns schlummernden Wunsch verstehen, ein guter und gerechter Mensch sein zu wollen. „Wenn ich daran schuld bin, dann steht es mir nicht zu, dann enthalte ich es mir vor." Umgekehrt lässt sich die unbewusste Vorenthaltung gut im Licht des unbewussten, seelischen Gerechtigkeitssinnes verstehen: „Es ist gerecht, wenn ich auch nicht das habe oder bin, was durch meine Schuld jemand anderem weggenommen wurde oder verloren ging."

Folgen wir dieser Logik, so ist das mehrfache Verlieren des Hauses Ausdruck dafür, ein guter und gerechter Mensch zu sein. Wer will denn schon ein eigenes Haus haben, wenn seine Großeltern wegen einem selbst ihr eigenes verloren haben und in bitterer Not waren? (Faktisch haben sie es nicht wegen ihm verloren, aber faktisch hat er dieses unbewusste Schuldgefühl, diese Unbewusste Schuld.) Wer kann diesen Satz in innerer Wahrheit und mit Anstand aussprechen? „Ja, mir steht ein eigenes Haus und eine Heimat zu, auch wenn meine Großeltern wegen mir ihr Haus und ihre Heimat verloren haben und in bitterer Not waren!" Niemand! Daher ist die Geschichte dieses Mannes in sich völlig logisch.

Mechanismus Nr. 3: „Da ich daran schuld bin, versuche ich es auszugleichen."

Eine Frau Mitte vierzig leidet an einem Burnout. Sie ist erschöpft, kann sich nicht konzentrieren und ihr Schlafrhythmus ist völlig durcheinander. Um sich zu erholen hat sie sich gezwungen, all ihren Urlaub zu nehmen und die Unmenge an angesammelten Überstunden abzufeiern. Gerade geht es darum, ob sie nun auf Kur gehen soll oder nicht. Ihr Arzt und die Krankenkasse wollen sie unbedingt zur Erholung schicken. Sie möchte aber nicht auf Kur gehen, sondern bald wieder arbeiten. Sie hat keine Kinder und lebt schon seit einigen Jahren alleine. Die Schieflage ihres Schlafrhythmus ist gut verständlich, da sie im Schichtdienst als Krankenschwester auf einer Intensivstation arbeitet. Ihre Erschöpfung ist mir nicht klar, denn mir scheint es so, als müsste es doch möglich sein, sich in der Freizeit zu erholen. Sie erlebt ihre Freizeit aber nicht als wirklich freie Zeit, da sie mehr oder weniger immer auf Abruf ist, um eventuell den Dienst für kranke Kollegen zu übernehmen. Diese „Rufbereitschaft" hat sie nicht offiziell, sondern es hat sich so eingebürgert, dass sie angerufen wird, da sie bei einem solchen Anruf einfach nicht ablehnen kann. Es fällt ihr schwer ihren Kollegen etwas zuzumuten oder sie „hängen" zu lassen. Außerdem hat sich ihr ursprüngliches Anliegen, alles für die Kranken auf der Intensivstation zu tun, fast schon zu einem Zwang entwickelt. Sie möchte, so gut es irgendwie geht, immer für alle da sein und sich um jedes Leid kümmern.

Ich frage sie, wie es wohl wäre, wenn sie für jemanden nicht da sein könnte? Wie würde sich das anfühlen? Obwohl sie sich sonst sehr gut ausdrücken kann, kann sie es kaum mit Worten beschreiben. Sie kann das Gefühl einigermaßen deutlich hervorholen, aber sie kann es nur ganz schwer beschreiben. Das einzige, was sie dazu sagen kann ist, dass es sich wie eine dumpfe Ohnmacht anfühlen würde. Dann bitte ich sie dieses Gefühl der dumpfen Ohnmacht zu fühlen, die Augen zu schließen und zu warten, welche Bilder sich dazu zeigen. Es kommen einige Bilder, fast alle haben mit Krankenhaus, mehr oder weniger mit Notsituation etc. zu tun. Etwas Bestimmtes oder Hervorstechendes kommt nicht zum Vorschein. Da ich daraus nicht schlau werde, bitte ich sie, sich vorzustellen, dass all diese Bilder in einem Karteikasten ihrem Alter nach sortiert sind. Als sie den Kasten innerlich sehen kann, bitte ich sie, das hinterste, also das älteste Bild, herauszunehmen und anzusehen. Sie sieht sich bei ihrer Geburt und beginnt zu weinen. Was sie weiß ist, dass sie und ihre Mutter bei der Geburt fast gestorben wären, und dass sie dann durch einen Notkaiserschnitt zur Welt kam. Sie hatte die Nabelschnur um den Hals und erstickte fast. Als die Nabelschnur entfernt war, ging es ihr schnell besser. Für ihre Mutter war es noch einige Tage sehr kritisch.

Hier haben wir viel ungeheiltes Leid und damit eine gute Gelegenheit für die Annahme von Unbewusster Schuld.

Wir sprachen die passenden Sätze:

- „Ich nehme die Schuld dafür von mir, dass Mutter bei meiner Geburt fast gestorben wäre."
- „Ich nehme die Schuld dafür von mir, dass Mutter bei meiner Geburt so gelitten hat."
- „Ich nehme die Schuld dafür von mir, dass ich bei meiner Geburt fast gestorben wäre."
- „Ich nehme die Schuld dafür von mir, dass es mir bei meiner Geburt so schlecht ging."
- „Ich nehme die Schuld dafür von mir, dass Mutter so lange zwischen Tod und Leben war."

Jeder Satz brachte eine Belastungsreaktion. Es gab viele Tränen und viel zu verarbeiten. Dennoch war am Ende jeder Satz neutral geworden und frei sprechbar. Glücklicherweise hatte sie viele gute Erinnerungen an ihre Kindheit, an sich und ihre Mutter beim Spielen, beim Kochen und beim Geschichtenlesen mit Kuscheln. Diese guten Gefühle füllten das Vakuum und schufen so eine positive Ressource.

Wir hatten noch einen kurzen Termin zu dem Thema. Ab da begann sie sich zu erholen und auch abgrenzen zu können. Heute ist sie mit Herz bei der Arbeit - und mit Freude bei ihrer Freizeit.

Der völlig unbewusst ablaufende Mechanismus Nr. 3 sah bei ihr etwa so aus: „Wenn ich daran Schuld bin, dass es meiner Mutter bei meiner Geburt so schlecht ging, sie fast gestorben ist, dann ist es einfach nur richtig, wenn ich alles dafür tue, dass es ganz schwer kranken Menschen möglichst wieder gut geht. Es ist meine Pflicht, für sie da zu sein und meine ganze Zeit und Energie für sie zu verwenden. Ich wäre ein schlechter Mensch, wenn ich mich in meiner Freizeit erholen würde und ein gutes Leben hätte, wenn ich doch Schuld daran bin, dass es mir und meiner Mutter damals so schlecht ging. Da ich ein guter Mensch bin, helfe ich wo ich nur kann mit all meinen Kräften.“ Auch hier ist die Logik offensichtlich.

Im Laufe der Jahre hatte ich immer wieder mit Menschen aus Pflegediensten, mit Krankhausmitarbeitern, mit Rettungsassistenten zu tun. Inzwischen bin ich geneigt zu behaupten, dass dieser ganze Betrieb gegenwärtig nur deshalb in der derzeitigen Weise auf dem Rücken dieser Menschen ausgetragen werden kann, weil einige, wenn nicht gar viele von ihnen, aufgrund der Verknüpfung mit Unbewusster Schuld den unbewussten Drang haben, so hart und selbstschädigend zu arbeiten und diesbezüglich nicht wirklich eine freie Entscheidung haben.

Eine Gesellschaft, die sich die Unbewusste Schuld ihrer Mitglieder zu ihrem Funktionieren zunutze macht, sich an ihnen bereichert, ist eine ungesunde Gesellschaft.

Mechanismus Nr. 4:
„Da ich daran schuld bin, bestrafe ich mich dafür."

Ein Mann möchte seine, schon über Jahre hinweg bestehenden, Knie- und Schulterschmerzen behandeln lassen. Er war schon bei einigen Ärzten und alles ist soweit abgeklärt, dass wir davon ausgehen können, dass es sich weder um Gelenkschäden, noch um Gicht oder Rheuma oder um Neuralgien handelt. Das Beschwerdebild passt auch nicht wirklich zu einer dieser Möglichkeiten, da die Schmerzen mal da sind und mal nicht, mal tags und mal nachts erscheinen und mal in Ruhe und mal bei Belastung auftreten. Nicht einmal gegenüber Wärme und Kälte zeigen sie eine beständige Reaktion. Außer Musterlosigkeit lässt sich kein Muster finden.

Seltsamerweise konnte er mir auf den Tag genau angeben, wann die Beschwerden begannen. Erstaunlich war ebenso, dass die Schmerzen an allen vier Gelenken am gleichen Tag anfingen. Sie erschienen einen Tag nachdem er von einem Gericht freigesprochen wurde.

Er hatte damals einen Beruf mit viel Verantwortung. Obwohl er alles richtig machte, kam es zu Toten. Er kannte die Toten gut und auch deren Familien waren ihm vertraut.

Hier haben wir wieder viel ungeheiltes Leid und damit gute Gelegenheit für die Annahme von Unbewusster Schuld.

Routinemäßig wurde der Fall von der Staatsanwaltschaft untersucht und im Rahmen der Untersuchung wurde geprüft, ob er sich der fahrlässigen Tötung schuldig gemacht hatte. Zwei Gutachten belegten, dass er sich absolut nichts hatte zu Schulden kommen lassen. Er hatte alles uneingeschränkt richtig gemacht. Dieser Meinung schlossen sich der Staatsanwalt und das Gericht an und so wurde mein Patient auf ganzer Linie entlastet und völlig frei von jedem Verdacht entlassen. Doch am Tag darauf begannen die Beschwerden.

Wir sprachen die passenden Sätze:

- „Ich nehme die Schuld dafür von mir, dass diese Menschen so schmerzhaft gestorben sind."
- „Ich nehme die Schuld dafür von mir, dass diese Frauen ihre Männer verloren haben."
- „Ich nehme die Schuld dafür von mir, dass die Kinder ihre Väter verloren haben."
- „Ich nehme die Schuld dafür von mir, dass ich und meine Kollegen einige unsere Kollegen verloren haben."
- „Ich nehme die Schuld dafür von mir, dass ich verdächtigt wurde für den Tod meiner befreundeten Mitarbeiter schuldig zu sein."
- „Ich nehme die Schuld dafür von mir, dass es so viel Schmerz gegeben hat."
- „Ich nehme die Schuld dafür von mir, dass ich lebe."

Jeder Satz brachte unmittelbare Erleichterung. Der ganze Vorgang lief sehr ruhig und undramatisch ab.

Anfangs war es schwierig, den Herrn dazu zu bewegen, diese seltsamen Sätze zu sprechen. Erst nachdem ich ihm das Thema der Unbewussten Schuld in Ruhe erklärt hatte, war er damit einverstanden.

Wir hatten nur noch zweimal kurzen telefonischen Kontakt. Dabei erzählte er mir, dass es mit seinen Gelenken immer besser wurde und so gut war wie noch nie seit ihrem Auftreten. Außerdem konnte er wieder schlafen, was er zuvor gar nicht erwähnt hatte.

Der völlig unbewusst ablaufende Mechanismus Nr. 4 sah bei ihm etwa so aus: „Wenn ich daran Schuld bin, dass diese geschätzten und befreundeten Männer, die mir vertraut haben, völlig unschuldig wegen mir so schmerzhaft durch physische Gewalt gestorben sind, ihre Frauen nun verwitwet und ihre Kinder Halbwaisen sind, dann ist es nur gerechtfertigt, dass auch ich Schmerzen habe und es mir auch nicht mehr gut geht. Ich habe es verdient, ständig Schmerzen zu haben und nicht mehr schlafen zu können. Nur ein schlechter Mensch könnte sich noch wohlfühlen. Ein gerechter, ein anständiger Mensch akzeptiert diese Strafe."

Diese Logik ist wirklich hart. Aber innerhalb dieser Logik geht es dem „reumütigen und einsichtigen Täter" mit der Strafe besser, als es ihm ohne gehen würde. Am besten geht es ihm natürlich, wenn er sich von der Unbewussten Schuld lösen kann, die mit ihr verstrickten belastenden Emotionen weichen können und die Schmerzen vergehen.

Nachdem wir uns die vier Mechanismen der unbewussten Wiedergutmachung von Unbewusster Schuld angesehen haben, gehe ich nun auf die unmittelbaren Folgen ein.

Das Drama-Perpetuum-Mobile

Ein ungeheiltes Leid wird erlebt und dafür wird Unbewusste Schuld auf sich genommen. Ob dieses Leid an sich selbst oder an jemand anderem erlebt wird oder von den Ahnen übernommen wurde, ist unerheblich.

Unbewusst wird dadurch ein inneres Drama erschaffen und mit diesem wird sich im Kreise gedreht.

Der Inhalt des ungeheilt gebliebenen Leides formt die unbewussten Ängste. Greifen wir das zuvor beschriebene Beispiel auf: „Wenn es meinen Großeltern durch den Haus- und Heimatverlust so schlecht ging, dann will ich das niemals erleben. Das muss ganz furchtbar sein."

Zugleich formt dieser Inhalt auch die unbewussten Wünsche: „Weil Haus- und Heimatlosigkeit so schlimm ist, sehne ich mich nach einem eigenen Haus und einem festen Zuhause."

So kann es eine tiefe Lebensmotivation werden, dem Inhalt der Unbewussten Schuld im Aspekt der Angst zu entkommen und den gleichen Inhalt im Aspekt des Wunsches zu erlangen: „Bloß nie haus- und heimatlos werden - unbedingt immer Haus und Heimat haben!"

Zugleich wird unbewusst das Gute-und-gerechte-Mensch-Motiv verfolgt und dafür unbewusst Wiedergutmachung geleistet: „Wenn ich daran Schuld bin, dass es meinen Großeltern durch den Verlust ihres Hauses und ihrer Heimat so schlecht ging, dann darf es mir nicht gut gehen. Mir stehen ein Haus und eine Heimat nicht zu."

Die Macht des Unbewussten hilft großzügig, subtil und tatkräftig bei der Umsetzung der Wiedergutmachung. Damit werden die einst unbewussten Ängste bewusst erlebt und es wird weiter den dadurch bewusster werdenden Wünschen sehnsüchtig nachgelaufen.

Wir finden uns in den dramatischen Schleifen unserer Lebensachterbahn wie ein Gefangener wieder, der mit aller Kraft versucht aus seinem Leidgefängnis auszubrechen. Zugleich aber unbewusst freiwillig hierbleibt, um seine Unbewusste Schuld vergeblich abzutragen, während er sich seine sehnlichsten Wünsche vorenthält.

Ein solcher auf Unbewusster Schuld, (unbewussten) Ängsten und (unbewussten) Wünschen beruhender Mechanismus, der von den Vorfahren unbewusst übernommen wurde, kann ebenso unbewusst an die eigenen Kinder und Kindeskinder weitergeben werden. So kann es sogar zu einem Mehrgenerationen-Drama-Perpetuum-Mobile kommen.

Wenn wir unseren Ahnen einen Dienst erweisen, unseren Kindern ein Geschenk machen und uns selbst einen großen Gefallen tun möchten, dann sollte unsere Aufmerksamkeit darauf gerichtet sein, uns möglichst umfangreich von Unbewusster Schuld zu lösen. Es stellt sich die einfache Frage, ob wir das Endglied oder ein Zwischenglied einer solchen Kette sein wollen.

Jede Unbewusste Schuld, die wir nicht an unsere Kinder weitergeben, ist ein hoher Verdienst.

Ungeheiltes Leid

⇩

Unbewusste Schuld

⬀ ⬂

Erlebtes ungeheiltes Leid

Unbewusste Ängste und Wünsche

⇧ ⇩

Erleben und Bewusstwerdung der unbewussten Ängste und Wünsche ⇦ **Erfüllung der unbewussten Ängste und Nichterfüllung der unbewussten Wünsche**

Der bewusste Wille und der Wille des Unbewussten

Steht der bewusste Wille („Ich will ein Haus haben.“) gegen den Willen des Unbewussten („Ich will ein guter und gerechter Mensch sein, deshalb möchte ich kein Haus haben.“), so stehen wir in einem Konflikt. Der Wille des Unbewussten kann nicht direkt erkannt werden, da er unbewusst ist.

Unser hintergründiges, verborgenes und ungeheiltes Leid

Sehen wir uns die Geschichten unsers Lebens an, und begreifen, dass sie sich auf ungute Weise fügen und wiederholen, obwohl sie mit höherer Wahrscheinlichkeit anders laufen könnten und wir uns vergeblich um eine gute Entwicklung bemühen, so kann der Verdacht aufkommen, dass eine Unbewusste Schuld mitwirkt. Sind diese Angelegenheiten zusätzlich mit belastenden Emotionen beladen und haben ihren Ursprung in einem erlebten oder beobachteten Leid oder eine Analogie mit einem solchen, so macht es sie für das Verknüpft-Sein mit Unbewusster Schuld noch wahrscheinlicher.

Der geübte Anwender kann die Fährte dieser belastenden Gefühle aufnehmen und ihr über die Zeit hinweg in den tiefen Dschungel unserer Synapsen folgen, um ihren Ursprung zu finden. Dort angekommen lösen wir die Unbewusste Schuld und die mit ihr verknüpften, belastenden Emotionen, schaffen positive Ressourcen und ermöglichen auf diese Weise eine Veränderung des Willens des Unbewussten in diesem Aspekt.

Wenn der Wille des Unbewussten nicht mehr dem Motiv des „guten und gerechten Menschen“ auf seinem Irrweg, geleitet von Unbewusster Schuld, folgt, sondern die gleiche Absicht wie der äußere Wille annehmen kann, dann werden sich wahrhaft große Veränderungen in unserem Leben ereignen.

2. DIE MACHT DES UNBEWUSSTEN

Das Bewusste und das Unbewusste

Die Neurowissenschaftler sprechen vom Jahrhundert des Gehirns. Denn in den letzten fünfzehn Jahren haben bahnbrechende Erkenntnisse bezüglich der neuronalen Grundlagen unseres Erlebens und Verhaltens stattgefunden.

Die Frage nach dem freien Willen sucht gerade eine neue Definition. Denn wie kürzlich herausgefunden wurde, wird alles was wir denken, wissen, hoffen, fühlen, glauben, erleiden, entscheiden oder tun von den Strukturen und Prozessen unserer Neuronen und Synapsen bestimmt.

Von diesen ständig mehrschichtig ablaufenden Prozessen in unserem Synapsen-Dschungel bekommen wir nur einen verschwindend kleinen Teil bewusst mit. Dieser Teil wird Bewusstsein genannt. Der ganze nicht wahrgenommene Prozess wird als das Unbewusste oder Unbewusstsein bezeichnet. Die Wissenschaft erlangt mehr und mehr die Erkenntnis, wie gering unser Bewusstsein im Verhältnis zum Unbewusstsein ist. Die letzten Zahlen gehen davon aus, dass wir höchstens vier Prozent bewusst und mindestens 96% unbewusst sind. Dabei ist das erst der Anfang, denn die damit beschäftigten Forscher sind immer wieder aufs Neue verwundert, wie wenig wir eigentlich bewusst agieren und tatsächlich bewusst von unserer inneren und äußeren Welt mitbekommen.

Die Übermacht des Unbewussten

Das Unbewusste ist die große Macht in uns. Mit Neuroscans (Untersuchungen der Gehirnaktivitäten) wurden sowohl die Existenz des Unbewussten als auch dessen ungebrochene Führungsqualitäten nachgewiesen. Das Unbewusste lenkt uns auf rätselhafte Weise durch unser Leben: Ob wir Fahrradfahren, Essen, Schlafen, Verdauen, ein Buch lesen oder schreiben, uns wohlfühlen, eine Kaufentscheidung treffen, uns mit jemandem vertragen oder einen Partner wählen - der Einfluss des Unbewussten ist in jedem Moment umfänglich vorhanden.

Inzwischen wird in Forscherkreisen davon ausgegangen, dass unsere Kreativität, unsere Ideen, unsere Ziele, unsere Motivationen und all unsere Vorstellungen über die Welt diesen unbewussten Prozessen entspringen.

Dieses mächtige Unbewusste herrscht und befiehlt nicht. Es steuert subtil, es flüstert, es suggeriert ständig unhörbar in uns. Dabei kontrolliert es unseren kompletten Wissensspeicher und filtert, an was wir uns wann und wie erinnern. Es überwacht unsere gesamten Gefühlserinnerungen und bestimmt, was wir wann und warum und wie intensiv fühlen. Es lenkt unsere Aufmerksamkeit und bestimmt damit, wo der Fokus unserer Aufmerksamkeit gerade liegt. Zudem modelliert und färbt es völlig unbemerkt jede Interpretation von Eindrücken und Erfahrungen, die wir erleben.

Die Forschung hat durch langwierige und aufwändige Arbeit herausgefunden, dass das „Ich", das bewusste Denken, im assoziativen Cortex der Großhirnrinde liegt. Sie ist die Aufsicht der Logik. Hier wird das Handeln rational abgewägt. Das „Es", das Unbewusste, liegt tief in alten Hirnstrukturen, so auch im limbischen System, wo es Emotionen, Wünsche und Motive beheimatet.

Ich bestimme mein Leben!

Die Vorstellung, dass wir „die Herren unseres Handelns" seien, ist ein überholtes Märchen! Der Forscher Professor Benjamin Libet und sein Forscherteam haben zweifelsfrei nachgewiesen, dass unsere Hirnströme eine Entscheidung längst getroffen haben, bevor wir uns gedanklich selbst und bewusst für etwas entscheiden. Unmerklich haben die Neuronen diese Entscheidung schon etwa eine halbe Sekunde vor der Entscheidung unseres bewussten Ichs getroffen. Wir können es also getrost so verstehen, dass unser frei entscheidendes Ich der letzte ist, der erfährt, was unser Unbewusstes vorhat.

Unsere unbewusste Steuerung

Das Unbewusste steuert 24 Stunden täglich vollautomatisch. Alle bereits bekannten Prozesse werden von ihm im Hintergrund selbständig verwaltet und abgewickelt. Auf diese Weise haben wir den Kopf frei für Unerwartetes und Neues. Das Unbewusste läuft sehr energiesparend, da die dafür benötigten Schaltkreise und weiteren notwendigen Mechanismen schon bestens angelegt und eingeübt sind. Es verbraucht von der Gehirngesamtenergie nur etwa 20 %, obwohl es mindestens 96% der Gehirnprozesse ausmacht! Das Bewusstsein verzehrt für seine höchstens 4% Prozessanteil sagenhafte 80% der Energie! Hier muss alles neu angelegt und in Betrieb genommen werden. Es ist also nur zu verständlich, dass die effiziente Natur viel auf die energiesparende Arbeit des Unbewussten setzt.

Ebenso auf Energiesparen getrimmt ist unsere Aufmerksamkeit. Damit wir nicht völlig vom Datenstrom aus der Um- und Innenwelt erdrückt werden, filtert das Unbewusste diesen Strom drastisch. Während davon ausgegangen wird, dass unser Unbewusstes ca. 24 Milliarden Bits/Sekunde (ausgeschrieben: 24.000.000.000) aufnimmt, erleben wir davon nur noch maximal ca. 40 Bits/Sekunde (ausgeschrieben: 40) bewusst. Alles wird aufgenommen, aber es wird uns nur ein winziger Bruchteil davon „gezeigt". Das Unbewusste nimmt damit 600-millionen mal mehr auf, als unser Bewusstsein! Das erklärt auch, weshalb wir uns bei einer der in diesem Buch vorgestellten Arbeitsweise an Erlebnisse erinnern, die schon unendlich weit weg zu sein scheinen. Sie sind alle archiviert, aber wir haben keinen bewussten Zugang zu ihnen. Finden wir mit der passenden Methode den richtigen Weg, so erscheinen sie uns als Erinnerungen, wenn wir sie tatsächlich selbst erlebt haben. Haben wir sie nicht persönlich erlebt, sondern von unseren „Ahnen“ übernommen, so erscheinen sie uns als „Ahnungen“.

An dieser Stelle möchte ich erwähnen, dass es für die Lösung von Unbewusster Schuld unerheblich ist, ob wir an die Existenz einer Seele glauben, die wiedergeboren wird, oder ob wir glauben, dass nach dem Tod alles vorbei ist. Es spielt in diesem Kontext keine Rolle, ob wir die Eindrücke, die Informationen, die Gefühle, die Traumata, die Beschwerden, das Wissen, die Verknüpfungen und die Unbewusste Schuld aus einem „vorigen Leben der Seele“ mitbringen oder aus dem „Informationsfeld unserer Vorfahren“ übernehmen.

Um mich nicht für die eine oder andere Weltanschauung festlegen zu müssen, und damit in eine andere Diskussion zu verfallen, die für diese Arbeit nebensächlich ist, lasse ich diese Frage bewusst offen. Diese „Glaubensfrage“ möchte ich hier nicht in den Raum stellen, da der unbefangene Zugang der einen oder der anderen Seite zu dieser Arbeit damit erschwert oder gar verunmöglicht wird. Mein höchstes Ziel ist es, möglichst viele Menschen zu erreichen und sie bei der Lösung von Unbewusster Schuld und der damit belastenden Emotionen möglichst hilfreich und zielführend zu unterstützen. Da die erwähnte Frage dafür keine Rolle spielt, lasse ich die Antwort offen. (Abgesehen davon, weiß ich es selbst nicht.)

Ich habe inzwischen einige Jahre Praxiserfahrung mit dieser Arbeit und mit der Haltung, dass es beide Möglichkeiten geben kann. Die Lösung von Unbewusster Schuld funktioniert genauso gut bei Menschen mit der festen Überzeugung, dass sie eine unvergängliche Seele haben und schon viele Leben zuvor gelebt haben, wie bei den Menschen, die meinen, nur ein Leben zu haben und Erfahrungen auf den verschiedensten Ebenen einfach übernommen zu haben.

Ein Gedanke: Der Spaziergang mit zwei Kindern

Stellen wir uns vor, dass Sie das Unbewusstsein sind. Sie gehen mit zwei Kindern spazieren. Jedes dieser Kinder verkörpert ein Bewusstsein. Sie, als das Unbewusste jeden Kindes, können aus einem Pool von 24.000.000.000 Information pro Sekunde bestimmen, welche 40 Informationen pro Sekunde jedes Kind wahrnimmt.

Nachher erzählen beide Kinder von ihrem Spaziergang. Was werden die Kinder erzählen? Sie werden in ihrer Erzählung das wiedergeben, was Sie als ihr Unbewusstsein aus dem nahezu unerschöpflichen Pool von Informationen für sie zugelassen haben. Wenn Sie sehr verschiedene „Daten“

gewählt haben, dann werden Sie zwei völlig verschiedene Geschichten von dem gleichen Spaziergang, von der gleichen Situation, von der gleichen Welt zu hören bekommen.

Warum ist das so? Weil Sie, als das Unbewusste der Kinder, verschieden gefiltert haben.

Das Unbewusste hat die nahezu unbegrenzte Macht, uns zu zeigen, was es für richtig und wichtig hält. Das Endprodukt dieses unbewussten Filterprozesses bestimmt das Bild unserer Welt. Und umgekehrt bestimmt unser unbewusstes Bild der Welt den Filterprozess. Hieraus machen wir unsere Erfahrungen, ziehen unsere Schlüsse, treffen unsere Entscheidungen, entstehen unsere Gedanken, werden unsere Gefühle, unsere Ängste und unsere Wünsche geboren.

Noch ein Gedanke: Die Abgeordneten und die Lobbyisten

Wir stellen uns die vier Abgeordneten unseres Bewusstseins vor (4% Bewusstsein). Diese vier Abgeordneten wollen ein bestimmtes Ziel erreichen. Neben ihnen gibt es noch 96 Lobbyisten (96% Unbewusstsein). Diese Lobbyisten wollen nicht, dass die Abgeordneten ihr Ziel erreichen, da sie andere Ansichten und Ziele haben. Während die vier Abgeordneten maximal 16 Stunden am Tag arbeiten, arbeiten die 96 Lobbyisten täglich 24 Stunden. Ein Lobbyist geht mit der zur Verfügung stehenden Energie etwa zwanzig Mal effizienter um als ein Abgeordneter.

- Die Lobbyisten haben vollen Zugriff auf alle Information und sie können bestimmen, welche Information die Abgeordneten davon bekommen.
- Die Lobbyisten haben die Möglichkeit, alle Information, welche die Abgeordneten sich selbst besorgen, nach ihren eigenen Interessen zu filtern.
- Die Lobbyisten haben die Möglichkeit, die Aufmerksamkeit der Abgeordneten zu lenken.
- Die Lobbyisten haben die Möglichkeit, auf die Gefühlslage der Abgeordneten Einfluss zu nehmen.
- Die Lobbyisten haben die Möglichkeit, die Entscheidungen für die Abgeordneten zu treffen, ohne dass diese das bemerken.

Wie hoch sind die Chancen, dass diese vier Abgeordneten des Bewusstseins ihr Ziel gegen die Interessen der Lobbyisten erreichen? Genau: gegen null!

Wenn sich unser Bewusstsein mit unserem Unbewusstsein anlegt, dann sind wir immer die Verlierer.

Wenn wir akzeptieren, dass wir gegen unser Unbewusstes nichts erreichen werden, dann kann es nur noch darum gehen, die für uns schadhaften Annahmen des Unbewussten zu lösen und positiv zu verändern. Gelingt uns das, lösen sich viele Schwierigkeiten auf und neue Wege öffnen sich uns.

3. Die Macht des Unbewussten verbunden mit Unbewusster Schuld

Das Unbewusste hat enorm viel Macht und Einfluss. Es kontrolliert fast alles. Dagegen scheint unser Bewusstsein relativ ohnmächtig zu sein. Glücklicherweise ist unser Unbewusstes dazu entwickelt und programmiert, uns auf unserem Lebensweg möglichst perfekt zu unterstützen und unser Überleben nach allen zur Verfügung stehenden Möglichkeiten zu sichern.

Das Unbewusste arbeitet mit all seiner Macht und Intelligenz für uns. Aber diese Formulierung alleine ist schon irreführend. Letztendlich kann unser Bewusstsein nicht getrennt von unserem Unbewusstsein betrachtet werden. Beide sind Teil einer Einheit, nämlich unseres Gehirns, unseres Wesens, unserer Person und unseres Synapsen-Dschungels. Das Bewusstsein ist das, was wir bewusst wahrnehmen. Dieser wahrgenommene Teil war, bevor wir ihn bewusst wahrgenommen haben, Teil des Unbewussten. Wenn unsere Aufmerksamkeit weiter wandert, oder wir schlafen, wird dieser Teil mehr oder weniger wieder zu Unbewusstsein werden. Natürlich gibt es auch einen großen Bereich unseres Unbewussten, der uns nie zu Bewusstsein kommt.

Würde das Unbewusste gegen uns arbeiten, so wären wir auf der Stelle nicht mehr existenzfähig. Allein schon wenn wir uns nur einen kleinen Teil der unbewusst gesteuerten Körperfunktionen als gegen uns gesteuert vorstellen, dann ist klar, dass es mit uns sofort zu Ende wäre. Wenn sich die Steuerung des Herzens, der Atmung, der Zellatmung, des Gehirns, der Temperaturregelung, des Säure-Basen-Haushalts usw. gegen uns stellen würde, dann wären wir unverzüglich tot.

Ebenso ist es mit den geistigen oder emotionalen Funktionen des Unbewussten. Würden hier verschiedene Komponenten gegen uns gesteuert, würden wir völlig durcheinander kommen und es wäre ebenso fatal.

Wir dürfen nicht vergessen, dass das Unbewusste eine geniale Erfindung der Natur ist, die uns erst dahin gebracht hat, wo wir sind. Unser Gehirn, seine Fähigkeiten und seine „Schaltkreise“ sind wohl das Komplexeste, was die Natur bisher hervorgebracht hat. Das Unbewusste meistert Tag und Nacht extrem energieeffizient eine phantastisch komplexe Aufgabe mit vielen verschiedenen Ebenen auf bravouröse, geniale und stillschweigende Weise.

Gehen wir also davon aus, dass sicher mehr als 99,9 Prozent der Aufgaben sehr gut bewältigt werden. Die Lösung von der Unbewussten Schuld beschäftigt sich also bestimmt nur mit einem Teil der restlichen 0,1 Prozent. Wie komme ich auf diese kleine Zahl? Sie ist frei erfunden - und ganz sicher in Wirklichkeit noch viel kleiner! Ich habe sie so klein gewählt, um dadurch bildlich dem Verhältnis zwischen dem perfekt funktionierenden und dem uns in diesem Kontext belastenden Anteil unsers Unbewussten Ausdruck zu verleihen.

Dieser kleine Anteil, von durch Unbewusste Schuld verändertem Unbewussten, kann es aber dennoch gehörig in sich haben und uns und unser Leben sehr belasten. Denn wenn wir uns an die Macht des Unbewussten erinnern, so wird uns durchaus klar, dass auch so ein kleiner, fehlgesteuerter Teil gehörig Sand in das Getriebe unsers Lebens streuen kann. Da wir mit dem vom Unbewussten gesteuerten Bewusstsein nicht gegen diese kleine Fehlsteuerung, z.B. in Form von Unbewusster Schuld, ankommen können, verlassen wir den Weg des Kampfes und machen uns auf die Suche nach der Lösung.

Für diesen Bereich unseres Lebens und unseres Wesens können wir ganz sicher sagen: Kooperation siegt über Konfrontation.

Das Unbewusste würde perfekt für uns „funktionieren", uns perfekt bei unserem Weg durchs Leben unterstützen und leiten, wenn da nicht irgendwann etwas nachhaltig Störendes geschehen wäre. Diese Störung muss so nachhaltig gewesen sein, dass sie von den vorhandenen Reparatur- und Korrekturfähigkeiten des Unbewussten nicht von selbst gefunden oder behoben werden kann.

Falls auch Sie zu den Menschen gehören, die sich nicht darum kümmern müssen, ob Ihr rechter kleiner Finger genug durchblutet ist, Ihre Haupthaare ungefähr gleich schnell wachsen, sich Ihr Arm dann hebt, wenn Sie es wollen, Ihre Aufmerksamkeit meist gerade dort ist, wo Sie gerade hinschauen, Sie einem Vogel lauschen können, obwohl gerade eine Trambahn vorbei fährt, Ihr Gedächtnis meist unverzüglich die Information herausgibt, die Sie gerade jetzt brauchen, Sie die Worte verstehen, die Sie im Moment lesen, Ihr Atem später im Schlaf automatisch fließt und Ihr Schlaf später durch Aufwachen von alleine wieder endet, dann gibt es Grund zur Dankbarkeit gegenüber Ihrem Unbewussten.

Falls auch Sie zu den Menschen gehören, die immer wieder unerklärlich ungute Gefühle haben, sich hin und wieder selber im Weg stehen, immer wieder an den gleichen Dingen scheitern, immer wieder mit den gleichen, nicht hilfreichen und zielführenden Mustern reagieren oder mit wiederkehrenden Konflikten konfrontiert sind, dann gibt es für ihr Bewusstsein vielleicht gerade darin die konstruktive Möglichkeit, das Unbewusste dabei zu unterstützen, sich durch die Lösung von Unbewusster Schuld von einer historisch bedingten Fehlsteuerung zu befreien.

Der unbewusste Wunsch nach Wiedergutmachung

Wenn das Unbewusste für uns arbeitet, was zweifelsfrei der Fall ist, dann können die durch Unbewusste Schuld entstandenen Beschwerden nur eine Art Missverständnis sein.

Unbewusste Schuld bringt den unbewussten Wunsch nach Wiedergutmachung mit sich. Dieser Wunsch beruht auf der immer gleichen Motivation: „Ich möchte dazu gehören, deshalb möchte ich ein guter und gerechter Mensch sein“.

Mechanismus Nr. 1

Legt die Unbewusste Schuld nahe, dass ich an den belastenden Emotionen eines ungeheilten Leides festhalten und es mir schlecht gehen muss, um ein guter und gerechter Mensch zu sein, dann hilft mir mein mächtiges Unbewusstes dabei, dass es mir schlecht geht. Danke, großes Unbewusstes!

Mechanismus Nr. 2

Legt die Unbewusste Schuld nahe, dass ich mir etwas selbst vorenthalten muss, um ein guter und gerechter Mensch zu sein, dann hilft mir mein mächtiges Unbewusstes dabei, dass mir etwas vorenthalten wird. Danke, großes Unbewusstes!

Mechanismus Nr. 3
Legt die Unbewusste Schuld nahe, dass ich etwas ausgleichen muss, um ein guter und gerechter Mensch zu sein, dann hilft mir mein mächtiges Unbewusstes dabei, dass ich ständig mit Ausgleichen beschäftigt bin. Danke, großes Unbewusstes!

Mechanismus Nr. 4
Legt die Unbewusste Schuld nahe, dass ich mich bestrafen muss, um ein guter und gerechter Mensch zu sein, dann hilft mir mein mächtiges Unbewusstes dabei, dass ich meine Strafe bekomme. Danke, großes Unbewusstes!

Das Unbewusste unterstützt uns ständig. Es unterstützt uns auch im Aspekt der Unbewussten Schuld dabei, ein guter und gerechter Mensch zu sein. Tatsächlich haben wir kausal, rational gesehen nichts falsch gemacht, aber wir haben aufgrund von Mitgefühl mit ungelindertem, ungeheiltem und ungerettetem Leid unbewusst eine Schuld auf uns genommen. Das Unbewusste setzt nun seine enorme Macht für uns ein, damit wir durch Wiedergutmachung wieder ein guter und gerechter Mensch sein können. Denn dann dürfen wir zur menschlichen Gesellschaft (Familie, Dorf, Tal) dazugehören und damit ist unsere Überlebenschance deutlich gesteigert.

Hier liegt das Missverständnis
Unser Unbewusstes hilft uns bei dieser Wiedergutmachung, während wir diese Wiedergutmachung mit unserem Bewusstsein als leidvolle Belastung erfahren, da uns die dahinterliegende ursächliche Unbewusste Schuld nicht bewusst ist.

Das Unbewusste hilft uns durch die unbewussten Wiedergutmachungsmechanismen ständig dabei, ein guter und gerechter Mensch zu sein - was kann daran falsch sein? Nichts, außer dass wir dadurch nicht tatsächlich besser werden und zudem leiden.

Nehmen wir die Unbewusste Schuld von uns, dann beendet das Unbewusste seine für uns belastende Wiedergutmachung.

„Wir", das Bewusstsein, die vier Prozent Abgeordneter, sollten dafür sorgen, dass die Unbewusste Schuld gelöst wird. Denn dann wird uns unser mächtiges Unbewusstes, die 96% Lobbyisten, dabei helfen gut durch unser Leben zu kommen.

Das Unbewusste ist „unser bester Freund" - es hilft uns immer mit seiner großen Macht. Unsere Aufgabe dabei ist es, dafür zu sorgen, dass seine Hilfe uns auch wirklich rundum gut tut.

An dieser Stelle möchte ich kurz innehalten und das bisher Gesagte noch einmal auf den Punkt bringen:

- Es gibt in uns den mächtigen und unbewussten Wunsch, ein guter und gerechter Mensch zu sein.
- Wir wollen gut und gerecht sein, damit wir dazugehören dürfen. Nur wer dazugehört, überlebt langfristig.
- Um ein guter Mensch zu sein, sind wir unbewusst bereit, für unsere Unbewusste Schuld Wiedergutmachung zu leisten.
- Für diese Wiedergutmachung gibt es im Wesentlichen vier Mechanismen:
    1. Dann muss es mir schlecht gehen.
    2. Dann enthalte ich es mir selbst vor.
    3. Dann gleiche ich es aus.
    4. Dann bestrafe ich mich dafür.
- Die Wiedergutmachung durch das Unbewusste wird von unserem Bewusstsein meist als Leid empfunden.
- Ist die Unbewusste Schuld in uns gelöst, bedarf es dieser Wiedergutmachung nicht mehr.

4. Die äußere Wirkung von Unbewusster Schuld

Alles schwingt, alles kommuniziert - nichts schweigt. Seit Jahren ist es in aller Munde und die Quantenphysiker pfeifen es längst von den Dächern: Letztendlich ist alles Energie, ist alles Schwingung, ist alles Informationsfeld. Es gibt nichts, das kein Feld hat. Weder Energie noch Schwingung lassen sich gefangen nehmen, sie teilen sich in alle Richtungen mit. So kommuniziert alles mit allem ständig und immer. Ob wir das mit unserem beschränkten, vom Unbewusstsein gefilterten Bewusstsein mitbekommen oder nicht, das spielt für diesen immerwährenden, mindestens lichtschnellen Austausch mit allem keine Rolle.

Zwischen verschiedenen Dingen besteht unterschiedliche Resonanz (von lat. resonare „widerhallen"). Wird neben einer Gitarre eine Stimmgabel angeschlagen, so schwingt die Saite der Gitarre mit, die mit der Schwingung der Stimmgabel in Resonanz ist. Die anderen Saiten bekommen die Schwingung durchaus ebenso mit, aber sie schweigen, denn sie sind nicht in Resonanz.

Das Prinzip der Resonanz ist auch eine Grundlage der Homöopathie (Die Homöopathie ist von der Quantenphysik seit über 25 Jahren in ihrer Wirkungsweise bestätigt. Siehe z.B. „Lynne McTaggart: „Das Nullpunkt-Feld", Goldmann-Verlag). Besteht zwischen dem Informationsfeld einer homöopathischen Arznei und dem Informationsfeld des sie einnehmenden Wesens eine Resonanz, so kann durch diese Resonanz eine heilsame Reaktion ausgelöst werden.

Um den Begriff Resonanz greifbarer zu machen, verwende ich hin und wieder den Ausdruck „Ansprechbarkeit". Diese Ansprechbarkeit kann einseitiger oder wechselseitiger Art sein. Dass eine homöopathische Arznei einen passenden (ähnlichen) Kranken heilend ansprechen kann, ist bekannt. Ob dieser Kranke umgekehrt die homöopathische Arznei anspricht, ist unbekannt. Die Blume reagiert auf die Strahlen der Sonne mit der Öffnung ihrer Blüte. Reagiert die Sonne auch auf die Öffnung der Blüte?

Nicht alles, was der immerwährende Informationsstrom an uns heranträgt, betrifft, berührt und bewegt uns unmittelbar. Nicht alles, was wir diesem Strom an Schwingung mitgeben, interessiert und bewegt das ganze Universum.

Die innere und die äußere Realität

Ich bin der Überzeugung, dass es einen bedeutenden Zusammenhang zwischen unserer erlebten inneren und unserer erlebten äußeren Realität gibt. Tatsächlich meine ich, dass diese beiden Realitäten nur von unserem Verstand als verschiedene, getrennte Aspekte der einen einzigen Realität wahrgenommen werden. Wenn es nur eine Realität gibt, dann wird alles in ihr Geschehende allem anderen mitgeteilt. Wenn dem so ist, dann gibt es im Informationsfluss dieses einen großen Feldes keine Einbahnstraßen.

Wir alle wissen aus unserem Leben, dass bedeutende Ereignisse in unserer Außenwelt auch bedeutende Veränderungen in unserem Inneren zur Folge haben können. Warum soll es nicht umgekehrt auch so sein? Wenn Schwingung und Information ständig in alle Richtungen strahlen und fließen, dann wird unsere innere Veränderung dem Universum mitgeteilt. Alles was damit in Resonanz ist, also davon ansprechbar ist, wird auf irgendeine Weise reagieren.

Wie gerade angedeutet, tendiere ich nicht dazu, die eine Realität in verschiedene Realitäten aufzuteilen. Um an dieser Stelle einen Gedanken verständlicher darlegen zu können, teile ich hier trotzdem die äußere Realität willkürlich nochmals in zwei weitere Realitäten.

Die eine nenne ich die „soziale Realität" und die andere die „nichtsoziale Realität". Mit sozialer Realität bezeichne ich die Realität meiner sozialen Beziehungen. Damit meine ich in erster Linie die Beziehungen zu den mir nahestehenden Menschen, aber auch zu allen anderen Mitmenschen und zu allen anderen lebendigen Wesen. Mit nichtsozialer Realität bezeichne ich die Beziehung zu den Felsen, dem Wetter, der Sonne, der Landschaft, den Planeten.

Neben der Kommunikation mit Worten, Gesten, Blicken, Tonlagen kommunizieren wir fortwährend unbewusst mit unseren Informationsfeldern untereinander. Das Informationsfeld eines Menschen beinhaltet selbstverständlich auch die Information seines Unbewussten. Folglich kommunizieren wir mit dem Feld unseres Unbewussten permanent auch mit den Feldern des Unbewussten der anderen Wesen und auch der nichtsozialen Realität.

Unsere nahe soziale Realität ist mit uns in Resonanz. Wäre sie nicht mit uns in Resonanz, und wir nicht mit ihr, so wären das irgendwelche Menschen, die ich nicht kenne, die mich nicht interessieren - und umgekehrt. Gerade unsere erhöhte Ansprechbarkeit ist es schließlich, die uns mit unserem sozialen Umfeld gerne mal in Verstrickungen und in emotionale

Verwerfungen bringt. Wir können Leid nur dann empfinden, wenn wir in Resonanz sind.

Für mich ist es logisch, dass es durch eine Veränderung der inneren Realität infolge der Lösung von Unbewusster Schuld, und der mit ihr verknüpften belastenden Gefühle, zu einer Veränderung der äußeren Realität kommen kann - oder im entsprechenden Fall fast kommen muss.

Tatsächlich ereignet sich das in der Praxis immer wieder. Nicht immer, aber häufig zeigt es sich nach einer gelungenen Lösung von Unbewusster Schuld, dass die darum nicht wissenden Mitmenschen anders agieren und reagieren als zuvor. Bis dahin schwierige Situationen lösen sich nun scheinbar ganz von alleine oder festgefahrene Schwierigkeiten finden spontan neue, konstruktive Wege. Die gemeinsame Begegnung steht ab dann unter einem anderen Stern und so verläuft das Miteinander häufig gelöster und fruchtbarer.

Wir erschaffen unsere Welt

Zum Abschluss dieses Kapitels möchte ich noch einen Gedanken ergänzend hinzufügen.

Es gibt die Auffassung, dass wir durch unser Denken unsere Welt schaffen, oder zumindest ganz erheblich zu ihrer Schaffung beitragen. Diese These, welche in vielen Weltreligionen und deren stiftenden Werken mehr oder weniger direkt ausgedrückt wird, erfährt gerade in den letzten Jahren immer breitere Zustimmung. Die Quantenphysik hat diesen Gedanken durch viele Überlegungen und ausgeklügelte Experimente zunehmend gestützt und untermauert.

Es gibt in verschiedenen Betrachtungsweisen über das Leben und die Welt die Ansicht, dass unsere Gefühle ganz erheblich davon bestimmt werden, was wir denken.

Daran wird kaum jemand zweifeln. Für unser Leben kann es äußerst segensreich sein, wenn wir uns ganz bewusst damit beschäftigen, was wir denken und wie wir mit uns selbst umgehen.

Eine bewusst positive Geisteshaltung, getragen von konstruktiven Gedanken und Einstellungen sich selbst und dem Leben gegenüber, führt zu aufwärtsstrebenden Überzeugungen. Unsere Grundstimmung wird heiterer und freudiger. Die Tatkraft wird beflügelt, unser Werk gelingt uns besser und zuvor als zu groß empfundene Aufgaben werden schließlich doch bewältigt. Damit steigt unser Selbstvertrauen, was sich wiederum positiv auf unser Bild von uns selbst, auf unsere Gedankenwelt und damit wieder auf unsere Empfindung von Glück auswirkt.

Die Energie folgt der Aufmerksamkeit. Daher sollten wir achtsam sein, wohin wir unsere Energie durch unsere Aufmerksamkeit schicken.

Als kleines Experiment schlage ich Ihnen vor, an den letzten schönen Urlaub im Süden voller Sonne, Wärme, harmonischer Natur, Einklang mit unseren Liebsten und gutem Essen zu denken und dabei wahrzunehmen, wie Ihre Gefühlsebene darauf reagiert. Als Gegenexperiment ermutige ich Sie nun, sich auf eine gut erinnerbare, stark frustrierende Erfahrung zu konzentrieren. Unschwer werden Sie feststellen, dass sich das Wetter Ihrer Gefühlsebene unverzüglich von „Urlaubshoch auf Frustrationstief" verdunkelt. Die Gefühle folgen also tatsächlich stark den Vorgängen der Gedankenebene.

Die zum Zweck des gerade durchgeführten Experiments gefassten Gedanken waren bewusster Natur. Sie wurden beabsichtigt und vorsätzlich gedacht. Sie sind vergänglich wie ein warmer Sommerwind.

Der größte Teil unseres Denkens findet allerdings im Unbewussten statt. Wer einmal versucht hat, nur einen einzigen Tag ständig darauf zu achten, was er gerade denkt und seine Gedanken zu kontrollieren, der wird festgestellt haben, dass es kaum eine ganze Minute gelingt, sein Denken in Beobachtung zu halten und zu steuern. Ständig gleitet die Aufmerksamkeit irgendwohin ab.

Es wird wohl jedem von uns schon öfters passiert sein, dass wir uns plötzlich dabei ertappen, was wir gerade so denken. Wenn wir es uns vornehmen, immer wieder einmal darauf zu achten, welchen Gedanken wir z.B. bei Alltagshandlungen gerade nachhängen, dann werden wir immer wieder darüber erstaunt sein, wo unsere Gedanken ohne unsere bewusste Aufsicht herumstreunen.

Kommen wir nun wieder auf die Vorstellung zurück, dass unsere Gedanken und Gefühle unsere Welt mit kreieren, dann müssen wir wohl auch in Betracht ziehen, dass ebenso die unbewusst gedachten Gedanken unsere Gefühle mit hervorbringen und unsere Welt schaffen.

Bei der Verteilung von vier Prozent Bewusstsein zu 96 Prozent Unbewusstsein wird es uns schwerfallen, unsere Gedanken ständig von etwas Bestimmtem fern zu halten oder auf etwas Bestimmtes auszurichten.

Wenn unsere bewussten Gedanken von unserem Bewusstsein gesteuert werden, dann werden unsere unbewussten Gedanken wohl von unserem

Unbewusstsein gesteuert. Das Unbewusste können wir aber nicht so einfach steuern, da es unbewusst ist.

Wenn wir Unbewusste Schuld auf uns genommen haben, dann ist unser Unbewusstsein mehr oder weniger ständig mit dem Inhalt dieser Unbewussten Schuld und den damit verknüpften, belastenden Emotionen beschäftigt. (Deshalb, da es unbewusst um die Dazugehörigkeit und damit immer mehr oder weniger um das Überleben geht.)

Wenn unsere Gedanken also unsere Welt schaffen, dann schaffen unsere Unbewusste Schuld und die mit ihr verknüpften belastenden Emotionen ständig daran mit. Unsere Welt und unser Leben sind dann mit das Produkt von ungeheiltem Leid, den damit verknüpften belastenden Emotionen, sowie den dadurch verursachten tiefen Ängsten und unerfüllten Sehnsüchten. (Siehe „Das Drama-Perpetuum-Mobile", Seite 38.) So erleben wir unsere Welt und so fühlt sie sich für uns dann auch an. Die Unbewusste Schuld ist also grundlegend und ursächlich mit unserer Welt und mit unserer Lebensqualität verbunden. Die Energie folgt der Aufmerksamkeit.

Meiner Auffassung nach hilft es folglich nicht alleine seine bewussten Gedanken positiv und konstruktiv zu halten, sondern es bedarf der Lösung von Unbewusster Schuld, um die unbewussten Gedanken von unbefreitem Leid zu entlasten und von ihm zu entlassen.

Fangen wir an! Bleiben wir dran!

Die große Aufgabe, sich von seiner eigenen wesentlichen Unbewussten Schuld zu befreien, kann nicht in einem Arbeitsschritt erfolgen. Wir sind so vielschichtig, wir haben so viel erlebt. Es bedarf vieler einzelner spezifischer Schritte. Es gibt hier keine globale, generelle, universelle Lösung.

Leider gibt es keine Art von Gebet, dass umfassend und endgültig für die Lösung von spezifischer Unbewusster Schuld hilfreich ist. Das habe ich in der Praxis schon auf verschiedene Weise versucht. Immer dann, wenn es unspezifisch wird, dann verliert es massiv an Kraft und Klarheit. Ebenso wenig macht es Sinn, mit seinem bewussten Denken gegen die durch Unbewusste Schuld bedingten unbewussten Gedanken anzutreten. (Siehe auf Seite 40 unter „Der bewusste Wille und der Wille des Unbewussten".)

Eine bestimmte Unbewusste Schuld entstand immer durch ein ganz bestimmtes Ereignis. Wir können die Unbewusste Schuld nur dann von uns nehmen, wenn wir die dazu möglichst exakt passenden Schuld-Entnahme-Sätze sprechen.

Jeder kann sich von seiner Unbewussten Schuld und den damit verknüpften, belastenden Emotionen, die durch aktuelles und noch fühlbares Leid entstanden sind, unverzüglich befreien. Die LUS-Technik ist der Schlüssel dazu. Die Sätze zur Entnahme von Unbewusster Schuld müssen einfach nur so geformt sein, dass sie das vorhandene ungeheilte Leid benennen und zum Ausdruck bringen. Das können wir alle ganz alleine und unkompliziert für uns selbst tun. (Ausführlich Anleitung finde sich im Kapitel Die LUS-Technik ab Seite 65)

Aber auch unseren Mitmenschen können wir eine Hilfe sein. Bieten wir freundlich und unaufdringlich unseren Mitmenschen unsere Hilfe an, wenn sie die Lösung von Unbewusster Schuld noch nicht kennen oder gerade nicht erkennen, dass sie sich unter dem schicksalsformenden Einfluss von aktuellem, direkt fühlbarem ungeheiltem Leid befinden. Helfen wir unseren Kindern die Sätze zu finden und zu sprechen, die ihr zartes, mitfühlendes Herz befreien, um es nicht ohnmächtig im Dunst von „fremdem" oder eigenem ungeheilten Leides schwer werden zu lassen. Es ist so viel einfacher, als Sie vielleicht gerade annehmen. Die Frage ist so einfach und immer wieder und wieder die gleiche:

Gibt es ein aktuelles, direkt fühlbares ungeheiltes, ungelindertes und ungerettetes Leid?

Wenn ja, dann gilt es dieses Leid in Worte zu fassen und den oder die entsprechenden Schuld-Entnahme-Sätze zu sprechen.

Gibt es aber eine körperliche, emotionale oder geistige Beschwerde, welche nicht auf aktuellem, sondern vermutlich auf längst vergangenem ungeheiltem Leid beruht, dann können wir fachkundige Hilfe brauchen. Für diesen Zustand ist die LUS-Therapie das passende Werkzeug.

So manches Leid haben wir im Laufe unseres Lebens (mit)gefühlt und ungeheilt und ungelindert ertragen und hinter uns gelassen. Dennoch lohnt es sich zu beginnen. Wo für jeden von uns der persönliche Anfang liegt, das zeigt das eigene Leben selbst: Fangen wir dort an, wo wir uns gerade belastet fühlen. Dann machen wir dort weiter, wo sich die nächste Belastung zeigt. Wir werden die Veränderung unmittelbar erfahren. Verändern sich die Belastungen nicht, dann suchen wir weiter nach einem anderen Aspekt der Unbewussten Schuld im jeweiligen Zusammenhang. Häufig überlagern sich verschiedene Aspekte Unbewusster Schuld. Wir Menschen sind hochkomplex. Wichtig ist erst mal nur: Fangen wir an, und ... bleiben wir dran.

Obwohl es kein allgemeines Gebet für die spezifische Entnahme von Unbewusster Schuld gibt und geben kann, gibt es vielleicht ein Gebet, welches uns ständig an die Regeln des Spieles erinnert. Dieses Gebet könnte vielleicht so lauten:

Unbewusstesmein

Unbewusstes in mir, Deine Macht erkenne ich an.

Deine Wirklichkeit wird kommen.

Dein Wille wird geschehen, in meiner inneren und äußeren Realität.

Führe mich auch durch diesen Tag, traumwandlerisch sicher.

Lass mich frei aus meiner Unbewussten Schuld,

und ich werde mir und anderen bewusste Schuld vergeben.

Spalte nicht den Deinen und den meinen Willen, sondern vereine sie.

Denn Du schaffst die Wirklichkeit, Du bist die Macht und die

Genialität, schon immer und für immer.

So sei es.

KAPITEL III

DIE LUS-TECHNIK UND DIE LUS-THERAPIE

Alles in diesem Buch Beschriebene hat sich letztendlich durch meine Arbeit als Heilpraktiker in der Praxis entwickelt. Die Begegnungen mit den Patienten, die stetige wiederkehrende Suche nach Lösungen und das beharrliche Ausforschen der Ursache verschiedener Krankheiten hat sich hin und wieder wie die Arbeit in einem „großen Labor des Menschseins" angefühlt.

Letztendlich lassen sich wohl die meisten unserer emotionalen Leiden und die durch sie hervorgerufenen vielfältigen Auswirkungen und Krankheiten auf ein paar wenige belastende emotionale Grunderfahrungen zurückführen. Ob wir tatsächlich all die bedrückenden Erfahrungen durch wirklich schwierige Umstände erworben haben, oder ob wir eigentlich gar nicht so schwere Situationen subjektiv als überfordernd oder gar traumatisierend empfunden haben, spielt kaum eine Rolle.

Die zugrundeliegenden verletzten Gefühle haben wir alle mehr oder weniger gemeinsam: wir fühlen uns ungeliebt, nicht liebenswert, nicht verstanden, verlassen, alleingelassen, verraten, vergessen, vernachlässigt, nicht gesehen, übergangen, missverstanden, enttäuscht, ungerecht behandelt, betrogen, nicht geschützt, ungeborgen, unbehütet, ausgeliefert, ohnmächtig, hilflos, in die Enge getrieben, bedroht, verängstigt etc. In uns toben, wohnen oder schwelen Gefühle von Angst, Wut, Zorn, Hass, Hilflosigkeit, Fassungslosigkeit, Verletztheit, Unfähigkeit, Unsicherheit, Kleinheit, Schwäche, Leere, Resignation, verschiedene Befürchtungen, Traurigkeit, Einsamkeit, Verbitterung, Frustration, Enttäuschung usw.

All diese Gefühle hat wohl jeder von uns schon mehr oder weniger intensiv erlebt - und hoffentlich wieder hinter sich gelassen. Denn wenn wir uns von ihnen wieder lösen konnten, dann können wir uns glücklich schätzen.

Bei vielen beständigen körperlichen, emotionalen und geistigen Beschwerden liegt der eigentliche Grund darin, dass die Ablösung von diesen belastenden Gefühlen nicht vollzogen wurde. Obwohl wir die vielleicht vor vielen, vielen Jahren erlittenen Gefühle schon längst vergessen zu haben scheinen, sie im Alltag nicht mehr empfinden und uns an das oder die verursachenden Ereignisse nicht mehr erinnern, so wirken sie dennoch tief in uns und verursachen verschiedenste Beschwerden und beeinflussen auf meist sehr ungute Weise unseren Lebensweg.

Seit vielen Jahren gehört es in der Praxis zu meinen Aufgaben, die verborgenen Zusammenhänge zwischen aktuellen Beschwerden, den mehr oder weniger verborgenen belastenden Gefühlen und den schwierigen Erfahrungen des Lebens herauszufinden und zu lösen.

Als ich die Lösung der Unbewussten Schuld entdeckte, habe ich dieses Instrument, unter Einbeziehung verschiedener anderer Werkzeuge, nach und nach zu einer in sich abgeschlossenen Behandlungsweise entwickelt. Der Name dieser Methode ergab sich von selbst: Die Lösung von Unbewusster Schuld-Therapie; kurz gesagt die LUS-Therapie.

Da ich mit dieser Methode ständig beruflich befasst war und es in der großen Zahl der Fälle immer wieder und wieder um die Erforschung des verborgenen Beschwerdeursprungs ging, hat sich mein Blick verengt und ich trug eine unreflektierte Annahme in mir. Ich glaubte, dass die Lösung von Unbewusster Schuld nur mit Fachwissen und -fähigkeit gelingen kann. Mir war bewusst, dass das eigentliche Herzstück der Methode, nämlich die Entnahme der Unbewussten Schuld, ein ganz einfacher und wirklich leicht umsetzbarer Vorgang ist. Dennoch bin ich im Kontext des ständigen Suchens nach dem Beschwerdeursprung und der oftmals herausfordernden Verarbeitung zutage tretender alter, verschütteter belastender Gefühle dann doch dem Irrtum erlegen, dass die Lösung von Unbewusster Schuld so herausfordernd und schwierig ist, dass sie nur von einem geübten und geschulten Anwender vollzogen werden kann.

Mein Irrtum lag darin Birnen mit Äpfeln zu vergleichen:

- Denn, ja, das Herausforschen des Beschwerdeursprungs und die Verarbeitung massiver emotionaler Ladungen bedürfen gewisser Fähigkeiten, gewachsener Erfahrung und einer emotionalen Belastbarkeit.

- Aber die Lösung der Unbewusster Schuld an sich, der reine Vorgang der Befreiung von ihr, ist eine einfache und gut machbare Angelegenheit für nahezu jeden Menschen.

Schließlich „erledigt" der Patient bei mir in der Praxis diesen Schritt ebenso mehr oder weniger für sich selbst. Ich bin hierbei lediglich der Flüsterer, sein Begleiter und Assistent.

Einige Ereignisse in der Praxis, aber auch in meinem privaten Leben, haben mich dann doch nach und nach erkennen lassen, dass die Lösung von Unbewusster Schuld in die Hände aller Menschen gegeben werden sollte und auch dorthin gehört.

Folglich geht es in diesem Buch nun um zwei Arbeitsweisen, welche zueinander gehören aber nicht das gleiche sind. Die eine ist ein Teil der anderen, die andere ist eine Erweiterung der einen. Es geht um die oben bereits erwähnte LUS-Therapie und es geht um die LUS-Technik. Bei beiden geht es letztendlich um die Lösung von Unbewusster Schuld.

- Die **LUS-Therapie** ist die in sich abgeschlossene Arbeitsweise für den Therapeuten in der Praxis. Sie ist ein wahrhaft therapeutisches Werkzeug. Wer sie erlernen möchte, kann sich gerne an uns wenden.
- Die **LUS-Technik** (Lösung von Unbewusster Schuld-Technik) ist das „Herzstück" der LUS-Therapie. Die LUS-Technik lässt sich spielend leicht von jedem auf die entsprechenden *aktuellen, direkt fühlbaren* belastenden Emotionen und das vorhandene „ungeheilte Leid" (dazu ausführlich später) anwenden.

Bevor wir uns nun mit der Anwendung der LUS-Technik beschäftigen und ich Ihnen die LUS-Therapie vorstellen darf, möchte ich mit Ihnen noch einen kurzen Ausflug in die Vergangenheit der Eiswürfel unternehmen.

VERGANGENHEIT: DAS GEHEIMNIS DER EISWÜRFEL

In den ersten Praxisjahren war ich immer wieder mit einer Frage konfrontiert, für die ich damals keine passende Antwort hatte: Wie kann einem Menschen heute noch etwas Beschwerden bereiten, wenn es doch schon längst Vergangenheit ist?

Schon damals hatte ich immer wieder mit Menschen zu tun, die unter körperlichen, aber noch viel häufiger unter emotionalen Beschwerden litten, welche auf vor Jahren geschehenen Ereignissen beruhten. Ich habe es damals nicht recht verstanden, welcher Art der Zusammenhang von „Vergangenheit" und „Heute" ist. Wenn etwas vergangen ist, wie kann es dann heute noch wirken? Aber ich sah so viele Menschen, die unter den Ereignissen ihrer Vergangenheit litten. Und wie sollten wir im Heute eine Lösung für etwas schaffen, das aus der Vergangenheit herrührt? Wir können doch die Vergangenheit nicht verändern?

Ferner erlebte ich ständig, dass die „emotionalen Gespenster" der Vergangenheit binnen weniger Augenblicke wieder gefühlte Gegenwart waren, wenn die Aufmerksamkeit nur intensiv genug in diese Richtung ging. Plötzlich saßen da Menschen vor mir und weinten bitterlich über Ereignisse, die schon fünf, zehn, zwanzig, dreißig, vierzig, fünfzig oder noch mehr Jahre in ihrer Vergangenheit lagen.

Ich hatte mich schon langsam damit angefreundet, dass es eben einfach so ist, dass längst Vergangenes plötzlich heute ist, bis mir in der Praxis Herr R. begegnete.

Herr R. aus München kam wegen verschiedener Beschwerden. Eine davon war seine schmerzende linke Schulter. Diese Schulter schmerzte ihn schon seit Jahren. Niemand fand die Ursache, es ließ sich kein Muster erkennen und jeder Behandlungsversuch eines Kollegen oder Arztes war bisher fehlgeschlagen. Auch ich versuchte „die Schulter zu verstehen" und konnte mir keinen Reim machen.

Da die Schulter nur ein Teil seiner Beschwerden war, sprachen wir auch über seine anderen Beschwerden und deren vermutlichem Ursprung. Durch einen ganz anderen Aspekt seiner Geschichte entschied ich mich damals ihm die homöopathische Arznei Opium zu verschreiben. Er hatte zwei Jahre zuvor eine schockierende Situation erlebt, von der er heute noch immer wieder träumte und dabei emotional immer wieder in den Schock von damals geriet. Dafür ist die homöopathische Arznei Opium der absolute Spezialist. Opium kann, wenn es wirklich passt, dem „Schrecken ohne Ende" ein Ende bereiten.

Am nächsten Tag rief er mich und an und fragte, ob er kurz vorbeikommen dürfe, da er mir etwas zeigen wolle. Prinzipiell war ich einverstanden, aber ich fragte ihn, ob er die 50 Kilometer dafür wirklich in Kauf nehmen wolle. Er wollte unbedingt und fuhr gleich los.

Er begrüßte mich herzlich, freute sich über seine bisherige Besserung und kaum war die Sprechzimmertüre hinter ihm zu, riss er sich förmlich das Hemd vom Leib. Was er mir jetzt zeigte, war für mich erst mal nur „interessant". Auf der Außenseite seiner linken, also seiner immer wieder schmerzenden Schulter hatte er einen scharf umrandeten blauen Fleck. Das interessante war, dass dieser Fleck eine ganz bestimmte Form hatte. Ich zuckte mit den Achseln, worauf er wohl gewartet hatte. Er holte ein Blatt Papier aus seiner Hosentasche, faltete es auf und hielt den Ausdruck eines Fotos einer Gurtaufhängung eines Autos neben seinen blauen Fleck. Tatsächlich, die Form seines blauen Fleckes und der Umriss dieser Gurtaufhängung waren exakt identisch. Das wunderte mich und so fragte ich ihn, wann er denn den Unfall hatte, bei dem er sich den blauen Fleck geholt hatte. Denn gestern hatte er nichts von einem Unfall erzählt und jetzt sah er mir auch nicht gerade so aus, als wäre er inzwischen „verunglückt". Ab jetzt war es für mich nicht mehr nur „interessant", sondern durchaus „erstaunlich". Seine Antwort war diese: „Vor 18 Jahren ist mir jemand von links ins Auto gefahren. Damals bin ich mit voller Wucht mit der Schulter gegen die Gurtaufhängung geknallt. Das war damals ein schlimmer Unfall - von dem träume ich bis heute hin und wieder. Aber einen blauen Fleck hatte ich damals an der Stelle nicht." Nun war ich baff.

Dass sich emotionale Traumen sozusagen in einem Schockzustand einigeln und Jahre überdauern, um dann wieder hervorzubrechen wie am ersten Tag, hatte ich schon öfters gesehen. Aber dass der Körper das Symptom einer physischen Verletzung 18 Jahre lang wie im Dornröschenschlaf mit sich trägt, also in diesem Fall mit 18 Jahren Verzögerung nach einem Schlag ein Hämatom produziert, war mir gänzlich neu. Natürlich hat das Ereignis dazu geführt, dass ich mir wieder vermehrt Gedanken darum machte, was „Vergangenheit" eigentlich ist.

So recht weiter kam ich wieder nicht, eher wurde es mir noch schleierhafter - zumindest bis zu dem Augenblick, bis die Eiswürfel am Badesee mir die Lösung flüsterten.

Wenige Wochen nach dem 18-jährigen-Spätzünder-Hämatom war ich mit meinen beiden, damals noch recht kleinen, Töchtern beim Baden am See. Sie hatten gerade ihre „überall-müssen-Eiswürfel-rein-Phase". Also nahm ich bei dem heißen Wetter gerne eine ganze Thermoskanne davon mit.

Nach dem ersten Bad lagen wir auf der Decke, die Kinder wollten Getränk mit Eiswürfeln und bekamen sie auch. Dann waren aber bald die Strohhalme interessanter und die Eiswürfel aus ihren Bechern sollten verschwinden. Also nahm ich sie und legte sie ins Gras. Nach ein paar Minuten wollte die größere Tochter dann doch wieder Eiswürfel und so nahm ich welche von dem Häufchen im Gras und gab sie ihr. Bald darauf wollte nun die kleine Tochter auch wieder Eiswürfel, aber es waren keine mehr da - sie waren „vergangen". In diesem Moment begriff ich was „Vergangenheit" heißt: Vergangen ist etwas nicht dann, wenn es aus dem Sinn, dem Gedächtnis oder dem Fühlen verschwunden ist, sondern wenn es seine bisherige Form, seine bisherige Beschaffenheit gewandelt hat und in einen anderen Zustand übergegangen ist.
Ein Schock, ein Trauma, eine emotionale Belastung aus der Vergangenheit ist also nicht automatisch vergangen, nur weil fünf, zehn, achtzehn, fünfzig oder mehr Jahre verstrichen sind. Ein Schock ist dann zur Vergangen-

heit geworden, wenn er es sozusagen dem Eiswürfel gleich getan hat und seine Form, seine Beschaffenheit und sein Wesen aufgelöst hat und in einen anderen Zustand übergegangen ist. Dieser „Zustandswechsel“ ist es, der Vergängliches in eine andere Form überführt, die nun zu Recht mit dem Begriff „Vergangen-heit" bezeichnet werden kann.

Das alleinige Vergehen von Zeit, ohne die Veränderung des Zustandes, ist eher wie eine „verlängerte Gegenwart“, bei der die Sache selbst aus dem Sinn, dem Erinnern und dem Fühlen gefallen ist. Wir haben sie nicht mehr präsent, aber deshalb ist sie noch lange nicht zustandsgewandelt, sprich Vergangen-heit.

Ein kleines, hinkendes Beispiel

Stellen Sie sich vor, Sie stellen einen Ordner in einen Schrank im Keller. Er gerät aus Ihrem Fokus, Sie verschwenden keinen Gedanken mehr an ihn und haben schon gar keine Gefühle mehr zu ihm. Nun vergehen, sagen wir einmal, 20 Jahre. Ist seine Existenz unten im Keller im Schrank nun Vergangenheit? Also, es ist schon verdammt lange her, Ihr nach dem Ordner geborener Sohn macht gerade den Führerschein, Sie haben noch zwei Kinder bekommen, den Beruf gewechselt und zweimal im Lotto gewonnen - ist der Ordner unten im Keller im Schrank Vergangenheit? Ist er automatisch „Vergangen-heit“, nur weil viel Zeit vergangen ist und Sie ihn völlig vergessen haben? Wenn er seien Zustand des „unten-im-Keller-im-Schrank-Seins“ nicht gewandelt und verändert hat, dann ist er genau in dieser Form noch absolute Gegenwart - auch wenn Sie ihn längst vergessen (und vielleicht sogar verdrängt) haben.

„Vergessenheit ist nicht Vergangenheit und Vergangenheit ist nicht Vergessenheit.“

Erst wenn der Ordner vielleicht geöffnet wurde, der Inhalt in andere Ordner umsortiert und ein Teil in das Altpapier gewandert ist, oder wenn Sie ihn komplett entsorgt haben, weil er die Buchhaltung von damals enthielt und diese die Aufbewahrungspflicht von zehn Jahren deutlich überschritten hat, dann ist er Vergangen-heit. Erst jetzt geht es ihm wie dem Eiswürfel vom Badesee - er ist nicht mehr da, existiert nicht mehr, sein Zustand hat sich gewandelt.

Für das weitere Verständnis dieses Buches scheint es mir sinnvoll zu sein, die für mich offensichtlichen drei verschiedenen Zustände gegenüber zu stellen:

- **Die Gegenwart**

Was wir unter „Gegenwart" verstehen ist recht klar: etwas geschieht gerade, es ist da, es ist präsent, es ist jetzt.

In der Gegenwart kann aber auch etwas sein, auf das wir gerade nicht unsere Aufmerksamkeit lenken, das also gerade nicht in unserem Fokus ist und damit gerade nicht bewusst wahrgenommen oder gefühlt wird.

Gegenwart ist also nicht das gleiche wie „bewusst". Etwas kann in der Gegenwart geschehen oder vorhanden sein, ohne dass ich mir dessen bewusst bin. (Das Wort „gegenwärtig" ist wohl so etwas wie eine Schnittstelle zwischen den Begriffen: gegenwärtig im Sinne von „bewusst" und zugleich gegenwärtig im Sinne von „jetzt".)

- **Die „verlängerte Gegenwart"**

Ich habe keine gängige Bezeichnung dafür gefunden, wenn etwas schon länger oder auch ganz lange her ist oder besteht, seinen Zustand aber noch nicht gewandelt hat, sondern einfach mehr oder weniger vergessen, unbeachtet, nicht wahrgenommen, also unterschwellig, verborgen oder schlummernd weiterhin besteht.

Es gibt die ursprüngliche Sache also noch mehr oder weniger im „Originalzustand", auch wenn sie nicht beachtet wird und vergessen ist.

- **Die Vergangenheit**

Von Vergangenheit können wir in Bezug auf Situationen oder Dinge dann sprechen, wenn etwas die Veränderung seines Zustandes erfahren hat und damit seine vorherige Beschaffenheit, seine Form oder sein Wesen aufgegeben hat. Etwas ist also im wahrsten Sinne des Wortes „vergangen".

Der Ausdruck, „Das ist Vergangenheit." bedeutet genau genommen also, dass die gemeinte Sache oder Situation in ihrer ursprünglichen Form nicht mehr existiert.

Wozu diese Unterscheidung?
Weil sie uns hilft zu erkennen und zu verstehen, wann die LUS-Technik oder die LUS-Therapie angemessen ist.

- Die **LUS-Technik** ist dann die passende Arbeitsweise, wenn ein Unbewusste Schuld verursachendes ungeheiltes Leid **im Rahmen der Gegenwart** stattfindet. Ob der betroffenen Person dabei das ungeheilte Leid bewusst ist oder nicht, spielt dabei eine untergeordnete Rolle.
  Die LUS-Technik passt für *aktuelles ungeheiltes Leid.*

- Die **LUS-Therapie** ist dann die passende Arbeitsweise, wenn das ungeheilte Leid **im Rahmen der „verlängerten Gegenwart"** subjektiv innerlich noch immer stattfindet, auch wenn es schon lang her ist und/oder vergessen scheint.
  Dabei kann es durchaus sein, dass das ungeheilte Leid in der Realität schon beendet ist (die kranke Oma ist längst wieder gesund), aber dessen innerer Eindruck in der subjektiven Wahrnehmung immer noch existiert (die Enkelin knabbert bis heute daran still vor sich hin), auch wenn es längst vergessen ist und vergangen zu sein scheint (die Enkelin hat die Krankheit der heute gesunden Oma längst vergessen).
  Die LUS-Therapie passt für *hintergründiges, verborgenes ungeheiltes Leid.*

- **Die gelöste Unbewusste Schuld**
  Von einer gelösten Unbewussten Schuld im Sinne dieses Buches kann dann gesprochen werden, wenn die durch ungeheiltes Leid entstandene Unbewusste Schuld und die mit ihr eventuell verknüpften belastenden Emotionen gelöst sind und damit Vergangenheit geworden sind.

KAPITEL IV

DIE LUS-TECHNIK

FÜR WELCHE SITUATION PASST DIE LUS-TECHNIK?

Die LUS-Technik ist das passende Werkzeug, um uns von einer Unbewussten Schuld verursacht durch *aktuelles* ungeheiltes Leid zu lösen.

Es handelt sich also um einen Zustand, in welchem ein *direkter* Zugang zu dem ungeheilten Leid möglich ist. Das ungeheilte Leid ist fühlbar, es ist gegenwärtig. Ob es sich dabei um ein eigenes ungeheiltes Leid handelt, oder ob wir durch Mitgefühl mit dem Leid eines anderen selbst in Leid geraten sind, macht keinen Unterschied. Es geht alleine um den *direkten* Zugang zum ungeheilten Leid.

Ein Beispiel für die LUS-Technik:

Das Reh in großer Not

Vor einigen Monaten wollten meine Frau, unsere Kinder und ich eine kleine Radtour unternehmen. Da uns das eigentliche Ziel als zu nahe erschien, machten wir einen Umweg über die Felder und durch einen Wald. Als wir unsere Fahrräder über den unwegsamen Waldweg schoben, entdeckte eines unserer Kinder nahe am Weg unter jungen Fichten ein am Boden liegendes Reh. Es sah uns mit großen, dunklen Augen furchtsam und aufmerksam an und hatte wohl große Angst. Es versuchte mit aller Kraft aufzustehen, aber seine Vorderbeine trugen es nicht. Es kippte immer wieder zur Seite und kämpfte sich wieder hoch. Die Verzweiflung und Angst war ihm anzusehen. Eine Verletzung war nicht zu erkennen, und es war auch nicht in einem Draht oder einer Schnur hängen geblieben. Also konnten wir keinen Anhaltspunkt finden, um ihm helfen zu können. Wir entfernten uns etwas, um es nicht weiter zu ängstigen und damit zu seinen verzweifelten und offensichtlich schmerzhaften Aufstehversuchen zu animieren.

Da standen wir nun gut 25 Meter entfernt und sahen es still und zitternd unter den jungen Fichten liegen. Wir alle waren uns einig, dass wir es nicht dort liegen lassen konnten. Aber was sollten wir tun? Ich rief bei der Polizei an um das Reh zu melden und um Rat zu fragen. Dort erfuhr ich, dass dem Reh nicht zu helfen sei, da es ein Wildtier ist und es den Stress der Gegenwart von Menschen nicht überstehen würde. Somit gab es für uns auch nicht die Möglichkeit, es einzufangen und in eine Klinik zu bringen. Das wäre unser Wunsch gewesen. Besonders die Kinder hofften auf diese Möglichkeit. Ich bekam die Nummer des zuständigen Jägers. Doch als ich ihn nicht erreichen konnte, wurde eine Polizeistreife mit dem Auftrag geschickt, das Reh zu erschießen. Das Reh beobachtete uns aufmerksam und wir blicken mit der Gewissheit zu ihm hinüber, dass es schon ganz bald nicht mehr leben würde. Da das Reh so gut verborgen im Unterholz lag, dass es nicht möglich war die Stelle gut genug zu beschreiben, warteten wir noch ein wenig beim Reh, bevor wir uns an den Waldrand begaben, um den Polizisten dort zu treffen. Als er kam blieben die Kinder und meine Frau dort am Waldrand, während der Polizist und ich das Reh aufsuchten. Mit sicherer Hand schoss er dem Reh in die Stirn. Für mich sah es so aus, als wäre das Reh auf der Stelle tot und damit von seiner misslichen Lage auf ungute Weise befreit.

Beklommen machten wir uns auf den Heimweg. Uns war die Lust an einer fröhlichen Fahrradtour vergangen. Zuhause sprachen wir über das Ereignis, über die Lage des Rehs, über unsere Möglichkeiten und über den traurigen Ausgang. Wir waren uns alle einig, dass wir nichts Besseres hätten tun können und wir das, was zu tun möglich war, gut gemacht hatten. Ich fragte die Kinder, ob sie den Eindruck hätten, dass sie eine Schuld an der Verletzung oder dem Tod des Rehs haben. Sie dachten kurz nach und verneinten dann. Da bat ich sie, und meine Frau, mir diese Sätze nach zu sprechen:

- „Ich nehme die Schuld dafür von mir, dass ich das Reh nicht retten konnte."
- „Ich nehme die Schuld dafür von mir, dass das Reh schlimm verletzt war."
- „Ich nehme die Schuld dafür von mir, dass das Reh leiden musste."
- „Ich nehme die Schuld dafür von mir, dass das Reh erschossen wurde, dass es jetzt tot ist."

Jeder dieser Sätze brachte spürbare Erleichterung. An ihren Gesichtern und an ihrer Atmung war deutlich zu sehen, dass eine Last von ihnen abgefallen war. Auch mir ging es deutlich leichter. Nach und nach kehrte die gelöste und heitere Stimmung zurück.

Dieses Beispiel verdeutlicht, dass es bei der LUS-Technik um ein aktuelles ungeheiltes Leid geht. Das ungeheilte Leid ist direkt fühlbar, wir haben direkten Zugang zu ihm. Es bedarf hier keiner Suche nach dem Ursprung - es ist einfach da.

Das ist der springende Punkt - das ungeheilte Leid ist aktuell, es ist direkt fühlbar, es ist Gegenwart.

Dabei spielt es tatsächlich eine untergeordnete Rolle, wie weit das leidverursachende Ereignis in der Vergangenheit liegt. Die *direkte Gegenwärtigkeit* des ungeheilten Leides ist der springende Punkt - nicht die Frage, ob das Ereignis gegenwärtig, schon länger her ist oder in weiter Ferne liegt.

Hier ein Beispiel für eine Unbewusste Schuld, welche auf einem direkt fühlbaren ungeheilten Leid beruht, obwohl das ursprüngliche leidverursachende Ereignis schon lange her ist.

Das Reh im Scheinwerferlicht

An dem gleichen Abend, an dem wir das Reh im Wald gefunden hatten, stieg in mir eine alte Erinnerung auf, die ich schon längst vergessen hatte. Das Reh von heute Nachmittag erweckte in meinem Gedächtnis ein anderes Reh aus früheren Zeiten.

Damals, es ist etwa 26 Jahre her, fuhr ich in einer sternenklaren, klirrendkalten Winternacht kurz vor Mitternacht über eine abgelegene Straße nach Hause. Plötzlich sah ich erschrocken und überrascht im Kegel der Scheinwerfer etwas zappelnd am Straßenrand liegen. Der Schnee war rot gefärbt, es dampfte und die Augen eines Rehs funkelten im hellen Scheinwerferlicht. Ich fasste mich schnell, stieg aus und sah mir die Lage genauer an. Da lag ein Reh ohne Vorderfüße im Schnee und versuchte unter schauerlichem Gepiepe und Gefiepse aufzustehen. Es war offensichtlich angefahren worden. Es musste furchtbar leiden. Mir war klar, dass es keine Hoffnung für das Tier gibt. Mein Herz war aufgebracht, verzweifelt und voller Mitgefühl. Heute hätte ich vermutlich mein Mobiltelefon herausgenommen und um Rat und Hilfe bei der Polizeiwache angerufen. Damals gab es noch keine Mobiltelefone und so war ich auf mich selbst gestellt. Das Tier litt so furchtbar. Ich konnte nicht warten und mit ansehen, wie es verzweifelt verbluteten würde. So tat ich in meiner Verzweiflung, was ich tun musste. Ich holte den Wagenheber aus dem Kofferraum und schlug ein paar Mal auf den Kopf des Tieres ein - bis es sich nicht mehr rührte. Es war furchtbar. Es war ein Alptraum. Da stand ich nun in der nächtlichen, weißen, mondbeschienenen Wintermärchenlandschaft im Scheinwerferschein, blutbespritzt in einer leuchtenden Lache aus blutgetränktem Schnee - es dampfte lautlos, alles war wieder still und fast unheimlich friedlich. Ich fuhr zur Polizei, um den Vorfall zu melden. Der Polizist lobte mich und zollte mir Respekt. Zu Hause duschte ich und legte mich, gewiss das Richtige getan zu haben, verzweifelt und traurig ins Bett und schief irgendwann ein.

Dieses längst vergessene Ereignis, welches mich damals über Wochen beschäftigte, dann aber doch in den Untiefen der Vergessenheit verschwand, war in mir nun wieder zurückgekehrt - zurückgekehrt in Form von Bildern, Gefühlen und dem Geruch von Blut im Schnee.

Die durch die nachmittägliche Schuldentnahme noch gut erinnerliche Erleichterung ließen mich ohne zu zögern diese Sätze leise vor mich hin sprechen:

- „Ich nehme die Schuld dafür von mir, dass das Reh furchtbar verletzt war."
- „Ich nehme die Schuld dafür von mir, dass das Reh keine Vorderbeine mehr hatte."
- „Ich nehme die Schuld dafür von mir, dass das Reh so schrecklich verzweifelt war und so furchtbar blutete."
- „Ich nehme die Schuld dafür von mir, dass ich dem Reh nicht helfen konnte."
- „Ich nehme die Schuld dafür von mir, dass das Reh so furchtbar litt, so erschütternd piepte und fiepte."
- „Ich nehme die Schuld dafür von mir, dass ich so überfordert war und mir nicht anders zu helfen wusste."
- „Ich nehme die Schuld dafür von mir, dass es mir und dem Reh so schlecht ging."
- „Ich nehme die Schuld dafür von mir, dass ich das Reh erschlagen habe."
- „Ich nehme die Schuld dafür von mir, dass mir das Reh so leid tat und ich so mit ihm mitgelitten habe."

Beim Sprechen vibrierte ich am ganzen Körper und mit den Tränen kam große Erleichterung auf. Jetzt konnte ich die inneren Bilder von damals wieder ansehen, ohne dabei in Enge und Traurigkeit zu verfallen. Dachte ich nun das arme Reh, so erschien es mir nicht mehr arm, sondern so, als wäre es jetzt an einem sicheren und friedlichen Ort.

Auch hier ist die LUS-Technik das passende Werkzeug. Denn obwohl das Ereignis schon gut ein Vierteljahrhundert her war und für viele Jahre ganz aus dem Bewusstsein verschwunden war, war das ungeheilte Leid an diesem Abend doch wieder voll präsent. Mit den Bildern der Erinnerung waren die leidvollen Gefühle und damit das ungeheilte Leid da - damit war es meine „emotionale Gegenwart“, obwohl es doch schon so lange her war.

Die LUS-Technik ist dann passend, wenn ungeheiltes Leid aktuell ist, wenn es „fühlbare Gegenwart“ ist.

WIE WIRD DIE LUS-TECHNIK DURCHGEFÜHRT?

Sie ist von jedem leicht durchführbar. Der ganze Vorgang ist einfach zu erlernen. Jeder von uns kann diesen grundlegenden Schritt für sich selbst in wenigen Minuten durchführen!

Die LUS-Technik lässt sich in zwei Abschnitte gliedern:

- **Die Vorbereitung**
- **Die Lösung der Unbewussten Schuld**

Die Vorbereitung

Die Vorbereitung, um im Fühlen zu sein. Diese kurze und sehr einfache Vorbereitung ist extrem wichtig! Sie darf auf keinen Fall vernachlässigt werden! Denn wenn wir uns nicht im Zustand von Gutem-Fühlen-Können befinden, dann laufen wir sozusagen „blind“ durch diesen Prozess. Da es sowohl bei LUS-Technik als auch bei der LUS-Therapie immer um Gefühle geht, müssen wir dabei selbstverständlich mit unserem Fühlen in guter Verbindung sein (siehe Seite 16). Denn unsere emotionalen und körperlichen Reaktionen zeigen uns, ob wir eine Unbewusste Schuld und damit verknüpfte belastende Gefühle im Sinne des gesprochenen Schuld-Entnahme-Satzes auf uns genommen haben oder nicht.

Ideal für die Vorbereitung ist eine aufrechte und bequeme Sitzhaltung. Es gilt für circa eine halbe Minute wahrzunehmen, in welchem Zustand wir uns befinden.

- Wie fühlt sich mein Körper jetzt gerade an?
- Wie ist in meiner Gefühlswelt gerade los?
- Was ist in meinem Geist jetzt gerade los?

Wir müssen nicht benennen, was sich wo gerade wie anfühlt oder abspielt. Es reicht einfach es wahrzunehmen. Hörbares Sprechen ist nicht nötig, Sie können das auch für sich in Stille vollziehen. Der innere Monolog dazu kann etwa so ablaufen:

„An welchen Stellen berühre ich mit meinen Füßen gerade den Boden? Wie fühlen sich meine Füße an? Wie geht es meinen Knöcheln ... und meinen Unterschenkeln? Wie geht es meinen Knieen ... und meinen Oberschenkeln? An welchen Stellen spüre ich meine Sitzunterlage? Wie geht es meinem Beckenraum ... meinem Bauch? Wie geht es meinem unteren Rücken, und meinem ganzen Rücken? Geschieht gerade etwas in meinem Brustkorb? Wie geht es meiner Herzgegend? Wie fühlen sich meine Schultern ... mein Nacken ... mein Kopf und mein Scheitel an? Welche Gefühle habe ich gerade? Und welche Gedanken ziehen im Moment durch mich hindurch?"

Aber natürlich müssen Sie für diesen Vorgang keinen inneren Monolog der gerade beschriebenen Weise führen. Es ist völlig ausreichend, wenn Sie diese Stationen sozusagen einfach mit Ihrer Aufmerksamkeit innerlich abtasten.

Alles was Sie hier wahrnehmen ist richtig und in Ordnung. Zwickt es im Knie - das ist in Ordnung. Lassen sich gerade gar keine Gefühle wahrnehmen - das ist auch in Ordnung. Kreisen Ihre Gedanken um das Mittagessen oder die aufzuhängende Wäsche - auch das ist in Ordnung!

Es ist nicht notwendig sich damit aufzuhalten. Sehen Sie es als eine kleine Bestandsaufnahme an. Der ganze Vorgang kann gut in einer halben bis einer Minute erledigt sein. Wenn Sie etwas geübter sind, dann wird es nur fünf Sekunden dauern. Lassen Sie sich nicht hinreißen, sich selbst Antworten zu geben: „Wie fühlt sich gerade mein Rücken an? Mein Rücken fühlt sich gerade schwer und hart an, gerade so, als hätte ich gestern im Garten zu viel gehoben ..." Es geht nicht darum eine „großen Inventur" Ihres Zustandes zu veranstalten, es geht nur alleine um eine kleine Bestandsaufnahme, eine kleine Sichtung des Zustandes. Es geht einfach nur darum wahrzunehmen wie es gerade ist.

Die Kalibrierung

Nachdem das getan ist, führen Sie eine „Kalibrierung" durch. Ziel dieser kurzen Kalibrierung ist es zu erfahren, wie es sich anfühlt, wenn ein Schuld-Entnahme-Satz *nicht zutrifft*. Denn wenn wir diese Empfindung gut kennen, dann fällt es uns im Gegenzug sehr leicht wahrzunehmen, wie sich ein *zutreffender* Schuld-Entnahme-Satz anfühlt. Sie schaffen also Ihren persönlichen „Referenzwert" für das *Nicht*-Vorhandensein von Unbewusster Schuld.

Zum Zweck der Kalibrierung sprechen Sie Schuld-Entnahme-Sätze, welche höchstwahrscheinlich frei von jeder Unbewussten Schuld sind. Solche Sätze können z.B. so lauten:

- „Ich nehme die Schuld dafür von mir, dass es regnet."
- „Ich nehme die Schuld dafür von mir, dass diese Wand weiß ist."

  oder

- „Ich nehme die Schuld dafür von mir, dass dieser Tisch aus Holz ist." etc.

Sprechen Sie zwei bis drei solcher Sätze hörbar vor sich hin und beobachten Sie dabei Ihre körperliche und emotionale Reaktion. Verwenden Sie bitte nur Sätze, die der Wahrheit entsprechen. Wenn Sie also sagen „Ich nehme die Schuld dafür von mir, dass es regnet.", dann sollte es gerade auch regnen. Oder wenn Sie sagen „Ich nehme die Schuld dafür von mir, dass der Tisch aus Holz ist.", dann sollten Sie nicht an einem Glastisch oder ganz ohne Tisch da sitzen. Da müssen Sie dann schon an einem Holztisch sitzen.

Wählen Sie auf jeden Fall Sätze aus, die nicht im Bezug zu irgendeiner Problematik stehen. Wählen Sie bewusst unproblematische Sätze. Machen Sie gegenwärtige, aber reale Belanglosigkeiten zum Gegenstand der Kalibrierungssätze. Hier noch drei Beispiele:

- „Ich nehme die Schuld dafür von mir, dass ich auf diesem Hocker/diesem Stuhl/ diesem Sofa sitze."
- „Ich nehme die Schuld dafür von mir, dass ich eine blaue Jeans an habe."

  oder

- „Ich nehme die Schuld dafür von mir, dass dieses Zimmer zwei Fenster hat."

Es ist sinnvoll die Sätze hörbar zu sprechen, denn wenn wir sie aussprechen, dann ist unsere Aufmerksamkeit viel stärker an sie gebunden. Das Formulieren zwingt uns zur Aufmerksamkeit.

Die Lösung der Unbewussten Schuld

Wir sind nun bestens vorbereitet: wir haben uns ins Fühlen gebracht und sind kalibriert.

Jetzt geht es damit weiter ...

- einen potenziell passenden Schuld-Entnahme-Satz fühlend zu sprechen (beim Sprechen im Fühlen zu bleiben),
- eine eventuell eintretende Veränderung wahrzunehmen,

  und

- eine möglicherweise auftretende emotionale Belastung zu verarbeiten.

Der erste Teil eines Schuld-Entnahme-Satzes besteht immer aus der Phrase: „Ich nehme die Schuld dafür von mir, dass ...".

Der zweite Teil des Satzes enthält dann eben die vermutete Unbewusste Schuld. Hier wird der Ursprung des ungeheilten Leids oder das ungeheilte Leid selbst benannt. Ein paar Beispiele aus der Praxis, bei welchen tatsächlich Unbewusste Schuld bestand:

„Ich nehme die Schuld dafür von mir, dass ..."

„... ich aus dieser Familie stamme."
„... ich sie/ihn nicht retten konnte."
„... ich an einem 13ten geboren bin."
„... ich eine Frau/ein Mann bin."
„... ich schon so alt/so jung bin."
„... ich ihn nicht gesehen habe."
„... sich meine Eltern getrennt haben."
„... ich blond bin."
„... ich an diesem Abend fröhlich war."

Sprechen Sie den Schuld-Entnahme-Satz, der die Unbewusste Schuld, also das ungeheilte Leid, direkt zum Ausdruck bringt.

- Wenn es Sie z.B. belastet, dass Ihr Kind massives Fieber hat, dann versuchen Sie vielleicht den Satz: „Ich nehme die Schuld dafür von mir, dass mein Kind starkes Fieber hat und ich ihm nicht zu helfen weiß."
- Wenn Sie sich selbst mit Ihrer Arbeit überfordert fühlen und darüber verzweifelt sind, dann versuchen Sie es mit dem Satz: „Ich nehme die Schuld dafür von mir, dass ich so überfordert und verzweifelt bin."

- Falls Sie schlanker als Ihre Freundin sind und diese darunter leidet, dann testen Sie den Satz: „Ich nehme die Schuld dafür von mir, dass ich schlank bin."
- Falls Ihr Bruder darunter leidet, dass Sie glücklich verheiratet sind und er eben nicht, dann geben Sie dem Satz „Ich nehme die Schuld dafür von mir, dass ich glücklich verheiratet bin." eine Chance Sie zu befreien.

Es klingt verrückt, aber gerade solche vom Verstand her gesehen unsinnigen Sätze können eine wahre Befreiung sein!

Spielen Sie mit dem Satz! Folgen Sie Ihrem Instinkt, hören Sie auf Ihre innere Stimme! Häufig ist es so, dass sich der Satz beim Sprechen wie von alleine formt, wenn wir nur ruhig und aufmerksam genug sind. Machen Sie den Versuch und sprechen Sie: „Ich nehme die Schuld dafür von mir dass, ..." und warten Sie was sich von alleine formt, was in Ihnen aufsteigt. Dann sprechen Sie es aus - egal was Ihr Verstand dazu meint - sprechen Sie es fühlend aus. Ihr Verstand darf gerne seine Meinung dazu haben, Sie werden ihn ohnehin nicht davon abbringen, aber bleiben Sie wach und fühlend.

Achten Sie bei der Formulierung des Schuld-Entnahme-Satzes darauf, dass er möglichst einfach und zugleich möglichst spezifisch formuliert ist.

Egal was der Kopf über den Satz denkt, es geht allein darum, ob sich etwas auf der Ebene des Körpers, der Gefühle oder der Gedanken beim Sprechen des Satzes verändert. *Was* sich verändert, ist erst mal zweitrangig. Erstrangig ist die Frage, *ob* sich etwas verändert.

Die Wahrnehmung der Veränderung
Die Neutral-, Erleichterungs- und Belastungsreaktion

Fühlen Sie während Sie den Satz sprechen in sich hinein. Seien Sie mit Ihrer Aufmerksamkeit auf sich selbst gerichtet: Was machen Ihre Gefühle jetzt? Reagiert Ihr Körper? Tauchen ganz andere Gedanken oder Bilder auf? Nehmen Sie wahr, ob sich Ihr Satz genau so anfühlt wie einer der vorherigen neutralen Kalibrierungssätze („..., dass es regnet.", „..., dass der Tisch aus Holz ist."):

- Fühlt sich ein Schuld-Entnahme-Satz neutral an, so besteht für diesen Satz keine Unbewusste Schuld. Die Reaktion auf einen neutralen Schuld-Entnahme-Satz wird **Neutralreaktion** genannt.
- Nehmen Sie eine Reaktion auf den Satz wahr, so ist er nicht neutral - Sie

haben gerade eine Unbewusste Schuld von sich genommen. Gratulation! Dabei ist es ganz gleich, ob der Körper, die Gefühls- oder die Geistesabteilung reagiert hat. Wenn nur eine Ebene reagiert, dann ist der Satz nicht neutral. Entweder war da eine Unbewusste Schuld, von welcher Sie sich gerade schon befreit haben, oder Sie sind mitten in der Befreiung und es bedarf noch ein paar Wiederholungen des Schuld-Entnahme-Satzes.

Die auftretenden Veränderungen können von erleichternder oder belastender Qualität sein. Die einen werden **Erleichterungsreaktion,** die anderen werden **Belastungsreaktion** genannt.

- Sowohl die Erleichterungs- als auch die Belastungsreaktion tritt sofort und ohne jede Verzögerung auf.

- Die Reaktionsstärke kann von subtil und fein bis zu deutlich spürbar ausfallen. (Bei der Ausführung der LUS-Technik als einzelnes, also nicht eingebettet in den ursprungssuchenden Prozess der LUS-Therapie im Rahmen der Therapie einer länger bestehenden Beschwerde, habe ich noch nie eine drastische Reaktion gesehen. Allerdings habe ich schon viele sehr heftige Reaktionen bei der LUS-Therapie erlebt. Das liegt daran, dass sich hier alte, schwere und belastende Emotionen angestaut und verdichtet haben, um dann wie der Druck aus einem Dampftopf ausgelöst durch den Schuld-Entnahme-Satz explosionsartig zu entweichen.)

- Jede erfolgte Reaktion zeigt an, dass es eine erfolgreiche Entnahme von Schuld gegeben hat. Egal was gespürt wird, wenn etwas gespürt wird, dann war ein unsichtbarer Rucksack (siehe Seite 16), sprich eine Unbewusste Schuld vorhanden.

- Ein Schuld-Entnahme-Satz kann auch reaktionslos bleiben. Das ist dann der Fall, wenn es zu dem Satz keine entsprechende Unbewusste Schuld gibt. Diese Nicht-Reaktion wird **Neutralreaktion oder Neutralsatz** genannt. (Für die Kalibrierung werden gezielt Schuld-Entnahme-Sätze verwendet, welche höchst wahrscheinlich eine Neutralreaktion hervorbringen.)

- Sowohl die Erleichterungs- als auch die Belastungsreaktion finden meist auf der Ebene des Körpers und der Gefühle statt. Selten zeigen sie sich im Bereich der Gedanken.

Die Erleichterungsreaktion

Erleichterungsreaktionen können ein tieferes Luftholen, das gefühlte Abfallen einer Last von den Schultern, die spontane Erwärmung kalter Hände/Füße, das Nachlassen von Schmerzen sein. Tritt eine Erleichterungsreaktion ein, so wird der sie verursachende Schuld-Entnahme-Satz so lange fühlend wiederholt (beim Sprechen im Fühlen bleibend), bis alle Erleichterung angekommen ist und der Satz keine weitere Wirkung mehr hat und damit ein Neutralsatz geworden ist. Sollte sich bei den Wiederholungen zeigen, dass der Satz sich in seiner Aussage etwas wandelt, so folgen wir natürlich dieser Wandlung.

Die Belastungsreaktion

Belastungsreaktionen können das Erscheinen von belastenden Emotionen wie Angst, Schmerz, Trauer, Zorn etc. oder auch das Auftreten von Enge-, Hitze- oder Kältegefühl sein. Wie oben erwähnt, treten bei der Anwendung der LUS-Technik als Einzeltechnik (also nicht eingebettet in die LUS-Therapie) solche Reaktionen nur in kleinerem Umfang auf.

Auch hier wird der Schuld-Entnahme-Satz mehrfach fühlend wiederholt. Dabei ist es fast immer so, dass die aufgetretene Belastung nach und nach schwächer wird und vollständig verschwindet.

Oder die Belastung nimmt noch weiter zu und verschwindet durch die Wiederholung des Schuld-Entnahme-Satzes nicht. In diesem Fall bedarf es entweder der präzisen Anpassung des Schuld-Entnahme-Satzes, was durch Intuition und Ausprobieren leicht zu bewerkstelligen ist, oder aber es bedarf der aktiven Verarbeitung der belastenden Emotionen.

Erleichterungsreaktionen zeigen sich bei der LUS-Technik deutlich häufiger als Belastungsreaktionen.

Die aktive Verarbeitung belastender Emotionen

Da es bei der LUS-Technik fast nur zu leichten Belastungsreaktionen kommt, kann die aktive Verarbeitung sehr schematisch und auf unkomplizierte Weise erfolgen. Dazu sind fünf einfache, aber *gleichzeitig* ausgeführte Aktionen notwendig:

1. **Fokussieren Sie sich auf die Belastung.**
   Wenden Sie alle Ihnen zur Verfügung stehende Aufmerksamkeit genau dorthin, wo es jetzt gerade unangenehm ist. Konzentrieren Sie sich auf die Traurigkeit, den Zorn, die Hoffnungslosigkeit, die Ohnmacht, die Magenschmerzen, die Brustenge - oder was auch immer durch den Schuld-Entnahme-Satz an Belastung hervorgerufen wurde.

2. **Wiederholen Sie mantraähnlich und achtsam**
   den Schuld-Entnahme-Satz, der die Belastungsreaktion ausgelöst hat.

3. **Atmen Sie ruhig und fließend.**
   Stress verleitet uns dazu, den Atem flach und stockend werden zu lassen. Wenn wir den Atem festhalten, dann halten wir dabei allzu leicht auch die emotionale Belastung fest.

4. **Klopfen Sie sanft**
   etwa im ½-sekunden-Takt mit der offenen Handfläche auf das oberste Ende Ihres Brustbeins. Dabei sind die vier Finger nahe beisammen, während der Daumen abgespreizt ist. In der weiten Öffnung zwischen Zeigefinger und Daumen liegt Ihr unterer Hals.

5. **Bewegen Sie Ihre Augen seitlich hin und her.**
   Ob Sie die Lider geöffnet oder geschlossen halten ist unerheblich. Machen Sie es so, wie Sie sich wohler fühlen. Die Bewegung der Augen ist dabei in etwa so, als würden Sie einem flotten Ballwechsel eines spannenden Tennisspiels zusehen.

Sie werden sehen, dass die aufgetretene Belastung durch diese Art der Verarbeitung rasch zurückgeht. Vielleicht dauert es eine halbe Minute, manchmal auch zwei oder drei. Selbst wenn es etwas länger dauern sollte - bleiben Sie einfach dran. Und vergessen Sie bitte nicht zu atmen!

Falls es trotz sorgfältiger Verarbeitung und achtsamer Wahl der Schuld-Entnahme-Sätze doch vorkommen sollte, dass Sie nicht wieder ganz aus der belastenden Emotion herauskommen, so hat das meistens einen einfachen Grund: Das Thema, an dem Sie gerade arbeiten, hat noch einen weiteren, einen bisher nicht beachteten, ungelösten Aspekt von Unbewusster

Schuld. Betrachten Sie also nochmals die entsprechende Situation von allen Seiten und aus der Perspektive aller Beteiligten (auch von eventuell beteiligten Tieren) und stellen Sie sich dabei die Frage:

Welches ungeheilte, ungelinderte oder ungerettete Leid kann es hier noch geben?

Probieren Sie es aus, bleiben Sie fühlend und spielen Sie alle möglichen Varianten durch. Benutzen Sie Ihre Phantasie. Fragen Sie Ihren Verstand nach weiteren möglichen Quellen von Leid bezogen auf die Situation. Aber fragen Sie ihn nicht, ob es damit eine Unbewusste Schuld gibt - er kann es nicht wissen! Bleiben Sie dran! Die Lösung wird sich finden.

Sollte dennoch ein Rest von emotionaler Belastung hängen bleiben, so „verlassen Sie das Spielfeld". Stehen Sie auf, lüften Sie, trinken Sie ein Glas Wasser, beißen Sie in eine Zitrone oder machen Sie ein paar Kniebeugen oder laufen die Treppen einige Male auf und ab. Entfernen Sie sich also ganz bewusst von der emotionalen Belastung, bringen Sie sich aus dem konzentrierten Fühlen der Belastung heraus und lenken Sie Ihre Gedanken und Gefühle auf etwas anders.

Wenn Sie genug Abstand geschaffen haben und sich innerlich frei gemacht haben, dann kehren Sie zu dem zuvor belastenden Schuld-Entnahme-Satz zurück. Für gewöhnlich hat er seine Last verloren und wirkt entweder erleichternd oder er ist jetzt neutral.

Sollte dem nicht so sein, was bei der LUS-Technik in seltenen Fällen vorkommt, so ist das von Ihnen gerade bearbeitete Thema vermutlich mit einem hintergründigen, verborgenem ungeheilten Leid verknüpft. Für diesen Fall ist es ratsam, sich Hilfe bei einem Therapeuten zu suchen, der mit der LUS-Therapie vertraut ist. (www.lus-therapie.de)

Erkennen ist Lösen!

Bei der Lösung von Unbewusster Schuld gibt es einen erfreulichen und sehr vereinfachenden Umstand: **Das Erkennen einer Unbewussten Schuld, durch das Auftreten einer Be- oder Entlastungsreaktion infolge eines Schuld-Entnahme-Satzes, geht ohne weiteren Zwischenschritt direkt in ihre Lösung über.** Schon alleine durch das Erkennen der Unbewussten Schuld ist die Lösung also entweder schon getan, oder zumindest bereits in vollem Gang.

Der Verstand und die Unbewusste Schuld

Da die Unbewusste Schuld auf der Ebene des Herzens stattfindet, kann der Verstand nicht feststellen können, ob sie tatsächlich vorliegt.

Der Verstand kann sehr wohl die Systematik der Unbewussten Schuld erkennen. Er kann aufgrund von Erfahrungen die Einsicht bezüglich ihrer Existenz gewinnen und kann im einzelnen Fall ihr Bestehen vermuten, er kann potenzielle Entstehungsmomente identifizieren lernen, er kann anhand des Zustandes und der Geschichte einer Person sogar eine spezifische Unbewusste Schuld vermuten, er kann die notwendigen und sinnvollen Schritte einleiten und durchführen, um sie zu erfahren und sie zu lösen - aber er kann sie nicht selbst als solche erfahren und empfinden.

Der einzige Weg um herauszufinden, ob eine bestimmte Unbewusste Schuld vorliegt, ist es den dafür spezifischen Schuld-Entnahme-Satz zu sprechen und dabei zu beobachten, ob dieser eine Reaktion hervorruft.

Vermeiden Sie den „Lieblingsfehler"!

Denken Sie *nicht* erst lange darüber nach, ob Sie sich unbewusst hierfür oder dafür eine Unbewusste Schuld gegeben haben könnten! Fragen Sie *nicht* Ihr Gehirn! Ihr Denken, Ihr Verstand, Ihre Vernunft hat zu den relevanten Bereichen keinen Zutritt - ihm fehlt der „Backstageausweis" für Ihr Unbewusstes. Aus seiner Sicht hat er im Kontext der Unbewussten Schuld schließlich auch recht - niemand hat ein Gesetz gebrochen.

Wenn Sie es also wirklich wissen wollen, dann machen Sie einen großen Bogen um Ihr Wissen und gehen direkt zur sorgfältigen Schuld-Entnahme über.

Der Lösung den richtigen Rahmen geben

Bevor Sie die folgenden vier Sätze fühlend lesen, bitte ich Sie die Augen für drei sanfte, ruhige Atemzüge zu schließen:

A. „Ich nehme die Schuld dafür von mir, dass sich mein Sohn in der Schule schwer tut."

B. „Ich nehme die Schuld dafür von mir, dass meine Schwester in finanziellen Schwierigkeiten ist."

C. „Ich nehme die Schuld dafür von mir, dass meine Mutter immer schwächer wird."

D. „Ich nehme die Schuld dafür von mir, dass der Mann meiner besten Freundin kürzlich verstorben ist."

Bitte schließen Sie nun wieder die Augen für drei sanfte, ruhige Atemzüge, um auch diese Sätze fühlend zu lesen:

E. „Obwohl ich meinem Sohn wünsche, dass er sich mit der Schule wohlfühlt und es ihm mit allen schulischen Angelegenheiten gut geht, nehme ich die Schuld dafür von mir, dass er sich in der Schule schwer tut."

F. „Obwohl ich meiner geliebten Schwester alles erdenklich Gute wünsche, nehme ich die Schuld dafür von mir, dass sie in finanziellen Schwierigkeiten ist."

G. „Obwohl ich meiner Mutter in ihrem fortgeschrittenen Alter viel Kraft und gute Gesundheit wünsche, nehme ich die Schuld dafür von mir, dass sie immer schwächer wird."

H. „Obwohl ich meiner besten Freundin und ihrem Mann ein gesundes und glückliches Leben wünsche, nehme ich die Schuld dafür von mir, dass der Mann meiner besten Freundin kürzlich verstorben ist."

Haben Sie den Unterschied bemerkt? Im Aspekt der Lösung von Unbewusster Schuld haben die oberen und die unteren vier Sätze die gleiche Aussage. Dennoch fühlen sich die vier unteren Sätze durch den vorangestellten „Obwohl-Satz" runder und besser annehmbar an. Probieren Sie es bitte nochmal mit den zusammengehörigen Satzpaaren aus. Lesen Sie erst fühlend den Satz A. und anschließend den Satz E. Registrieren Sie den Unterschied und lesen Sie anschließend bitte ebenso fühlend die Satzpaare B. und F., C. und G. und schließlich D. und H.

Vermutlich geht es Ihnen so wie den meisten Patienten und auch mir: Die „Obwohl-Schuld-Entnahme-Sätze" lassen sich besser annehmen, sie sind besänftigender und wirken friedvoller.

In der Praxis habe ich bemerkt, dass es bei Schuld-Entnahme-Sätzen, bei welchen es um das ungeheilte Leid anderer Menschen geht (also nicht um eigenes ungeheiltes Leid), immer wieder zu einer bestimmten Komplikation kommt: Bei der Entnahme der Unbewussten Schuld schwingt eine mehr oder weniger subtile Empfindung von „kühlem Egoismus" mit. Gerade so, als wäre es das Wichtigste, dass ich meine Unbewusste Schuld los bin und es mir besser geht, ganz gleich, wie es dem anderen damit geht. Abhängig von der persönlichen Veranlagung und dem Schuld-Entnahme-Satz kann das einen emotionalen Unterton von „im-Stich-lassen" bekommen.

Deutlich übertrieben ausgedrückt wird es dann etwa so empfunden:

A'. „Auch wenn es ihm schlecht geht, nehme ich die Schuld dafür von mir, dass sich mein Sohn in der Schule schwer tut."

B'. „Ich nehme die Schuld dafür von mir, dass meine Schwester in finanziellen Schwierigkeiten ist. Mir geht es schließlich gut."

C'. „Meine Kraft ist reichlich, aber mir geht es besser, wenn ich die Schuld dafür von mir nehme, dass meine Mutter immer schwächer wird."

D'. „Weil ich das Leid nicht ertrage, nehme ich die Schuld dafür von mir, dass der Mann meiner besten Freundin kürzlich verstorben ist."

Damit verglichen sind die oben genannten Sätze E. - H. schon deutlich leichter zunehmen, da sie sich klarer dahingehend ausdrücken, dass es dem betreffenden Menschen doch bitte auch gut gehen soll, selbst wenn ich die Unbewusste Schuld für sein ungeheiltes Leid von mir nehme. Dieser eventuelle empfundene Aspekt von „Hauptsache mir geht es gut" ist durch die Obwohl-Formulierung aufgehoben.

Das geht viel besser. Finden Sie nicht auch?

Handeln und Loslassen können

Durch die Lösung einer Unbewussten Schuld verändert sich grundlegend das Verhältnis zu dem zugrundeliegenden ungeheilten Leid. Da es sich bei der LUS-Technik meist um ein ungeheiltes Leid der Gegenwart handelt, können wir nach der Lösung von ihr fast immer eine oder beide dieser zwei Reaktionen feststellen:

Variante A - Konstruktiv und kreativ
Unsere Perspektive verändert sich und wir kommen wieder in die Lage zu handeln. Die zuvor bezüglich des ungeheilten Leides bestehende Rat- und Tatlosigkeit, diese belastende Lähmung, löst sich. Die Konstruktivität und Kreativität kehrt zurück. Häufig fällt uns jetzt eine Lösung ein, auf die wir zuvor einfach nicht gekommen wären.

Variante B - Loslassen
Das uns zuvor gefangennehmende ungeheilte Leid verliert seine bindende Kraft und wir können uns von seinem schädlichen Einfluss lösen. Selbst wenn der Grund für das ungeheilte Leid als solcher bestehen bleibt, vollzieht sich unsere Loslösung von ihm.

KAPITEL V

DIE LUS-THERAPIE

Die **LUS-Technik** ist das passende Werkzeug, um uns von einer Unbewussten Schuld zu lösen, welche durch ein *aktuelles* ungeheiltes Leid entstanden ist.

Die **LUS-Therapie** ist das passende Werkzeug, wenn es darum geht eine auf Unbewusster Schuld basierende Beschwerde zu behandeln, welche auf einem zuerst aufzuspürenden, nicht mehr direkt fühlbaren, hintergründigen, verborgenen ungeheilten Leid beruht. Dieses einst ungeheilte Leid kann viele, viele Jahre (oder „Leben") zurückliegen und in der Gegenwart gänzlich aus der Wahrnehmung verschwunden sein. (Fallbeispiele hierfür finden sich ab Seite 109.)

Die **LUS-Therapie** ist eine vollständige psychotherapeutische Methode. Ihr Herzstück ist die LUS-Technik.

DIE VIER SCHRITTE DER LUS-THERAPIE

Schritt 1

Das Auffinden des Beschwerdeursprungs

Schritt 2

Die LUS-Technik: Die Lösung von Unbewusster Schuld

Schritt 3

Die Verarbeitung von belastenden Gefühlen

Schritt 4

Die Überprüfung und die Schaffung positiver Ressourcen

Schritt 2 entspricht, abgesehen von geringfügigen Abweichungen, der oben beschriebenen LUS-Technik.

Um die LUS-Therapie verständlich darzustellen, sei sie vorweg in das Bild des „synaptischen Dschungels“ gefasst.

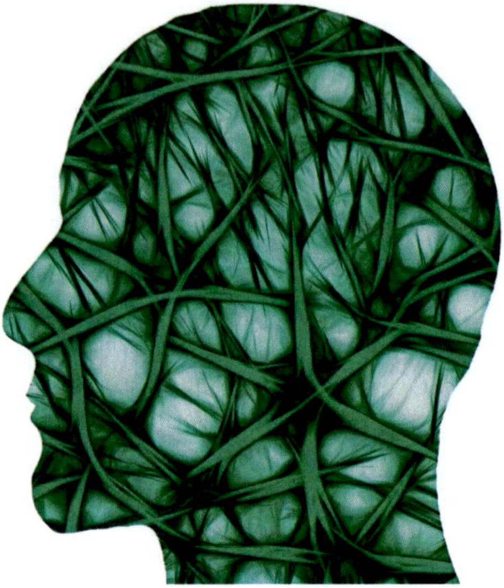

Der synaptische Dschungel

Die Aurafeld-Suchtechnik ist unser spezifisches Werkzeug für

Schritt 1
Das Auffinden des Beschwerdeursprungs

Die **LUS-Therapie** ist wie eine Expedition in einen nahezu unendlich großen und nur schwer durchdringbaren Dschungel. Die **hypnotischen Techniken** unterstützen die Öffnung der Tore nach innen und vereinfachen den Zugang in diese verborgene Welt. In diesem Dschungel ist es, bildlich gesprochen, größtenteils Nacht. Die Nacht des Unbewussten, dem unser Bewusstsein nicht allzu viel Licht entgegenzusetzen hat. Angeblich hat unser Gehirn mehr synaptische Verschaltungen, als alle Menschen zusammen Haare auf dem Kopf haben! Das für jeden Menschen absolut unverwechselbare Schaltmuster seines Gehirns wurde teils vererbt, teils also sozusagen standardmäßig vorinstalliert, aber überwiegend durch Gelerntes und Erfahrenes (interpretiert und geprägt durch den Kontext des Ererbten) erzeugt und erschaffen. Alles von einem Menschen jemals Erlebte, Gedachte und Gefühlte ist in der Struktur seiner synaptischen Verschaltung mehr oder weniger abgebildet. Wo sollen wir da nur anfangen zu suchen? Einfach drauflos zu galoppieren macht bei diesem riesigen und verschachtelten Gelände keinen Sinn. Zu vermuten hilft uns auch nicht weiter, weil wir schließlich etwas Bestimmtes gezielt erreichen wollen und dafür die Zahl der Möglichkeiten viel zu groß ist.

Zuerst brauchen wir also einen Kompass, einen Detektor oder eine Art von Navigationsgerät, mit dem sich gezielt ein bestimmter Ort finden lässt. Dieses Gerät haben wir. Wir verwenden hierfür die **AFST, die Aurafeld-Suchtechnik.** Diese Technik arbeitet ähnlich wie ein Fährtenhund oder ein Spurensucher. Wir teilen ihm mit, wonach er suchen soll, und schon setzt er seine Fähigkeit für uns ein. Er folgt seinem Spürsinn und seiner Intuition. Schließlich bringt er uns über die phantastisch verschlungenen Pfade unseres synaptischen Dschungels an den gesuchten Ort.

Sind wir dort angekommen, so geht es darum das damalige Ereignis möglichst gut zu erfassen. Die Aurafeld-Suchtechnik hilft uns auch dabei, diese Situation des Ursprungs zu erfahren. Dieses Erfahren gleicht einem Einschwingen auf die Gegebenheit von damals. Über das Informationsfeld gehen wir in Kontakt mit dieser Situation.

An diesem Abschnitt unserer Reise geht es weiter mit:

Schritt 2
Der LUS-Technik: Die Lösung von Unbewusster Schuld

Letztendlich ist jede Beschwerde im Sinne dieser Arbeit durch ein ursprüngliches ungeheiltes Leid entstanden. Dabei ist es ganz gleich, ob die Beschwerde emotionaler, geistiger oder körperlicher Natur ist oder aus einer aktuellen leidvollen Lebenssituation besteht. Solange sich unser mitfühlendes Herz durch ungeheiltes, ungelindertes oder ungerettetes Leid in Verstrickung mit Unbewusster Schuld befindet, können wir uns von der Beschwerde nicht lösen. Deshalb sprechen wir dort tief im Synapsen-Dschungel am Ursprung der Beschwerde die zu dem Leid passenden **Schuld-Entnahme-Sätze.**

Entweder löst sich die Unbewusste Schuld

- durch eine mäßige Belastungsreaktion, oder
- durch eine sofortige Erleichterungsreaktion.

In beiden Fällen reichen wenige Wiederholungen der Sätze aus, um die Lösung zu vervollständigen, das selbstauferlegte Leid vom Herz zu nehmen, und damit die Beschwerde auf den Weg der Heilung zu bringen.

- Oder es zeigt sich bei der Lösung von der Unbewussten Schuld eine massivere Belastungsreaktion.

Schritt 3
Die Verarbeitung von belastenden Gefühlen

Die emotionale Verarbeitung ist nötig, wenn mit der Unbewussten Schuld massiv belastende Gefühle verknüpft sind. Hier, tief im synaptischen Dschungel, schlagen wir sinnbildlich unser Feldlazarett auf. **EFT** und **EMDR** sind wie klares Wasser, das von der emotionalen Belastung reinwäscht und reinigt. Die **homöopathischen Arzneien** wirken wie Balsam, der die Übermacht der Gefühle und die Schmerzen lindert und ausklingen lässt. Die **Konfliktlösungssätze** sind wie friedensstiftende Mantras, die den Konflikt lösen und den Weg zum inneren Frieden bereiten. Das **systemische Wissen** hilft uns, dort die Unordnung zu erkennen und dort Ordnung zu schaffen, wo die Ordnung des Systems gestört ist.

Schritt 4
Die Überprüfung und die Schaffung positiver Ressourcen

Wir blicken zurück an den Ort der Unbewussten Schuld und der Verletzung. Durch **Wiederholung** überprüfen wir die zuvor reaktiven **Schuld-Entnahme-Sätze,** ob diese nun zur Gänze neutral sind. Ebenso überprüfen wir die vorherige **Ausgangssituation.**

Durch das **Füllen des Vakuums mit positiver Emotion,** das durch die Lösung eines alten, langbestehenden Leids entstanden ist, schaffen wir stärkende und **positive Ressourcen.** Diese Ressourcen kräftigen wie frische Nahrung und aufbauende Vitalstoffe, sie stärken unsere Substanz.

Wir verlassen das Bild des synaptischen Dschungels und kommen zur ausführlicheren Schritt-für-Schritt-Beschreibung der **LUS-Therapie.**

Zu Schritt 1: Das Auffinden des Beschwerdeursprungs

Die Aurafeld-Suchtechnik, kurz AFST

Die Aurafeld-Suchtechnik hilft den Weg zum Ursprung der Beschwerde zu finden und die Situation ihrer Entstehung zu erfassen. (Das ist natürlich nur dann notwendig, wenn es sich um ein hintergründiges, verborgenes ungeheiltes Leid handelt.)

Jedes bedeutsame Ereignis unseres Lebens hinterlässt in uns eine prägnante und spezifische Spur. Diese Spuren finden sich tief in unserem Gedächtnis und in unserem emotionalen Speicher wieder. Jede Körperzelle ist bestens informiert - ob sie will oder nicht. Die geistigen und emotionalen Eindrücke verweben sich zu Gedanken- und Gefühlsmustern. Diese Muster machen viel von unserem Wesen und unserem Charakter aus.

Positive Ereignisse hinterlassen bejahende, uns fördernde Gedanken- und Gefühlsmuster. Sie verankern in uns positive Erinnerungen, den Glauben an unsere Fähigkeiten und Zuversicht für unser Leben. Sie stärken uns, lassen uns offen sein und halten unsere Energie im Fluss. Sie bilden mit unsere positiven Ressourcen.

Negative Ereignisse hinterlassen ablehnende Gedanken- und Emotionsmuster. Sie schwächen, belasten und verschließen uns und hemmen unseren Energiefluss. Diese Art von Belastung kann auf den Körper übergreifen und zu ganz verschiedenen Beschwerden führen.

In unserer Aura, in dem uns umgebenden Energie- und Informationsfeld, sind all diese Eindrücke gespeichert. Alles, was wir jemals Prägendes erfahren haben, schwingt in ihr. Unsere Aura kann durchaus als ein alles speicherndes Hologramm begriffen werden. Daher kann uns dieses persönliche Informationsfeld sehr hilfreich dabei sein, den Ursprung einer Beschwerde zu finden.

Mit der Aurafeld-Suchtechnik kann dieser umfassende Gedächtnisspeicher direkt angesprochen werden. Allerdings antwortet er nicht in Worten. Da sich die Inhalte dieses Speicherfeldes auf erlebte Erlebnisse beziehen, sind diese in der entsprechenden Codierung gespeichert: in Bildern, Gefühlen und Gedanken.

Bei der AFST wird ausgehend von einer gut zur Beschwerde passenden Ausgangssituation, über den fühlenden Kontakt zum Unbewussten, der Seele, zum Informationsfeld oder der Aura (je nach persönlicher Ansicht), der Beschwerdeursprung gesucht.

Dabei kann es durchaus sein, dass dieser Rückweg den Rahmen des jetzigen Lebens verlässt und in den Bereich der Vorleben / der Ahnengeschichte (je nach persönlichem Weltbild) eintaucht. Ob wir uns im vor- oder nachgeburtlichen Raum, oder in der Zeit um, vor oder nach der Empfängnis bewegen, spielt kaum eine Rolle. Die Arbeitsweise der AFST lässt sich für alle Spielfelder anpassen.

Ist der Ursprung der Beschwerde gefunden und die Situation ihrer Entstehung erfasst, kann direkt zur LUS-Technik übergegangen werden.

Zu Schritt 2: Die LUS-Technik

An dieser Stelle wird inhaltlich so verfahren, wie es im Kapitel „Die LUS-Technik" (siehe Seite 65) beschrieben ist. Allerdings wird der ganze Prozess vom Therapeuten angeleitet und begleitet. Besonderer, erfahrener Begleitung bedarf besonders die Verarbeitung von belastenden Emotionen, welche gerade bei den alten und verborgenen Zuständen von ungeheiltem Leid in massiver Weise hervortreten können. Diese Verarbeitung wird im folgenden Abschnitt beschrieben.

Zu Schritt 3: Die Verarbeitung von belastenden Gefühlen

Für die Verarbeitung auftretender belastender Gefühle stehen verschiedene Werkzeuge zur Verfügung:

EFT - „Emotional Freedom Techniques"

EFT wurde von Gary Craig (US-Amerikaner) auf der Grundlage von TFT („Thought Field Therapy", ins Deutsche übersetzt mit „Gedankenfeldtherapie") entwickelt.

EFT ist die Kurzform für den Namen „Emotional Freedom Techniques", übersetzt also etwa „Techniken der emotionalen Freiheit". Sie gehören zu den sogenannten „Energietechniken", welche zu dem Bereich der „Energetischen Psychologie" gehören. Dabei wird davon ausgegangen, dass die Ursache jedes emotionalen und körper-emotionalen Problems im Energiesystem des Körpers liegt.

EFT ist eine Behandlungsmethode für energetische Ungleichgewichte. Durch sanftes und rhythmisches Beklopfen bestimmter Akupunkturpunkte mit den Fingerkuppen, bei gleichzeitigem Sprechen und empfinden der belastenden Emotion, können heilsame Veränderungen bewirkt werden.

Richtig eingesetzt ist EFT ein sehr wirkungsvolles Werkzeug. Gerade bei einer auftretenden Belastungsreaktion kann EFT perfekt angewendet werden. Erstens ist die Belastung unmittelbar fühlbar, und zweitens wird der Grund für ihr Auftreten erkannt.

Die von mir bevorzugte Variante dieser Technik legt großen Wert darauf, dass der Patient für sich selbst, für seinen Zustand, für seine Unbewusste Schuld und für seine belastenden Emotionen volles Verständnis entwickelt.

EMDR - „Eye Movement Desensitization and Reprocessing"

EMDR wurde von Francine Shapiro entwickelt. Frau Shapiro ist eine US-amerikanische Literaturwissenschaftlerin und Psychologin. EMDR steht für „Eye Movement Desensitization and Reprocessing", was mit ‚Augenbewegungs-Desensibilisierung und Wiederaufarbeitung' übersetzt wird.

Während der Patient innerlich eine traumatische Erfahrung oder eine andere emotional belastende Situation empfindet, erfolgt durch den Therapeuten eine wechselseitige Stimulierung. Diese bilaterale Stimulierung soll durch die abwechselnde Aktivierung beider Gehirnhälften die Verarbeitung belastender Emotionen unterstützen und zu einer neuronalen Neuvernetzung führen.

Ebenso wie EFT ist EMDR ein perfektes Werkzeug für die LUS-Therapie. Gerade dann, wenn es zu starken Belastungsreaktionen kommt, kann EMDR große Erleichterung bringen.

Klassischerweise wird die wechselseitige Stimulierung dadurch erzeugt, dass der Therapeut einen Finger etwa 60 cm entfernt vor den Augen des Patienten langsam horizontal hin und her bewegt. Der Patient folgt dieser Bewegung mit seinem Blick durch die Bewegung seiner Augen. Der Kopf wird dabei still gehalten. Ebenso kann diese wechselseitige Stimulierung über das sanfte Beklopfen z.B. der Knie, der Handrücken oder der Schultern erreicht werden.

Die Wissenschaft geht bisher davon aus, dass es durch die bilaterale Stimulierung zu einer neuronalen Neuvernetzung zwischen den beiden Gehirnhälften kommt. Dieser Neuvernetzung wird es zugeschrieben, dass die zeitgleich empfundenen belastenden Gefühle an Ladung verlieren.

Die gezielte Neuvernetzung kann ebenso dazu genutzt werden, um positive Gefühle zu verankern. Daher kann die bilaterale Stimulierung vorteilhaft zur Bildung von neuen Ressourcen verwendet werden.

Konfliktlösungssätze

Vor Jahren war eine junge Frau das erste Mal zu einem Termin bei mir. Sie kam wegen einer körperlichen Beschwerde, aber schnell war klar, dass sie in einer sehr unguten Gemütsverfassung war. Sie erzählte, dass ihre liebe Urgroßmutter in den letzten Tagen in hohem Alter nach langer, sehr schwerer und leidvoller Krankheit nach fünf Jahren Krankenhausaufenthalt gestorben sei. Seitdem geht es ihr ganz schlecht.

Ihr Dilemma wurde schnell klar. Sie war in einem inneren Konflikt: „Entweder bin ich froh, oder ich bin traurig - was nun?" Damals erkannte ich, dass wir belastende Gefühle nicht verarbeiten können, wenn wir uns in einem inneren Konflikt damit befinden. Vor der emotionalen Verarbeitung bedarf es der Beilegung dieses Konflikts. Für diesen Zweck werden die Konfliktlösungssätze eingesetzt.

Wodurch entstehen diese Konflikte? Sie entstehen durch die Eigenart unseres Verstandes, die Welt über Differenzierung und über Entscheidung erkennen zu wollen. (Siehe Kapitel 3 unter der Überschrift „Das Gehirn" auf Seite 12.)

Der Verstand der jungen Frau wollte eine Entscheidung treffen: „Entweder bin ich traurig, weil meine geliebte Urgroßmutter gestorben ist, oder ich bin froh, dass sie von ihrem schrecklichen Leid erlöst wurde. Wenn ich aber froh bin, dass sie erlöst wurde, dann kann ich nicht traurig sein. Ich bin aber traurig, denn sie ist gestorben, dann kann ich aber nicht froh sein. Was bin ich denn nun, traurig oder froh?"

So kommt es gerne zu einem zermürbenden Hin-und-Her, dass uns einfach nicht den Schmerz annehmen und ausdrücken lässt. Wir hängen in diesem verwirrten Niemandsland fest. Dieser Zustand wirkt sich häufig sehr zersetzend auf die Gesamtverfassung aus. Die irritierende Kraft solcher Konflikte übertrifft häufig die eigentliche emotionale Belastung. Dieses Hin-und-Her kostet viel Energie, raubt die Ruhe, lässt an sich selbst zweifeln, stört den Schlaf, belastet soziale Beziehungen und sorgt dafür, dass wir in der Belastung unverarbeiteter Dinge hängen bleiben. Wir fühlen uns mit uns selbst überhaupt nicht wohl. In der Folge wird die ursprüngliche emotionale Belastung gerne durch diese innere Zerrissenheit überlagert.

Der Konfliktsatz ist der Entweder-oder-Satz. Der Konfliktlösungssatz ist der Sowohl-als-auch-Satz. Das Entweder-oder entspricht der Nichtannahme der Situation durch den Verstand. Das Sowohl-als-auch entspricht der Annahme der Situation durch den Verstand und die Gefühlsebene. Nur das, was angenommen ist, kann verarbeitet werden.

Als ich damals das Dilemma der jungen Frau verstand, wurde mir der Konfliktlösungssatz klar: „Sowohl bin ich froh, dass meine Urgroßmutter endlich von ihrem schrecklichen Leid erlöst ist, als auch bin ich sehr traurig, dass meine geliebte Urgroßmutter gestorben ist." Das Umdrehen des Satzes erhöht seine befriedende Wirkung: „Sowohl bin ich traurig, dass meine geliebte Urgroßmutter gestorben ist, als auch bin ich froh, dass sie nun endlich von ihrem schrecklichen Leid befreit ist."

Diese Sätze sprach ich der jungen Frau damals vor und sie sprach sie mir nach. Augenblicklich wurde sie ruhig. Es wurde friedlich im Raum. Jetzt waren Freude und Schmerz zugleich da. Das ist nur für unseren Kopf ein Wiederspruch. Unser Herz kann problemlos beides zugleich erleben. Sie konnte die Trauer nun spüren und sich drauf einlassen. Damit konnten wir zur Verarbeitung übergehen. (Siehe unter „Das Herz" auf Seite 14.)

Das Wissen um die Existenz dieser Konflikte und ihre Lösung durch Konfliktlösungssätze öffnet immer wieder die Tore zur emotionalen Verarbeitung. Immer wieder finden sie mitten in der Sitzung Verwendung und werden fließend mit eingebaut.

Die Konfliktlösungssätze gehören zum festen Repertoire der LUS-Therapie. Kennen und verwenden wir sie nicht, so bergen diese inneren Konflikte das Potenzial, dass sie für uns zu einer Sackgasse in der Sitzung werden.

Homöopathische Arznei

Bisher waren wir überwiegend mit verbalen Interventionen beschäftigt. Neben dem Beklopfen von EFT und der wechselseitigen Stimulierung von EMDR gibt es für mich noch ein weiteres nonverbales Werkzeug für diese Arbeit. Der gut platzierte Einsatz der passenden homöopathischen Arznei mitten in einer Sitzung bietet sich hin und wieder perfekt an.

Die Homöopathie kommt nur in etwa jeder zehnten Sitzung zum Einsatz. Sie wird nur dann eingesetzt, wenn es anders zu zäh weiter geht und sich zugleich ein gut in die Muster der Homöopahie übersetzbarer Zustand zeigt. Selten kommt es sogar vor, dass es zum Einsatz von zwei oder drei Arzneien in einer Sitzung kommt (jede für sich als Einzelgabe). Bei der Bearbeitung von schweren, sehr traumatischen Erlebnissen, und besonders für die Lösung und die Verarbeitung von Schockzuständen, kann es zu dicht aufeinanderfolgenden Einzelgaben kommen.

Die Integration der Homöopathie in die Lösung von Unbewusster Schuld ist wohl nur etwas für „fleißige Schüler" oder für mit ihr schon gut vertraute Therapeuten. Das Wissen um die Homöopathie und ihre Arzneien lässt sich nicht auf die Schnelle oder nebenbei aufnehmen. Das tatsächliche Wesen der Homöopathie ist eigentlich recht unkompliziert, aber dennoch kein „Konsumgut". Sie entspricht in diesem Aspekt so gar nicht unserem Coffee-to-go-Zeitgeist. Die Homöopathie will erschlossen und erfahren, und muss wohl auch erlebt und ein wenig erlitten werden.

Verschiedene hypnotische Techniken

Diese Techniken werden an dieser Stelle nicht weiter ausgeführt. Sie laufen alle nebenbei ab und finden hier und da Einlass über die entworfenen Bilder, den Tonfall, die Gestik oder auch über die Klopfmuster von EFT und EMDR. Letztendlich trägt jede gute Sitzung von Anfang bis Ende mehr oder weniger hypnotische Züge. Denn ohne den hypnotischen Zugang nach innen würden wir zu sehr im Kopf hängen bleiben.

Genau genommen verbirgt sich hinter dem Begriff „hypnotische Techniken" schlicht das Handeln in dem Sinne, dass eine Unterstützung dabei gegeben wird, die Aufmerksamkeit bei wachem Bewusstsein ein Stück weit von der Außenwelt abzuziehen und schneller und besser mit seiner Innenwelt in Verbindung zu kommen.

Für unsere Arbeit brauchen wir beides, sowohl den klaren und wachen Verstand, als auch den intuitiven Zugang nach innen. Daher ist die hier verwendete Form der Hypnose eine solche, bei der jeden Moment voll Aufnahmefähigkeit, Handlungsfähigkeit und Bewusstsein bestehen.

Kenntnisse über Systemische Arbeit

Wer bis hierher gelesen hat, und mit systemischer Arbeit vertraut ist, dem wird es selbst aufgefallen sein, wie gut sich diese Arbeit in die systemische Arbeit integrieren lässt.

Umgekehrt ist es ebenso. Der „systemische Blick" gibt immer wieder Hinweise darauf, an welcher Stelle eine Unbewusste Schuld entstanden sein kann. Es ist hilfreich, in diesem Sinne nach ihrem Vorhandensein zu forschen.

Ich möchte klar zum Ausdruck bringen, dass ich den dogmatischen Ansatz mit seinen teils sehr rigiden Ansichten, der in dieser Szene an manchen Stellen ausgeprägt herrscht, nicht befürworte. Diese teils sehr strikte Haltung findet hier weder Anwendung noch Fortsetzung.

***Kein* Werkzeug sind Verurteilung und Aufteilung in „Gut und Böse"**

Weder bei der LUS-Technik noch bei der LUS-Therapie geht es in irgendeiner Weise um „Gut und Böse". Es geht eben gerade nicht um „schuldig" und „unschuldig" in dem uns geläufigen, allgemeinen Sinn. Es geht nicht um „Verurteilung" und „Vergeltung".

Es geht einzig und alleine darum, eine durch ungeheiltes, ungerettetes und ungelindertes Leid entstandene Unbewusste Schuld von sich selbst zu nehmen und die durch sie festgehaltenen belastenden Emotionen zu lösen.

Zu Schritt 4: Die Überprüfung und die Schaffung positiver Ressourcen

Die Überprüfung

Nachdem der eigentliche Prozess der Lösung von der Unbewussten Schuld getan ist, gilt es die erzielten Ergebnisse zu überprüfen. Dabei werden sowohl die einzelnen Schuld-Entnahme-Sätze als auch die Ausgangsituation der Sitzung geprüft.

Die Überprüfung gilt dann als positiv, wenn

- die Ausgangsituation keine negativen Gefühle mehr hervorbringt.
- alle zuvor reaktiven Schuld-Entnahme-Sätze zu Neutralsätzen wurden.

Fällt die Überprüfung negativ aus, so wird zurückgekehrt und nach den noch nicht gelösten Aspekten der Ausgangssituation und/oder der Unbewussten Schuld gesucht.

Die Schaffung positiver Ressourcen

In der Natur gibt es kein Vakuum. Jede Leere füllt sich. Durch die Lösung der Unbewussten Schuld und durch die Hinwegnahme der damit verknüpften negativen Gefühle kommt es zu so etwas wie einer „inneren Empfindungsleerstelle". Wird diese Stelle „leer gelassen", so hallt in ihr, bildlich gesprochen, eventuell noch ein Rest der zuvor vorhandenen negativen Emotion nach, oder sie füllt sich mit irgendetwas.

Es ist viel sinnvoller, sie gezielt mit nun positiven Emotionen zu füllen und diese gut zu verankern, um so eine neue positive Ressource zu schaffen.

Nachdem nun die belastende Emotion gelöst ist, und der Patient die gleiche Situation in seiner Vorstellung nicht mehr als belastend, sondern als positiv oder zumindest neutral empfindet, wird dieses „relative Vakuum" durch die unter EMDR beschriebene Neuvernetzung gefüllt.

WELCHE BESCHWERDEN LASSEN SICH BEHANDELN?

Es lassen sich die Beschwerden mit der LUS-Technik und der LUS-Therapie behandeln, die auf dem Vorhandensein von Unbewusster Schuld und der mit ihr verknüpften belastenden Emotion beruhen.

Zur Orientierung möchte ich zum Abschluss dieses Kapitels eine Liste von Beschwerden nennen, die sich in meiner Praxis mit dieser Methode beheben ließen. Anzumerken bleibt, dass die Beschwerden des Geistes und der Emotionen häufiger auf Unbewusster Schuld beruhen als körperliche Beschwerden.

- Allgemeine Angstzustände
- Angst vor Spinnen, Hunden, Dunkelheit, bestimmten Personen, Krankheit, Herzerkrankung, Tod, Unfällen
- Prüfungsangst
- Stottern
- Angst vor dem Sprechen in der Öffentlichkeit
- Lampenfieber
- Zustände von Gleichgültigkeit
- Zustände von mangelndem Lebensmut
- Nervosität, Anspannung, Reizbarkeit
- Zweifel
- Wiederholte unglückliche Liebe
- Emotionale Belastung durch Trennung, Verlust und Tod
- Beschwerden durch Mobbing
- Wiederholtes Mobbing
- Anhaltender Kummer
- Anhaltende Traurigkeit
- „Depression"
- Wiederholte Aborte trotz bester Gesundheit
- Niedergeschlagenheit
- Konzentrationsschwäche
- Aufmerksamkeitsschwäche

- Verschiedene Essstörungen
- Vergesslichkeit
- Gedankenleere
- Gedankenrasen
- Geistige Ruhelosigkeit
- Schlafstörungen
- Migräne, und verschiedene andere Kopfschmerzen
- Andauernder Schluckauf
- Asthma
- Atemnot; anhaltendes erschwertes Atmen
- Bauchschmerzen
- Schulischer Misserfolg trotz Intelligenz und Bemühen
- Kinderlosigkeit ohne erkennbare Ursache
- Herz: Schmerzen, Arrhythmie, Druckgefühl, Schweregefühl, schneller Herzschlag
- Verschiedene Gelenkbeschwerden
- Rückenschmerzen
- Menstruationsschmerzen
- Blasenentzündung
- Verschiedene Allergien und Lebensmittelunverträglichkeiten
- Hautausschläge
- Zu viel oder zu wenig Appetit
- Hitzewallungen
- Zittern
- Finanzielle Schwierigkeiten trotz Fleiß, Intelligenz und klugem Handeln

Achtung!
Diese Liste enthält *keine* Heilversprechen! Sie ist eine Sammlung von individuellen Fällen. Aus ihr lässt sich weder schließen, noch behaupte ich, dass sich alle hier genannten (oder ähnlichen) Beschwerden mit der in diesem Buch beschriebenen Vorgehensweise erfolgreich behandeln lassen. Nehmen Sie bei entsprechenden Beschwerden unbedingt ärztliche Hilfe in Anspruch.

KAPITEL VI

DIE EVOLUTION DER UNBEWUSSTEN SCHULD

Nachdem Sie nun die von jedem anwendbare LUS-Technik und die dem versierten Könner vorbehaltene LUS-Therapie kennengelernt haben, ist es an der Zeit uns, die „kleine Evolution" der Unbewussten Schuld anzusehen.

1. Wird eine auf aktuellem ungeheiltem Leid beruhende Unbewusste Schuld gelöst, so ist damit die Entwicklung hin zu Unbewusster Schuld mit hintergründigem, verborgenem ungeheiltem Leid verhindert.

2. Bleibt eine auf aktuellem ungeheiltem Leid beruhende Unbewusste Schuld bestehen, und geht in langanhaltende Unbewusste Schuld basierend auf hintergründigem, verborgenem ungeheiltem Leid über, so können sich daraus gravierende körperliche, emotionale oder geistige Beschwerden und/oder schwierige Lebensumstände entwickeln.

Beide Aussagen sind gut zu verstehen, wenn wir sie im Licht der unbewussten Wiedergutmachung durch unser mächtiges Unbewusstes betrachten (siehe Seite 26).

Befreien wir uns von Unbewusster Schuld, so entfällt die Motivation für unbewusste Widergutmachung. Das Unbewusste nimmt seine für uns leidbringenden Anstrengungen der Wiedergutmachung zurück.

Bleibt eine Unbewusste Schuld aber über längere Zeit bestehen,

- so wendet das mächtige Unbewusste fortwährend die unbewussten Wiedergutmachungs-Mechanismen an, um dadurch die Berechtigung der Dazugehörigkeit und somit unser Überleben zu sichern.
- so verlieren wir durch die Überlagerung mit anderen Ereignissen, Aufgaben und Geschehnissen nach und nach den Bezug zu dem erlebten ungeheilten Leid. Es verschwindet aus unserem Bewusstsein und taucht sozusagen in unserem eigenen Untergrund unter. Es ist zu hintergründigem, verborgenem ungeheilten Leid geworden.
- so wird durch die Anstauung der mit der Unbewussten Schuld tenen belastenden Emotionen (siehe Mechanismus der Wiedergutmachung Nr. 1 auf Seite 26) Energie gebunden. Denn auch unsere Emotionen

sind eine Form von Lebensenergie. Zudem wird nun dazu eine gewisse Menge an Energie benötigt, um diese festgehaltenen Emotionen unter Kontrolle zu halten. Wir verlieren also in doppelter Weise an Lebenskraft.

- so leben wir ständig auf einem „emotionalen Vulkan von belastenden Gefühlen", der uns im Alltag hin und wieder kleine Ausbrüche beschert und unterschwellig ständig mit einer massiven Eruption bedroht.
- so kann es in selteneren Fällen nach langer und intensiver Anstauung der festgehaltenen belastenden Gefühle zu ihrem spontanen Ausbruch kommen. Dieser Ausbruch kann sich in der Form einer Panikattacke, plötzlicher Raserei, Halluzinationen oder Wahnvorstellungen etc. zeigen.

Eine anhaltende Unbewusste Schuld wirkt also wie eine schwelende Kraft, welche verborgen aus der Tiefe unseres Wesens heraus unser Leben nach und nach deformiert. Diese Verformung vollzieht sich gemäß der Schwere und dem Inhalt der Unbewussten Schuld.

Bevor Sie im Text fortfahren, bitte ich Sie das Fallbeispiel von Florian auf Seite 130 zu lesen.

Florian nahm als Kleinkind Unbewusste Schuld auf sich, da er in seinem Fieber alleingelassen und traurig war und sich seine Eltern trennten. Daraufhin entwickelte er diese Kopf- und Bauchschmerzen.

Da ich einige Erfahrung mit der LUS-Therapie bei Kindern habe, wage ich zu behaupten, dass sich diese Kopf- und Bauchschmerzen später nicht entwickelt hätten, wenn er damals mit 4 ½ Jahren einen Menschen um sich gehabt hätte, der die passenden Schuld-Entnahme-Sätze mit ihm gesprochen hätte. Denn wenn sich seine Beschwerden durch die Lösung der passenden Unbewussten Schuld beheben ließen, wie hätten sie dann entstehen können, wenn die zugrunde liegende Unbewusste Schuld schon damals gelöst worden wäre?

Umgekehrt können wir uns natürlich fragen, wie es Florian wohl ergangen wäre, wenn er diese Unbewusste Schuld nicht gelöst hätte.

- Wie wäre es mit ihm emotional weiter gegangen?
- Hätten sich seine Kopf- und Bauchschmerzen fortgesetzt? Wären sie schlimmer geworden? Hätte sich daraus eine andere, vielleicht schwerwiegendere Beschwerde entwickelt? Eine Migräne? Ein Reizdarm?
- Wie gut hätte er spätere fieberhafte Zustände emotional überstanden, wo er doch in einem solchen Zustand die belastenden emotionalen Erfahrungen gemacht hat?

- Wie gut hätte er später eine Bindung zu einer Partnerin eingehen können, wo er doch tief in sich den Kummer, die Traurigkeit und die Unbewusste Schuld des Alleine- und Verlassenseins in sich trug?
- Wie gut hätte er später einmal für seine eigenen fiebernden Kinder da sein können, wo er doch Schuld daran ist im Fieber alleine gelassen worden zu sein? Hätte er unbefangen für sie da sein können, ohne von alten Gefühlen aus ähnlicher Situation vereinnahmt zu werden?
- Hätte er wirklich eine reelle Chance auf eine stabile eigene Familie habt, wo er „doch schuld dran ist", dass sich seine Eltern getrennt haben? (Lesen Sie nochmal Mechanismus Nr. 2 auf Seite 26.)

Wir wissen das alles nicht so genau. Dennoch traue ich mich zu behaupten, dass wir nicht davon ausgehen können, dass sich alles ganz von alleine in Wohlgefallen aufgelöst hätte.

Aus „aktuellem, sichtbarem anhaltendem Akut" wird „hintergründiges, verborgenes ständiges Chronisch"

Worauf ich mit diesem Gedankenspiel hinaus will ist Folgendes: Damals, als 4 ½jähriger Junge, wären die passenden Schuld-Entnahme-Sätze wirklich eine einfache und schnelle Angelegenheit gewesen. Es wäre ihm viel Kummer, Traurigkeit und Kopf- und Bauchschmerz erspart geblieben. Ist es nicht einfach wunderbar, dass Sie durch die wirklich einfache LUS-Technik für sich selbst und auch für andere mit viel ungeheiltem Leid und dessen belastenden Folgen einfach kurzerhand aufräumen können? Dass Sie damit automatisch dafür sorgen, dass sich diese leidvollen unbewussten Mechanismen der Wiedergutmachung erst gar nicht entfalten und ihr unheilsames Werk beginnen?

Sie persönlich können dafür sorgen, dass aus dem aktuellen, dem „akuten Leid" an der Oberfläche keine sich eingrabende und ins mehr oder weniger Unsichtbare abgleitende „chronische Dauerbeschwerde" wird. Sie können dem Spuk ein Ende setzen und sich von aktuellem ungeheiltem Leid befreien.

Sie können das!

Was die LUS-Technik angeht gibt es keinen Unterschied zwischen Ihnen und mir. Ich habe nur ein wenig Vorsprung gehabt, den ich gerade aufgebe und Ihnen von Herzen gerne überlasse.

Wenn Sie wollen, dann können Sie sich ein paar Gedanken darüber machen, wie es wohl Lisa aus dem Fallbeispiel 2 von Seite 139 und Peter aus dem Fallbeispiel 3 von Seite 151 in ihrem weiteren Leben vielleicht ergangen wäre, wenn schon damals am Ursprung der späteren Beschwerde eine helfende Hand zur Stelle gewesen wäre und die LUS-Technik angewandt hätte. Was wäre den beiden wohl erspart geblieben?

Wenn Sie schon dabei sind, dann können Sie sich ebenso ausmalen, wie es vielleicht in Lisas und Peters Leben weiter gegangen wäre, wenn die beiden nicht die jeweilige Unbewusste Schuld in der Sitzung bei mir von sich genommen hätten. Wie wäre es bei Lisa wohl mit dem wichtigen Lebensbereich der Partnerschaft weitergegangen? Wie lange hätte Peter seine Arbeitsstelle, die damals schon ganz leicht zu wackeln begann, behalten? Wo wären ihm seine Wutausbrüche noch überall zum Hindernis oder Verhängnis geworden? Wir wissen es natürlich nicht - aber wir dürfen wohl annehmen, dass es auf jeden Fall eher schwieriger als leichter geworden wäre.

Wie wäre es mir, Ulrich Kohler, persönlich in meinem weiteren Leben ergangen, wenn mich damals nach dem Tod meines Vaters jemand an der Hand genommen und mir geholfen hätte meine Unbewusste Schuld von mir zu nehmen? Sicher, mein Vater wäre so geblieben wie er war - tot. Die Trauer und die Schwere hätte ich erlebt, aber ich wäre meinem weiteren Leben in bestimmten Aspekten nicht aus der Position des „unbewusst Schuldigen" für die Krankheit, das Leid und den Tod meines Vater begegnet. Das wäre sicher ein Unterschied für mich gewesen.

Wie bei jedem „Übel" so ist es auch bei der Unbewussten Schuld: je schneller es behoben wird, umso weniger Leid und Schaden richtet es an.

Wenn es um die LUS-Technik geht, dann können Sie sich wirklich angesprochen fühlen: Sie sind der „LUS-Technik-Troubleshooter" vor Ort in der ersten Reihe Ihres Lebens! Niemand ist so nah an Ihnen dran wie Sie selbst! Wenden Sie die Technik für Ihr eignes Leben und vielleicht auch achtsam und unaufdringlich in Ihrem unmittelbaren Umfeld an - wenn es dort gerade passend ist. Ich, und bald andere mit der LUS-Therapie vertraute Menschen, sind sozusagen Ihre Kollegen in der zweiten Reihe. Alle Unbewusste Schuld, die Sie in der ersten Reihe schon gelöst und damit erledigt haben, ist befreit und verursacht keine weiteren Schwierigkeiten mehr. Ich finde das wirklich großartig! Es ist so einfach!

KAPITEL VII

GRENZEN DER LUS-TECHNIK

In vielen Situationen der Entstehung von Unbewusster Schuld kann durch die LUS-Technik unmittelbar Hilfe geschaffen werden. In bestimmten Entstehungssituationen ist das jedoch nicht möglich.

Erinnern wir uns: Die LUS-Technik ist das passende Werkzeug, um uns von einer Unbewussten Schuld zu lösen, welche auf noch aktuellem Leid beruht.
Aber nicht bei jeder Entstehung von Unbewusster Schuld gibt es den für die LUS-Technik geeigneten Moment von aktuellem Leid.

Das sind die zwei klassischen Situationen, in welchen es die Gelegenheit für die Anwendung der LUS-Technik nicht gibt:

A. Die „Frühkindliche Entstehung“ (siehe Seite 18)

Erleben wir ungeheiltes Leid als Kleinkind, Säugling, Baby oder gar schon als noch Ungeborenes, so haben wir weder das Bewusstsein, die Einsicht, den Verstand noch die Sprache zur Verfügung, um den erlösenden Schuld-Entnahme-Satz zu bilden.
Für die in diesen Lebensabschnitten erworbene Unbewusste Schuld steht uns nur die Lösung im Nachhinein zur Verfügung. Hier muss im Nachhinein auf die LUS-Therapie zurückgegriffen werden. So schön es auch wäre - die LUS-Technik hat hier keinen Ansatz. Die Fallbeispiele 4 A (Seite 166) und 4 B (Seite 193) von Anika zeigen das deutlich.

B. Die „Vorgeburtliche Entstehung/die Übernahme“

Die zweite klassische Situation ist dann gegeben, wenn die betreffende Person das die Unbewusste Schuld prägende Ereignis selbst gar nicht erlebt hat. (Siehe Fallbeispiel 5, Beate Seite 204)
Hier kommen wir wieder auf zwei mögliche persönliche Ansichten zurück, welche auf Seite 43 angesprochen wurden:

- Glauben wir an die Existenz einer Seele, die wiedergeboren wird? Bringt diese Seele Erfahrungen aus einem Vorleben mit?
- Oder übernehmen wir bestimmte Erfahrungen aus dem Informationsfeld unserer Vorfahren?

Wie dem auch sei - bezogen auf unser jetziges Leben gibt es weder bei der einen noch bei der anderen Möglichkeit den passenden Moment für die direkte Anwendung der LUS-Technik. Ob als Seele zuvor erfahren oder über ein Informationsfeld übernommen - es handelt sich nicht um aktuelles ungeheiltes Leid.

Auch wenn es schön wäre, der „Chronifizierung der Unbewussten Schuld" rechtzeitig den Wind aus den Segeln zu nehmen, ist das in diesen Fällen jedoch nicht möglich.

In der Praxis werde ich häufig mit Unbewusste Schuld prägenden Ereignissen konfrontiert, welche vor der Zeugung des Patienten geschehen sind.

Krieg ist tausendmal schlimmer als Krieg

Häufig zeigen sich Belastungen mit Unbewusster Schuld durch die verheerenden Kriegserfahrungen der Vorfahren.

Ob es um inzwischen betagtere Herrschaften geht, die den Krieg zwar nicht mehr selbst erlebt haben, aber deren Eltern noch mitten drin steckten, oder ob es um die Enkel der kriegserlittenen Großeltern geht, spielt dabei keine Rolle.

Unser Verstand kann uns dazu verführen anzunehmen, dass die Enkel der Kriegsgeneration doch kein Leid damit haben können, da sie selbst kein Kriegsleid erlebt haben. Schließlich kennen sie doch selbst den Krieg nur vom Hörensagen und sind eher am Rande der Wirtschaftswunderjahre als in den Zeiten von Zerstörung, Tod, Gewalt, Vertreibung, Verlust und Hungersnot aufgewachsen.

Das unglaubliche Elend des Einzelnen, der Familie, des Volkes und aller beteiligten Völker hat dennoch tiefe Spuren von ungeheiltem, ungerettetem und ungelindertem Leid auch bei den Enkeln hinterlassen.

Da gibt es zum einen die unmittelbar durch die Gewalt, die Entbehrungen und die Verluste des Krieges entstandenen Traumata, welche die Menschen selbst erlebt haben. Aber es gibt auch noch die mögliche seelische Not ihrer Kinder und Enkel, die durch deren unterschwellige traumatische seelische Verstümmelung, herzensmäßiger stillen Verrohung, bis zur Unberührbarkeit entwickelten Distanziertheit, kaschierter überlebensorientierter Lieblosigkeit, schwelender und erstickender ungelöster Trauer und in übermäßige Leistungsorientiertheit umgeschlagene (unbewusste) Existenzangst einen großen Mangel an warmer Geborgenheit, herzlicher Zuneigung, mitfühlendem Verständnis, zuversichtlicher Lebensbejahung und grundsätzlichem Optimismus erlitten.

Die unsichtbaren seelischen Folgen eines jeden Krieges sind unermesslich viel größer als allgemein angenommen. Wenn wir davon ausgehen, dass wir uns derzeit etwa drei bis vier Generationen nach dem Kriegsende des zweiten Weltkrieges befinden, und ich aus vielen Erfahrungen aus der Praxis berichten kann, dass die Belastungen von ungeheiltem Leid bis in die siebte Generation reichen kann, so lässt sich wohl annehmen, dass wir wohl etwa nochmal 70 Jahre brauchen werden, um dessen seelische Folgen weitestgehend überwunden zu haben.

Gerade bei verschiedenen Verhaltensauffälligkeiten, Verlustängsten, emotionalen Störungen und Angstzuständen kommt immer wieder das leidvolle Schicksal der Vorfahren zum Vorschein. Die Entnahme der Unbewussten Schuld und die häufig notwendige Verarbeitung von damit belastenden Gefühlen schafft meist große Erleichterung und Lösung.

Bei all der berechtigten Ablehnung des Nationalsozialismus und der damaligen „Nazis" dürfen wir wohl nicht ganz vergessen, dass auch diese Menschen letztendlich Menschen waren. Trotz allem was sie Grauenvollstes und Unmenschlichstes getan haben, erlitten vermutlich auch sie ungeheiltes, ungerettetes und ungelindertes Leid. Und so gab es auch für sie Unbewusste Schuld, die in ihrem Familiensystem möglicherweise weitergegeben wurde.

In der Praxis scheint es mir immer wieder so, als litten die Nachkommen dieser Menschen doppelt - zum einen haben sie Vorfahren mit dieser unrühmlichen, gewaltvollen, menschenverachtenden Geschichte, zum anderen sind sie zusätzlich von deren ungeheiltem Leid geprägt.

Aus meiner Beobachtung heraus lässt sich die von Vorfahren übernommene Unbewusste Schuld leichter von sich nehmen, wenn die Vorfahren auf der Seite der „Opfer" waren. Die Entnahme von „vererbter" Unbewusster Schuld von Seiten der „Täter" stammend ist meist eine weit größere Herausforderung.

Bei der Befreiung von Unbewusster Schuld in unserer Gegenwart darf es für uns natürlich keine Rolle spielen, auf welcher Seite die Vorfahren eines Menschen standen.

Je mehr ungeheiltes Leid ein Mensch mit sich trägt, umso konzentrierter bin ich bei der Sache und schöpfe alle Möglichkeiten aus, um ihn bei der Lösung von Unbewusster Schuld und der Verarbeitung von belastenden Emotionen möglichst effektiv zu unterstützen.

Auch wenn es provokant klingt: Es fällt uns wohl meist leichter mit „Opfer" als mit „Tätern" empathisch zu sein - das gleiche gilt (teilweise) auch für deren Nachkommen. Zumindest für die Nachkommen können und müssen wir wohl ohne jeden Zweifel feststellen, dass wir uns diese Unausgewogenheit aus dem Blickwinkel der Menschlichkeit nicht erlauben dürfen.

In diesem Kontext werden erfahrungsgemäß sehr häufig solche oder ähnliche Konfliktlösungssätze (siehe Seite 90) gebraucht: „Obwohl mein Großvater/meine Großmutter auf Seiten der Nazis stand, nehme ich dennoch die Schuld dafür von mir, dass ..."

Die LUS-Therapie ist ein hervorragendes Werkzeug für die innere persönliche Aufarbeitung der familiären Kriegslast. Das gilt für die unmittelbar Betroffenen, für deren Kinder und ebenso für deren Enkel und Urenkel etc.

Obwohl es diese Sitzungen in der Praxis meist gehörig in sich haben, stellt sich nach gelungener Lösung (ob in einer oder mehreren Sitzungen) ein Gefühl von „endlich überwundener Last" und „tiefem zur Ruhekommen" ein.

Ich lade jeden mit systemischer Arbeit vertrauten und agierenden Therapeuten dazu ein, die Lösung von Unbewusster Schuld in den systemischen Prozess einzubinden. So oft habe ich schon miterleben dürfen, wie die Kombination dieser beiden wunderbaren Werkzeuge unglaubliche Lösungen und Befreiungen hervorgebracht hat. Allerdings empfehle ich dringend gut mit den Werkzeugen zur Verarbeitung von emotionalen Belastungen vertraut zu sein. Ein bloßes „Abreagieren-lassen" der traumatischen Emotionen reicht in den meisten solcher Fälle meiner Erfahrung nach für eine wirkliche Lösung bei weitem nicht aus (siehe Seite 88). Zudem gilt es schließlich die Belastung für den Klienten/Patienten und alle anderen Beteiligten bei all dieser subtil-massiven Arbeit möglichst gering zu halten.

Abgesehen von der Systemischen Therapie kann die LUS-Technik natürlich auch modular im Kontext anderer Therapieformen verwendet werden.

KAPITEL VIII

DIE ANWENDUNG DER LUS-TECHNIK

Bevor Sie sich an die Anwendung der LUS-Technik machen, sollten Sie unbedingt nochmals gründlich den Abschnitt „Die aktive Verarbeitung belastender Emotionen" auf Seite 76 lesen. Bitte spielen Sie diese Anleitung ohne die Verwendung eines Schuld-Entnahme-Satzes zur Übung durch. Machen Sie sich mit dem Ablauf vertraut. Bitte beginnen Sie erst dann mit der LUS-Technik, wenn Sie die Anleitung so gut verinnerlicht haben, dass Sie diese zielsicher ausführen können. Diese Trockenübung soll Sie davor bewahren beim Aufkommen eventuell doch intensiverer Belastungsreaktionen hilflos zu sein und sich unnötig unwohl fühlen.

Wenden Sie die LUS-Technik...

1. auf **jedes aktuelle ungeheilte Leid** an.
2. auf **jede Situation an, in welcher Ihr Verstand erkennt, dass es ungeheiltes Leid gibt** - auch wenn Sie es nicht fühlen.

Zu Punkt 1 ist wohl nicht mehr viel zu sagen.

Zu Punkt 2 möchte ich darauf hinweisen, dass es im Alltag genug

- „ein-Indianer-kennt-keinen-Schmerz"-,
- „da-muss-er-durch"-,
- „selbst-daran-Schuld"- und
- „das-haben-wir-ja-alle-schon-mal-erlebt"-Situationen

gibt, bei welchen wir aus Routine, Überlastung, Hilflosigkeit oder schlichter Gewöhnlichkeit das Leid von anderen oder uns selbst nicht wahrnehmen (siehe Fallbeispiel „Meine Tochter" auf Seite 125). Obwohl wir es in dem Moment nicht direkt wahrnehmen, können wir trotzdem die Belastung davon mit uns tragen.

Wenn Sie eine solche Situation erkennen, dann empfehle ich Ihnen nicht lange darüber nachzudenken, sondern einfach den passenden Schuld-Entnahme-Satz zu sprechen und zu sehen was passiert.

Wenn Sie nach ein paar sorgfältig ausgeführten Anwendungen der LUS-Technik mit der Vorbereitung vertraut sind, das Gefühl für einen Neutralsatz in sich gut erinnerlich abgespeichert, eine gewisse Erfahrung darin haben „fühlend zu sprechen" und aus eigenem Erleben wissen wie sich eine

Belastungs- und eine Entlastungssituation anfühlen, dann können Sie die LUS-Technik „fast ganz nebenbei“ ausführen. Dann reicht es wirklich sich für einen Atemzug zur Ruhe zu bringen, den Ist-Zustand Ihres Körpers, Ihrer Gefühle und Ihres Geistes wahrzunehmen, um dann ruhig und zielsicher den passenden Schuld-Entnahme-Satz zu formulieren. Mit etwas Erfahrung können Sie das in nahezu jeder Situation erfolgreich in wenigen Sekunden durchführen. Sie werden überrascht sein wie unverzüglich sich immer wieder deutliche Erleichterung und Entlastung einstellt. Ebenso werden Sie überrascht sein, in welchen Situationen, die Sie gar nicht als ungeheiltes Leid empfunden, sondern allein mit dem Verstand als potenzielle erkannt haben, deutliche Erleichterung eintritt.

Eine besondere Herausforderung des Erkennens stellen Situationen dar, bei welchen neben möglichen Gefühlen von Leid noch weitere Gefühle involviert sind (siehe Fallbeispiel Klaus auf Seite 126). Lassen Sie sich nicht ablenken, stellen Sie sich einfach nur die einfache Frage:

Sehe ich hier irgendwo ungeheiltes Leid?

Wenn ja, zögern Sie nicht kurz in sich zu gehen und wachsam fühlend den passenden Schuld-Entnahme-Satz zu formulieren.

DIE LUS-TECHNIK-KURZÜBERSICHT

A) Die Vorbereitung - Kommen Sie ins Fühlen.

- Sitzen Sie aufrecht und bequem, schließen Sie die Augen und beginnen Sie von den Füßen aufwärts den Zustand Ihrer Körpers wahrzunehmen.
- Nehmen Sie wahr, was in Ihre Gefühlswelt gerade vor sich geht.
- Werfen Sie einen Blick auf die Vorgänge in Ihrem Geist.

B) Die Kalibrierung - Lernen Sie eine Neutralreaktion kennen.
Sprechend Sie fühlend Schuld-Entnahme-Sätze, für die höchstwahrscheinlich keine Unbewusste Schuld vorliegt. Wie z.B.:

„Ich nehme die Schuld dafür von mir, dass es regnet."

„Ich nehme die Schuld dafür von mir, dass die Wand weiß ist."

„Ich nehme die Schuld dafür von mir, dass der Tisch aus Holz ist."

Registrieren Sie dabei Ihre Reaktion. Das ist die Neutralreaktion.

C) Die Lösung Unbewusster Schuld - Schreiten Sie zur Lösung.
Sprechen Sie einen auf Ihre gegenwärtige Lebenssituation angepassten Schuld-Entnahme-Satz.

- Der erste Satzteil besteht immer aus der Phrase:
  „Ich nehme die Schuld dafür von mir, dass ...".
- Der zweite Satzteil enthält die vermutete Unbewusste Schuld. Hier wird der Ursprung des Leids oder das Leid selbst benannt.

D) Die Wahrnehmung der Veränderung - Lauschen Sie in sich.
Nehmen Sie achtsam wahr, ob der gesprochene Schuld-Entnahme-Satz eine befreiende, belastende oder neutrale Reaktion hervorruft.

E) Die Reaktion - Registrieren was Sache ist.

- Tritt eine Neutralreaktion auf, so gibt es für diesen Schuld-Entnahme-Satz keine Unbewusste Schuld.
- Tritt eine Erleichterungsreaktion auf, wiederholen Sie den Schuld-Entnahme-Satz so lange fühlend, bis er neutral ist.
- Tritt eine Belastungsreaktion auf, wiederholen Sie den Schuld-Entnahme-Satz so lange fühlend,
  - bis die Belastung ganz verschwunden ist.
  - Schwindet die Belastung nicht, gehen Sie zur aktiven Verarbeitung über.

F) Die aktive Verarbeitung - Verschaffen Sie sich Luft.
Führen Sie gleichzeitig diese fünf Aktionen so lange aus, bis die belastende Emotion vergangen ist.

1. Fokussieren der emotionalen Belastung.
2. Fühlende Wiederholung des Schuld-Entnahme-Satzes.
3. Ruhig-fließende Atmung.
4. Sanftes Beklopfen des oberen Brustkorbs.
5. Hin- und Herbewegen der Augen.

Sollte die emotionale Belastung nach wenigen Minuten nicht vergangen sein, so gibt es vermutlich noch einen weiteren Aspekt dieser Unbewussten Schuld. Finden Sie einen neuen passenden Schuld-Entnahme-Satz zu Ihrem Thema. Sollte sich die emotionale Belastung auf diese Weise nicht lösen lassen, was seltenen der Fall ist, so ist das von Ihnen gerade bearbeitete Thema mit einem hintergründigen, verborgenem, ungeheiltem Leid verknüpft. Für diesen Fall ist es ratsam, sich Hilfe bei einem LUS-Therapeuten zu suchen (www.lus-therapie.de).

KAPITEL IX

FALLBEISPIELE ZUR LUS-TECHNIK

In diesem Abschnitt werden reale Fallbeispiele aus der Praxis wiedergegeben. Obwohl diese Ereignisse aus der Praxis stammen, wäre es den Patienten gut möglich gewesen, die jeweilige Unbewusste Schuld selbst von sich zu nehmen, wenn sie mit der Arbeitsweise der LUS-Technik vertraut gewesen wären.

Da die Arbeitsweise der LUS-Technik so einfach und direkt ist, fanden einige der Fallbeispiele am Telefon statt.

Fallbeispiel 1 - Alina

Maria ruft aus dem Urlaub in Italien an, weil es ihrer sechs Jahre alten Tochter Alina nicht gut geht. Alina hat geringes Fieber, fühlt sich nicht wohl, döst viel in der Hängematte, ist antriebslos, klagt hin und wieder etwas über Bauchschmerzen und ist eindeutig zurückgezogener. Die Familie ist mit dem Wohnanhänger unterwegs. Vor vier Tagen sind sie auf dem Campingplatz am Gargano angekommen. Schon bei der Ankunft war Alina etwas verändert, was aber erst auf die lange Fahrt zurückgeführt wurde. Nachdem sie sich aber nicht erholte, sondern ihr Zustand noch deutlicher wurde, meldet sich nun ihre Mutter.

Natürlich gehen meine ersten Fragen in die Richtung, ob sie vielleicht etwas schwer Verträgliches, zu viel oder zu ganz falschen Zeiten gegessen haben könnte. Diese Spur scheint sich nicht zu bestätigen, zudem fehlen weitere Magen-Darm-Symptome. Da sich der Zustand schon bei der Fahrt, und nicht erst vor Ort einstellte, kommt ein Sonnenstich nicht in Frage. Da ihr Wagen klimatisiert ist, kann es auch keine Überhitzung sein. Auch fehlen für diesen Verdacht die typischen Symptome. Generell kommt Alina sehr gut mit langen Autofahrten zurecht. Die Stimmung in der Familie ist gut und entspannt, und auch mit ihrem zwei Jahre älteren Bruder kommt sie schon eine ganze Weile sehr gut aus.

Nun bitte ich darum mit Alina selbst sprechen zu können, da wir so nicht weiter kommen. Alina kennt mich gut von Terminen in der Praxis und wir haben schon einige Male miteinander telefoniert. Nachdem ich mich nochmals bei ihr persönlich nach ihrem Befinden erkundigt habe, frage ich sie danach, woran sie denn in ihrer Hängematte liegend die meiste Zeit denkt. Ihre Antwort kommt prompt: „An die armen Schweine." Ich lasse mir von ihr erklären, was sie damit meint: Auf der Fahrt an den Gargano überholten sie einen LKW, der Schweine transportierte. Alina wird nun stumm und bekommt kein Wort mehr heraus, weshalb ich sie bitte, mir wieder ihre Mama zu geben. Von Maria erfahre ich, dass sie tatsächlich durch die Region Parma fuhren und einen Tiertransporter überholt haben. Als ich mich nach dem ganzen Vorgang genauer erkundige erfahre ich, dass Alina sich für die Tiere erst gefreut hat, weil sie dachte, dass die Schweine auch in den Urlaub fahren. Ihr Bruder wollte es genauer wissen und so erklärten die Eltern ihren Kindern, dass die Schweine nicht in den Urlaub, sondern in die „Schinkenfabrik" fahren. Alina wollte wissen, ob Schweine wirklich gerne Schinken essen. Letztendlich wurde ihr erklärt, dass sie dort geschlachtet und zu Schinken verarbeitet werden. Rückblickend kann sich Maria nun auch daran erinnern, dass es an der nächsten Raststätte, etwa eine Stunde später, mit Alinas Unwohlsein begann.

Egal ob dieses Ereignis die Ursache für Alinas Erkrankung ist oder nicht - wir haben hier ein ungeheiltes Leid. Wir sollten uns also erst um diese Belastung kümmern, bevor wir uns Gedanken um weitere Schritte machen.

Maria kennt das Thema der Unbewussten Schuld schon aus der Praxis, da ich mit ihr schon Sitzungen mit der LUS-Therapie hatte. Deshalb versteht sie auch recht schnell, was ich nun vorhabe. Ich bitte sie mit Alina in den Wohnwagen zu gehen und die Tür zu schließen. Alina soll bei der Arbeit nicht gestört werden und es soll ihr leicht fallen, ihren Gefühlen freien Lauf lassen zu können. Sie soll das Handy auf Mithören stellen und beiseite legen und Alina auf den Schoss nehmen. Während sie ihrem Kind nun gleich bestimmte Sätze vorsprechen wird, soll sie bitte mit ihrer flachen Hand Alinas oberen Brustkorb sanft beklopfen.

Als wir wenige Augenblicke später in Startposition sind, bitte ich Maria diesen Satz zu sprechen: „Ich nehme die Schuld dafür von mir, dass die Schweine nicht in den Urlaub fahren." Im Hintergrund höre ich Alina erleichtert seufzen. Maria soll den Satz bitte wiederholen. ... So arbeiten wir für ein paar Minuten weiter und setzen dabei diese Sätze ein, welche je nach Reaktion wiederholt werden:

„Ich nehme die Schuld dafür von mir, dass die Schweine in die Schinkenfabrik fahren."

„Ich nehme die Schuld dafür von mir, dass die Schweine dort zu Schinken gemacht werden."

„Ich nehme die Schuld dafür von mir, dass wir in den Urlaub fahren und die Schweine zu Schinken werden."
„Ich nehme die Schuld dafür von mir, dass wir in den Urlaub fahren und die Schweine sterben."
„Ich nehme die Schuld dafür von mir, dass wir im Urlaub sind."

Nach ein paar Tränen folgen weitere Erleichterungsseufzer. Maria teilt mit, dass Alinas zuvor betrübte Augen wieder zu strahlen beginnen. Ich verabrede mit Maria, dass ich mich in einer halben Stunde wieder melden werde, um zu erfahren, wie es Alina geht.

Bei diesem zweiten Telefonat erfahre ich, dass Alina vorher unmittelbar nach unserem Gespräch nach Weintrauben gefragt hat und reichlich davon gegessen hat. Dann suchte sie ihren Bruder und fing an mit ihm im Sand zu spielen. Inzwischen ist eine Sandburg gebaut und während meinem Telefonat mit Maria wollen die Kinder jetzt ins Meer baden gehen.

Am folgenden Tag habe ich die knappe Meldung auf dem AB, dass Alina wieder ganz die alte ist.

Dieses Ereignis ist typisch für die LUS-Technik: das ungeheilte Leid ist aktuell, die Belastungsreaktionen sind gering und die Lösung von der Unbewussten Schuld bringt unmittelbare Erleichterung.

Durch Alina können wir gut erkennen, dass körperliche Beschwerden leicht von Unbewusster Schuld bedingt sein können. Bei Kindern ist das noch mehr so als bei uns Erwachsenen.

Was meinen Sie, hätten Sie nicht auch Alinas Leid erkennen können, wenn sie vor Ort gewesen wären? Gut, es hätte vielleicht ein paar Minuten gedauert um die Situation zu erfassen und das ungeheilte Leid zu erkennen, aber diese Minuten brauche ich auch. Und dann? Hätten nicht auch Sie diese einfachen Sätze, die sich ganz von selbst aus dem Vorgang ergeben und schon wie in den Mund gelegt sind, finden und sprechen können? Sicher hätten Sie das! Wo sollte die Schwierigkeit liegen? Jetzt, da Sie wissen was es mit der Unbewussten Schuld auf sich hat und wie die LUS-Technik funktioniert, sind Ihr Herz, Ihre Augen und Ihre Ohren dafür geöffnet - und obwohl Ihr Verstand die Unbewusste Schuld nicht fühlen kann, kann er ihr Vorhandensein nun doch recht zielsicher vermuten. Der Rest ist Tun - mehr nicht. Sprechen Sie die Sätze und Sie werden erfahren, ob hier eine Unbewusste Schuld vorliegt. Anders kann ich es auch nicht erkennen - wir sitzen im gleichen Boot.

Fallbeispiel 2 - Mario

Mario ist 35 Jahre. Er kam gerade zu mir in die Praxis, weil er hexenschussartige Beschwerden im Lendenwirbelbereich hat. Obwohl er als Schreiner täglich anpackt und immer wieder schwer heben muss, hatte er diese Beschwerden noch nie. Zudem erzählt er mir, dass er gerade die letzten Tage nicht nennenswert gehoben hat und auch in keiner belastenden Körperhaltung arbeitete. Schleichend begann der Rücken schon vor ein paar Tagen sich anders anzufühlen. Hin und wieder trat eine gewisse schmerzlose Steifigkeit auf, dann gab es hin und wieder mal ein leichten „lahmigen Schmerz", wenn er vom Sitzen aufstand. Generell fühlte sich der Bereich die letzten Tage kühler, irgendwie ungelenk und schwach an. Jetzt ist es ihm richtig hineingefahren und er kann sich kaum mehr rühren.

Als ich mir seinen Rücken genauer ansehe, das Bewegungsmuster erfrage, bei welchem sich die Beschwerden verschlechtern und verbessern und den Zustand der Muskulatur in der Region untersuche, bekomme ich den Verdacht, dass es für seine Schmerzen keine erkennbare körperliche Ursache gibt. Er ist ein gesunder Mann im besten Alter, von guter Statur und voller Tatkraft und Elan - genau so sieht sein Rücken aus.

Daher möchte ich nun von ihm wissen, ob es in den letzten Tagen, vielleicht Wochen, irgendwelche anderen Belastungen gab: Passt daheim alles mit Frau und den beiden Söhnen? Geht es den Eltern gut? Gibt es finanziellen Druck? Geht er gerne in die Arbeit? Bei der letzten Frage sagt er erst ja - hält kurz inne, sieht mich dann etwas traurig an und beginnt zaghaft zu erzählen.

Seit ca. drei Wochen haben sie einen Praktikanten namens Tobias in der Firma, der vielleicht eine Schreinerlehre in ihrem Betrieb machen möchte. Der Junge ist 16 Jahre alt und hat eine leichte geistige Behinderung: Er tut sich schwer Aufträge zu erfüllen, die mehr als zwei Anweisungen auf einmal enthalten und wenn er dann recht schnell der Überforderung nahe nervös wird, beginnt er leicht zu stottern. Mario selbst hat damit gar kein Problem. Er hatte ihn schon ein paar Mal auf Montage dabei und auch in der Halle hat er mit ihm gut zusammen gearbeitet. Mario kann gut mit den Eigenheiten von Tobias umgehen, weil er selbst kleine Kinder hat. Sie haben ein menschlich gutes und betrieblich produktives Miteinander.

Besonders freut ihn, dass sich Tobias bei ihm sichtlich wohlfühlt und gerne mit ihm arbeitet. Mario sagt, dass er sich schon ein wenig wie der gute große Bruder von Tobias fühle.

Soweit so gut. Die zwei Lehrlinge des Betriebes, die sich beide im dritten Lehrjahr befinden und noch junge Burschen sind, lassen Marios menschliche

Reife und Herzlichkeit allerdings missen. Gerne schicken sie Tobias im lächerlich aufgesetzten Befehlston herum, freuen sich dann an seinem Stottern, äffen ihn nach und kichern wie kleine Mädchen.

Tobias ist darüber zusehends irritiert und gerät mehr und mehr in eine generelle Verunsicherung und Kränkung hinein. Mario fühlt sich in der Sache wie gelähmt. Er möchte Tobias gerne helfen, ihn gerne verteidigen, hatte aber vor einiger Zeit schon einmal eine heftige Auseinandersetzung mit dem Chef, da sich der eine Lehrling, Martin, auch ihm gegenüber zu Beginn seiner Lehrzeit viel rausgenommen hat und versuchte ihn regelrecht zu mobben. Die Schwierigkeit ist, dass der Firmeninhaber der Onkel von diesem Lehrling ist. Er als Onkel ist mächtig stolz auf seinen Neffen und hält ohne Wenn und Aber zu ihm. In Martins Fahrwasser der kleinen, menschlichen Narrenfreiheit, fährt der zweite Lehrling, Gernot, gerne mit.

Hier sind wir nun vermutlich in den Bereich der Ursache für seine sonst nicht gekannten körperlichen Beschwerden vorgedrungen. Ich kenne den herzensguten Mario schon seit Jahren. Ich selbst schätze seine Ruhe, seine menschliche Art und seine schnörkellose Aufrichtigkeit sehr - kurz, mir fällt es leicht anzunehmen, dass er unter dem (ungeheilten) Leid von Tobias selbst leidet. Daher schlage ich ihm vor, ein paar Sätze mit mir zu sprechen, um zu sehen, wie er und sein Rücken darauf reagieren.

Mario ist etwas irritiert, da er diese Facette meines Behandlungsspektrums noch nicht kennen gelernt hat. Ohne zu zögern ist er mit noch nacktem Oberkörper auf der Untersuchungsliege sitzend bereit, gleich zu beginnen. So spreche ich ihm ohne Vorwarnung den Satz vor:

„Ich nehme die Schuld dafür von mir, dass Tobias von Martin und Gernot gehänselt wird." Noch bevor ich mit dem Satz ganz fertig bin hat er Tränen in den Augen und atmet zugleich erleichter auf. Dazu aufgefordert wiederholt er den Satz, was dazu führt, dass sich sein Gesicht aufhellt und er eine ganz aufrechte und klare Sitzhaltung einnimmt; seine Schultern sind entspannt, sein Rücken aufgerichtet und sein Kopf erhoben. Zwei, drei Wiederholungen des Satzes vervollständigen die Erleichterung.

„Ich nehme die Schuld dafür von mir, dass Tobias diese Behinderung hat." ist mein zweiter Satz. Mario nimmt spontan einen tiefen Atemzug, wiederholt den Satz ohne Aufforderung und spricht sich auch hier in die Erleichterung hinein.

„Ich nehme die Schuld dafür von mir, dass ich Tobias nicht helfen kann." Das war der tiefste Satz! Hier wird sein Gesicht rosig und es lässt sich an seiner Körpersprache erkennen, dass er bereit zur Tat wird. Die für die Unbewusste Schuld immer wieder auftauchende Lähmung scheint von ihm abzufallen. Er sieht mich an und wiederholte den Satz mit leichter Ergänzung:

„Ich nehme die Schuld dafür von mir, dass ich Tobias bis jetzt nicht helfen konnte.“ Er muss meinen leicht fragenden Blick sofort wahrgenommen haben, denn schon nach seinem Hemd greifend teilt er mir mit, dass er jetzt in die Schreinerei fahren und mit dem Chef sprechen wird. So kann das nicht stehen bleiben, er wird schon die richtigen Worte finden um auch dem stolzesten Onkel beibringen zu können, dass sein geschätzter Neffe zwar Sonderrechte in Sachen Arbeit, aber nicht in Sachen Menschlichkeit haben kann.

Etwas verwundert über diese rasche Klärung seiner Befangenheit und über diese entschlossene Tatbereitschaft frage ich ihn noch nach seinem Rücken. Mario verdreht sich nach links, nach rechts, beugt sich nach hinten und nach vorne, setzt sich hin und steht wieder auf um dann mit den Schultern zu zucken und zu fragen: „Welche Rückenschmerzen?“ Er fügt hinzu, dass er sich die letzten Tage schon mit dem Gedanken gequält hat, klare Worte mit dem Chef zu sprechen. Aber da war dann immer gleich dieses Gefühl von Lähmung, nicht wissen wie er anfangen und es ausdrücken soll und Schwäche. Jetzt aber fühlt er sich dem gewachsen und sucht das Gespräch.

Solche wunderbaren und kraftvollen Lösungen von Unbewusster Schuld erlebe auch ich nicht alle Tage. Aber bei so gesunden Menschen wie Mario, klar im Geist, gesund im Körper und rechtschaffen im Herzen kann es genau so geschehen. Es war schön zu sehen wie die Lähmung der Unbewussten Schuld wich und Kraft zur Handlung wieder das Ruder übernahm.

Nun wieder meine Frage an Sie: Wäre Mario zu Ihnen gekommen und hätte Ihnen die Situation von Tobias in der Firma erzählt - an welcher Stelle hätten Sie nicht erkannt was hier läuft und was zu tun ist? Hätten Sie Tobias Leid nicht verstanden? Hätten Sie Marios Leid mit Tobias Leid nicht verstanden? Wären Ihnen die passenden Schuld-Entnahme-Sätze nicht eingefallen? Wo wäre das Problem gewesen? Sie wissen jetzt nicht so recht wo sich ein Hindernis hätte auftuen sollen? Ich auch nicht! Die Arbeit mit der LUS-Technik ist einfach - also lassen wir es so einfach wie es ist und gehen zum Tun über.

Fallbeispiel 3 - Paula

Paula ging es gar nicht gut, was schon auf dem Anrufbeantworter zu hören war, auf dem sie mich um einen möglichst baldigen Rückruf bat.

Paula hatte Kopf- und Bauchschmerzen, litt unter Übelkeit, hatte miserabel geschlafen und ihre Hüfte fühlte sich wie ausgerenkt an. Da ich Paula schon lange kenne, fragte ich direkt nach, was ihr auf dem Herzen liegt, was sie denn ungutes erlebt habe. Ihr größtes Leid war, dass ihre Tochter gestern am späten Nachmittag die Mitteilung bekommen hatte, dass sie ihr Abitur nicht geschafft hat. Eine kurze Frage machte mir klar, dass es nicht Paulas Leid ist, dass ihre Tochter das Abi nicht geschafft hat (O-Ton: „Man kann auch gut ohne Abitur leben."), sondern sie massiv davon belastet ist, wie es der Tochter selbst damit geht. Schließlich hat Julia das Abi letztes Jahr auch nicht geschafft - nun ist sie am Boden zerstört und Paula kommt nicht an sie ran und kann ihr nicht helfen. Julia ist hoch deprimiert und schwankt zwischen reizbarstem Zorn, stumpfer Apathie und völligem Rückzug.

Julias Vater ist nicht gerade eine große Hilfe. Ihre Eltern sind geschieden, der Vater wohnt im selben Ort, aber er kann mit Druck und emotionalen Belastungen nicht gut umgehen. Er stellt sich dann „tot", ist nicht ansprechbar und macht sich aus dem Staub. Für seine Kinder ist er in solchen Situationen nicht greifbar. So muss Paula also erleben wie sie nicht an Julia rankommt, ihr Mann ihr auch keine Hilfe ist und Julia wie schockiert Opfer ihrer Gefühle ist.

Gleich vorweg. Kein Schuld-Entnahme-Satz zeigte bei Paula eine Belastungsreaktion. Wie es häufig bei akuten und massiven Belastungen mit Unbewusster Schuld ist, zeigen sich bei ihrer Lösung meist sehr stark überwiegend deutliche Entlastungsreaktionen. Es ist gerade so, als hätten sich die belastenden Emotionen noch nicht verdichtet und kondensiert, als wären sie noch freischwebend und gelöst, und so können sie wie die Luft aus einem Luftballon direkt entweichen und damit den Druck rausnehmen.

Da Paula mich schon sehr gut kennt und ihr die Lösung von Unbewusster Schuld bestens vertraut ist, rede ich nicht lange darum herum, sondern lege gleich mit dem ersten Schuld-Entnahme-Satz los:

„Ich nehme die Schuld dafür von mir, dass meine Tochter Julia das Abitur nicht geschafft hat." Erleichterung! Es folgen ein paar Wiederholungen.

„Ich nehme die Schuld dafür von mir, dass Julia am Boden zerstört ist." Erleichterung! Es folgen ein paar Wiederholungen.

„Ich nehme die Schuld dafür von mir, dass es Julia mit diesem Fehlschlag so furchtbar schlecht geht.“ Große Erleichterung. Auch hier folgen ein paar Wiederholungen.

„Ich nehme die Schuld dafür von mir, dass ich ihr nicht helfen kann.“ Dieser Satz wirkt wie Balsam. Ich höre es an Paulas Atmung, die nun wieder deutlich ruhiger, tiefer und fließender wird.

„Ich nehme die Schuld dafür von mir, dass Julia diese Niederlage zum zweiten Mal erfährt.“ Mit dieser Erleichterung beginnt Paula wieder konstruktiv zu werden. Zudem gibt sie an, dass all ihre Beschwerden nun schon deutlich besser sind. Besonders die zuvor erdrückende Übelkeit ist verflogen. Da ich gerne versuchen möchte ihren Zustand noch besser zu bekommen, bevor wir uns Gedanken darüber machen, was wir für ihre Tochter Julia tun können, gehen wir die oben genannten Schuld-Entnahme-Sätze nochmals ruhig und fühlend durch. Danach sind ihre Beschwerden (Kopf- und Bauchschmerzen, Übelkeit, Übernächtigung und Hüftschmerzen wie ausgerenkt) so gut wie weg. Sie ist zwar geschafft von den Umständen, aber wieder handlungsfähig, mit deutlich konstruktiven Zügen. Schnell kommt sie wieder in die Spur und es fallen ihr dann doch Möglichkeiten ein, wie sie vielleicht wieder an Julia rankommen und ihr eine Hilfe in der schweren Zeit sein kann.

An dieser Stelle möchte ich anmerken, dass wir uns nicht von körperlichen Beschwerden in die Irre führen lassen dürfen. Wir sollten nicht auf die Vorstellung hineinfallen, dass körperliche Beschwerden nicht von emotionalen Anlässen verursacht sein können. Natürlich können sie das sein, und häufig sind sie das auch. Gerade dann, wenn der Mensch unter dem Einfluss von massiven Emotionen, ungeheiltem Leid und damit Unbewusster Schuld steht, können auch die scheinbar rein körperlichen Beschwerden alleine durch diese veranlasst sein und folglich auch durch ihre Lösung Heilung erfahren.

Fragen Sie sich selbst, wo Sie hier hätten scheitern sollen. Falls Sie selbst eine solche Situation erleben, so möchte ich Sie darauf aufmerksam machen, nicht für sich selbst die Sätze zu übersehen: „Ich nehme die Schuld dafür von mir, dass ich Julia ihre Last nicht nehmen kann.“, „Ich nehme die Schuld dafür von mir, dass ich Paula ihre Last nicht nehmen kann.“

Jedenfalls habe ich für mich nach diesem Telefonat diese Sätze gesprochen. Sie haben mir gut getan.

Fallbeispiel 4 - Günter

Günter ist ein sehr freundlicher, gutsituierter Mann von hoher Bildung und besten Umgangsformen. Er ist sehr hilfsbereit und oft von ansteckender Heiterkeit. Sein feiner Humor scheint ihn nie im Stich zu lassen. Er ist etwas über 50 Jahre alt, arbeitet in einem großen Finanzunternehmen und hat eine liebe Frau und zwei gesunde Kinder. Er neigt nicht dazu, seine Schwierigkeiten in den Vordergrund zu stellen und zum Mittelpunkt seines Lebens zu machen. Dennoch bat er mich telefonisch mit ernstem Unterton um einen persönlichen Termin in der Praxis.

Seit einigen Wochen geht es ihm nicht gut. Körperlich fehle ihm nichts, bis auf eine gewisse Müdigkeit. Er schläft zwar gut ein, aber später dann erwacht er und findet nicht mehr zur Ruhe. Er liegt meist einige Stunden wach, um dann kurz vor dem Wecker in einen tiefen, schweren Schlaf zu fallen.

Natürlich frage ich ihn, wie es ihm in diesen Nachtstunden geht und woran er denkt. Er macht sich Gedanken um die Zukunft, wie es weiter geht, was seine Kinder später für Berufe finden werden etc. Dabei schwingt eine Zukunftsangst mit und sein sonst unschlagbarer Optimismus lässt ihn im Stich. Ganz im Gegenteil - er gerät zusehends in eine pessimistische Stimmung, die sich nun auch auf den Tag ausgeweitet hat. Er ertappt sich auch zusehends dabei, wie er sich die Vorstellung macht, dass er eines Tages nicht mehr genug Geld für sein Leben haben könnte. Er findet das absurd, da er sich um Geld nicht die geringsten Sorgen machen muss. Selbst wenn er heute aufhören würde zu arbeiten, so sagt er, könnte er aufgrund seiner sicheren Geldanlagen, Besitztümer und Ersparnisse genau so weiterleben wie jetzt - „nur halt mit mehr Freizeit“, scherzt er. Aber wenn er mit der U-Bahn von der Arbeit nach Hause fährt, und er dort die vielen Menschen sieht, „die ausgelassen zum Oktoberfest fahren und vollgelaufen von dort zurück kommen“, dann beschleicht ihn die Angst, nicht mehr lange im Kreise dieses Wohlstands zu sein. Es ist wie eine vage Ahnung, dass ihm der soziale Abstieg drohe. Er kann sich darauf keinen Reim machen, denn sowohl er, als auch seine Frau, kommen aus guten Familien und den besten Kreisen. Selbst wenn etwas ganz schief laufen würde, wären sie nicht allein und hätten herzliche und finanzkräftige Hilfe. Das ist in ihrem Umfeld so üblich. Den Schalk in den Augen blitzend fügt er hinzu, dass für ihn das Schlimmste von allem sei, dass ihn seine gute Laune zusehends verlasse. So kann er immer wieder wahrnehmen, wie er von einer „subtilen Übellaunigkeit angefressen“ wird, die seine wohlwollende, offene und heitere Art untergräbt. Noch habe er das im Griff, aber er möchte es auf keinen Fall soweit kommen lassen, dass sich dieses „schlimmste Übel, die schlechte Laune" weiter ausbreitet.

Natürlich versäume ich es nicht ihn zu fragen, ob es ihm körperlich soweit gut gehe. Er beruhigt mich auf seine charmante Art mit dem Hinweis, dass sein Arzt ihn letzte Woche gesundschreiben wollte, falls er sich krank fühle, und sich von ihm eine dicke Scheibe seiner guten Konstitution wünsche. Nein, körperlich fühle er sich wohl und der Arzt habe „keine Mängel" an ihm feststellen können.

Im weiteren Gespräch stellt sich heraus, dass seine Welt vor dem Sommerurlaub noch völlig in Ordnung war. Wenn er sich an die Tage vor der sommerlichen Auszeit mit seiner Familie zurückerinnert, so kann er direkt spüren, dass da seine Welt noch rund lief und alles bestens war. Nun frage ich ihn, ob das denn am ersten Arbeitstag auch so war. Kurz in sich gegangen antwortet er mit einem klaren „Ja, das war es." Also nehme ich mal an, dass der Urlaub schön und problemfrei und das Nachhause kommen ohne Zwischenfälle verlaufen ist? Genau so sei es gewesen.

Nun stellt sich für mich die Frage, ob es im Privaten oder im Beruf zu einer unguten Situation oder einer schlechten Nachricht gekommen sei. Nach kurzer Pause ist er sich sicher, dass es privat nicht sein kann, aber ... hier hält er inne, beruflich gab es schon schlechte Nachrichten. Diese haben ihn selbst aber nicht betroffen und alles sei inzwischen bestens gelöst und zur Zufriedenheit aller geregelt. Daher ist er sich sicher, dass dies nicht die Ursache seiner Situation sein kann. Dennoch möchte ich von ihm genauer wissen, was denn die schlechten Nachrichten gewesen waren.

Ungefähr eine Woche nach dem Urlaub wurde bei ihm in der Arbeit bekannt gegeben, dass einige Arbeitsstellen in seiner Abteilung abgebaut werden müssen. Obwohl er nicht davon betroffen war, und er auch zu keiner Sekunde damit gerechnet hat, dass es für ihn irgendwelche Nachteile haben kann, war es doch ein Schlag. Denn es hat einen lieben Kollegen und eine geschätzte Kollegin erwischt. Der Kollege war schon seit vielen Jahren in dem Unternehmen und zu einem Freund geworden, die geschätzte Kollegin kannte er ebenfalls schon lange. Beide gehörten zu einer Gruppe von Mitarbeitern, die sich gerne zum Mittagessen und auch sonst hin und wieder privat mit ihren Familien verabredeten.

Für beide waren es turbulente Tage. Zum einen gingen nun zähe Verhandlungen um eine Abfindung los, und dort wurde ihnen dadurch arg zugesetzt, dass man sie deutlich spüren ließ, dass sie nun nicht mehr dazu gehören und für das Unternehmen uninteressant geworden waren. Zum anderen bangten sie darum, ob sie wieder eine gute Arbeitsstelle finden würden. So saßen sie einige Male in den Pausen und beim Mittagstisch zusammen und teilten ihre Nöte und Sorgen. Günter kann sich gut erinnern, wie es ihn selbst mitgenommen hat. Auch seine Frau, die beide Kollegen ebenso gut kennt und mag, fühlte mit und war voller Sorge um deren Situation.

Glücklicherweise erwiesen sich Günters Kontakte als sehr hilfreich und er landete zwei Volltreffer. Binnen weniger Tage waren die von ihm hergestellten Kontakte sehr fruchtbar und sowohl die Kollegin als auch der Kollege fanden ganz in der Nähe neue Arbeitsstellen, die ihnen wirklich sehr gefallen - mit mehr Gehalt und besseren Konditionen als zuvor!

Hier unterstrich Günter nochmals seine Überzeugung, dass es an diesem Zwischenfall nicht liegen könne, da sich schließlich alles zum Guten gewendet habe. Ich frage ihn nun, wie er sich hier und jetzt fühle, wenn er sich genau an den Moment zurückerinnert, als er die Nachricht bekommen hat. Er geht einen Augenblick in sich und spricht entschlossen: „Schrecklich, mir bleibt die Forelle im Hals stecken!" Sie saßen zu dritt beim Mittagessen in der Kantine zusammen, als er von den beiden eingeweiht wurde. „Da war alles schwarz in schwarz. Johannes hatte gerade den Bauvertag für sein Haus unterschrieben und Yvonne musste ein zuverlässiges Einkommen haben, da ihr Mann einen Burnout hatte und ein Jahr Pause von der Arbeit macht."

Da Günter ein intelligenter und fühlender Mann ist, hat ihm die kurze Erklärung gereicht, dass die Situation real zwar nun bestens gelöst war, aber schon alleine die Erinnerung daran sofort eine emotionale Belastung in ihm hervorruft. Folglich gibt es da noch eine aktuelle emotionale Belastung um ein damals ungelöstes Leid, obwohl dies inzwischen gelöst wurde. Also hängt da noch etwas fest. „Wir sollten also für ein Update sorgen?" fragt er scherzend. Ich bat ihn sich aufrecht hin zu setzen, die Augen zu schließen und ruhig zu atmen, bevor ich mit dem ersten Satz begann:

„Ich nehme die Schuld dafür von mir, dass Johannes und Yvonne gekündigt wurde." Sein vorher unmerklich angespanntes Gesicht wurde deutlich gelöster. Die Wiederholungen taten ihm sichtlich gut.

„Ich nehme die Schuld dafür von mir, dass sich die beiden in schwierigen Lagen befunden haben." Seine Entspannung setzte sich bei der Wiederholung dieses Satzes deutlich fort.

„Ich nehme die Schuld dafür von mir, dass beide Angst um ihre Zukunft hatten." (Warum diesen Satz? Weil diese Angst einer seiner Gründe war zu mir zu kommen.) Wieder deutliche Erleichterung.

„Ich nehme die Schuld dafür von mir, dass ich nicht in Gefahr war.“ Während der erleichterten Einatmung öffnet er die Augen und sieht mich fragend an. Dann nickt er kurz, schließt sie wieder und wiederholt den Satz. Ich lasse ihn machen und warte was passiert. Dann scheint er fertig zu sein, blick mich froh an und sagt: „Das ist mein Lieblingssatz - der hat mich jetzt erlöst.“ Zur Kontrolle frage ich ihn noch, wie es ihm jetzt geht, wenn er an den Moment der Verkündung des Unheils zurückdenkt. „Die Forelle war eigentlich sehr lecker, schade dass sie das durchmachen musste.“

Ich entlasse ihn und lege ihm nahe, diese oder ähnliche Sätze auch mit seiner Frau zu sprechen, denn schließlich hat sie auch gelitten.

Drei Stunden später hatte ich ihn auf dem AB mit der Nachricht, dass es jetzt auch seiner Frau wieder gut gehe, die gar nicht wusste, dass es ihr schlecht ging. Zudem solle ich meine „segensreichen Worte“ eventuelle etwas besser dosieren, weil er vor lauter guter Laune auf der Heimfahrt fast zwei Beulen in sein Auto gefahren habe.

Gut, hier wären Ihnen die passenden Schuld-Entnahme-Sätze vielleicht nicht ganz so leicht eingefallen, weil Sie eventuell die zugrundeliegende Situation nicht gleich erkannt hätten. Vielleicht hätten Sie den gleichen Fehler gemacht, dem auch ich zu Beginn dieser Arbeit hin und wieder unterlag: „Wenn die Situation gelöst ist, dann haben wir doch gar kein 'ungeheiltes, ungerettetes und ungelindertes Leid' mehr.“ Jein, stimmt! Sie, Ihr Verstand und mein Verstand haben Recht - aber „weiß“ das auch unser mitfühlendes Herz? Ist es dort schon wirklich angekommen? Manchmal ist die Entlastung noch nicht (ganz) angekommen, obwohl die 'Kuh schon vom Eis', der 'Stachel aus dem Fleisch' und 'Kopf aus der Schlinge' gezogen ist.

Dieser Fall war etwas tückisch, denn wir haben ein aktuelles Leid zu einer nicht mehr aktuellen Situation. (Das Leid war aktuell, denn wenn Günter daran dachte, blieb ihm „die Forelle im Hals stecken“.) Halten wir uns bei dieser Arbeit also weiterhin an das aktuelle Leid, und nicht alleine an die aktuelle Situation.

Aber, bevor wir uns unnötig den Kopf zerbrechen, probieren wir solch fragliche Sätze doch einfach aus - die Antwort kommt ohnehin nicht aus dem Kopf, sondern vom ... - aber das wissen Sie sowieso schon längst.

Fallbeispiel 5 - Sophia

Sophia ist 15 Jahre alt. Ich kenne sie schon länger, allerdings nur im Kontext von Haut- und Darmgeschichten. Ihre Mutter hatte angerufen und mit den Worten „Sie ist gerade schrecklich und ihr geht es auch schrecklich." einen Termin für sie ausgemacht. Nun sitzt sie vor mir und schon der erste Eindruck verrät, dass sie irgendetwas aus dem Gleichgewicht gebracht hat.

Als ich sie frage, weshalb wir hier zusammensitzen, lautet ihre Antwort etwa so: „Ach, ich weiß auch nicht, auf jeden Fall nervt es. Alles nervt. Ich habe überhaupt keine Lust dazu." Ich frage sie, worüber sie traurig ist, worauf sie mich leicht anfaucht, dass sie nicht traurig, sondern genervt ist. In einer solchen Verfassung habe ich Sophia noch nicht gesehen - ich kenne sie als freundliche junge Frau. Also frage ich nochmal anders. „Wenn Du traurig sein würdest, worüber würdest Du dann traurig sein?" Ihr Gesicht verrät mir, dass sie nun etwas milder gestimmt ist und ich mit meiner Frage bei ihr angekommen bin. Sie sagt, dass sie traurig ist, weil sie sich mit ihren Eltern gerade gar nicht gut versteht. Ich sage ihr, dass ich darüber schon im Bilde bin, weil ihre Mutter sie auch deshalb hier zu mir geschickt hat. Ich frage sie, worüber sie denn noch traurig sein würde, wenn sie traurig wäre. „Ist alles in Ordnung in der Schule? Mit den Freundinnen auch alles gut?" Das Wasser steigt in ihre Augen, sie legt das Gesicht in die Hände, beugt sich vor und weint schluchzend los. Mir scheint es, als sei sie mit irgendetwas hoffnungslos überfordert. Als wäre ihre Reizbarkeit, ihr Genervt-Sein und ihre Unleidlichkeit, wie es ihre Mutter am Telefon auch noch beschrieben hat, ein Ausdruck von Überforderung. Daher frage ich sie: „Wobei könntest Du oder jemand anders Hilfe gebrauchen." Sie schluchzt und schluchzt, ich setze mich zu ihr und klopfe sanft an ihr die Punkte des EFT-Schemas, an die ich gerade gut herankomme. Sie antwortet mir nicht, aber vermutlich kann sie gerade vor lauter Schluchzen auch nicht. Also beginne ich ins Blaue hinein zu fragen. „Braucht Dein Bruder Hilfe?" Da ich keine Antwort bekomme und auch keine Veränderung an ihr erkennen kann, frage ich weiter. „Braucht Deine Mama Hilfe?" Wieder keine Antwort oder Veränderung. „Braucht Dein Vater Hilfe?" Wieder nichts. „Brauchen Oma oder Opa Hilfe." Keine Veränderung. „Braucht eine Freundin von Dir Hilfe?" Sie richtet sich zu mir auf, schaut mich aus verweinten Augen mit verschmiertem Lidschatten an und sagt verzweifelt: „Helena geht es so Sch....! Ihr geht es so besch...! Könnte ich ihr doch nur helfen!" „Was ist los bei ihr?" „Ihre Eltern streiten sich nur noch, ihr Bruder ist ausgezogen und sie ist jetzt damit alleine - und ihr Pferd ist auch noch krank." OK, nun verstehe ich ihre Verzweiflung, ihre Reizbarkeit, ihre Traurigkeit und ihre Überforderung. Ich frage sie, ob sie Helena oft sieht, ob sie oft bei ihr ist, ob sie sich versucht um sie zu kümmern. (Mit dieser Frage versuche ich einen Eindruck davon zu bekommen, wie sehr sie involviert ist und wie verantwortlich sie sich für Helena fühlt.) Sie antwortet, dass sie fast nur noch bei ihr ist und da auch den Streit ihrer Eltern mitbekommt. (Sie ist also sehr involviert und fühlt sich sehr verantwortlich. Aber wie soll es auch sonst sein: Unser Herz unterscheidet nicht zwischen eigenem und fremden Leid und frägt nicht nach der Ursache.) Sie kann bald auch nicht mehr. Da ich weiß, dass die beiden schon seit dem Kindergarten befreundet sind und sich ihre Eltern und die von Helena gut kennen, frage ich, ob Helena nicht mal eine Zeit bei ihr wohnen könne. Das scheint ihr einen Hoffnungsschimmer zu sein. Sie hört auf zu weinen, sie scheint darüber nachzudenken. Dann schaut sie mich zweifelnd an und meint, dass ihre Eltern es wohl nicht erlauben werden, weil sie mit ihnen zurzeit so viel streitet. Ich erkläre ihr, dass es sein kann, dass sie deshalb so viel mit ihnen streitet, da sie durch die Überforderung mit der Situation von Helena so unter Spannung steht, dass sie einfach anders, vielleicht manchmal unfreundlicher und reizbarer reagiert als sonst. Sie räumt ein, dass sie an dem Streiten oft Schuld ist, weil es genau so ist, wie ich es sage.

Nun erläutere ich ihr meine Sicht der Dinge. Im Wesentlichen gibt es für mich drei mehr oder weniger getrennt voneinander zu betrachtende Punkte: 1. Es gilt ein Gespräch mit ihren Eltern zu führen, um ihnen die Situation von Sophia näher zu bringen. 2. Ferner wäre es ratsam für Sophia, möglichst viel emotionale Entlastung zu schaffen, was wohl überwiegend durch die Lösung von Unbewusster Schuld zu bewältigen ist. 3. Letztendlich ist zu akzeptieren, dass sie Helena ihre Last nicht abnehmen kann. Helena wäre wohl am meisten geholfen, wenn Sophia für sie da ist, aber sich möglichst wenig involviert. (Denn wenn es Sophia wegen Helena schlecht geht und sie leidet, dann wird Helena zu all ihren bisherigen Last auch noch die Unbewusste Schuld samt belastenden Emotionen unbewusst auf sich nehmen, dass es Sophia wegen ihr schlecht geht. Das habe ich Sophia natürlich nicht gesagt.)

Mein kleiner Vortrag scheint bei Sophia auf Zustimmung zu stoßen, denn sie fragt direkt nach, wie sie das alles machen soll. Ich schlage vor, dass ich mit ihrer Mutter telefoniere, und ihr die ganze Sache erkläre und ihr den Vorschlag mache, dass Helena vielleicht eine Zeit bei ihnen wohnen könnte. Damit ist sie einverstanden. Dann würden wir in den nächsten Minuten Sätze sprechen, um zu sehen, wie viel Entlastung wir für sie erreichen können. Sie weiß nicht so recht was da auf sie zukommt, aber sie zuckt zustimmend mit den Schultern. Wie gut sie dann für Helena da sein kann, ohne sich deren Sache zu sehr zu eigen zu machen, das müssen wir dann sehen. Sie stimmt zu und fragt, wann ich mit ihrer Mutter telefonieren werde. Ich schlage vor, sie jetzt gleich anzurufen.

Gesagt getan - allerdings habe ich nicht die Mutter am Telefon, sondern den Vater, denn ich recht gut kenne. Ich erläutere ihm die Situation, auch aus Sophias Sicht, und werbe ein wenig für Helenas vorrübergehenden Einzug. Er schluckt ein paar Tränen, weil er froh ist, dass er seine Sophia jetzt wieder verstehen kann und auch froh ist, dass bald vielleicht wieder bessere Zeiten in ihrem Zusammenleben anbrechen. Er stimmt dem Vorhaben zu und bietet von sich aus an, gleich mit den Eltern von Helena zu telefonieren, um sie zu fragen, ob es für sie in Ordnung ist, wenn Helena eine Zeit bei ihnen wohnt.

Dann möchte er noch ein paar Worte mit seiner Tochter sprechen. Ich reiche den Hörer rüber und an ihrem Gesicht lässt sich gut erkennen, dass er verständnisvoll mit ihr spricht. Es tut ihr sichtlich gut. Kaum ist das Gespräch beendet, beginnen wir nach kurzer Vorbereitung mit den Sätzen:

„Ich nehme die Schuld dafür von mir, dass sich die Eltern von Helena ständig streiten.“ Schon beim Vorsprechen ist Erleichterung sichtbar, aber als sie den Satz selbst spricht, sieht es so aus, als würden ihr einige Steine vom Herzen fallen. Natürlich wiederholen wir, bis der Satz so gut wie neutral ist.

„Ich nehme die Schuld dafür von mir, dass Helena von ihrem Bruder mit dem Ärger daheim alleine gelassen wurde.“ Dieser Satz ist auch gut erleichternd, aber nicht ganz so gravierend wie der vorherige. Durch fühlende Wiederholung kommen wir auch hier der Neutralität sehr nahe.

„Ich nehme die Schuld dafür von mir, dass Prinz krank ist.“ Prinz ist das Pferd von Helena. Der Satz zeigt wenige Wirkung. Nach einer Wiederholung lassen wir ihn liegen.

„Ich nehme die Schuld dafür von mir, dass es Helena so furchtbar schlecht geht.“ Sie bricht für ein paar Schluchzer in heftiges Weinen aus, was sich durch die Wiederholung dann aber schnell in Erleichterung wandelt. Bald ist dieser Satz ebenso so gut wie neutral.

„Ich nehme die Schuld dafür von mir, dass ich und Mama und Papa zur Zeit so viel streiten.“ Der nächste Stein fällt von ihrem Herz. Sie scheint jetzt noch aufrechter und in sich ruhender dazusitzen.

„Ich nehme die Schuld dafür von mir, dass es mir durch Helenas Leid so schlecht geht.“ Jetzt holt sie spontan tief Luft, richtet sich auf, hebt ihre niedergedrückten Schultern und lächelt das erste Mal. Natürlich holen wir für sie alle Erleichterung ab, welche dieser wunderbar einfache Schuld-Entnahme-Satz für sie zu bieten hat. Jetzt ist wieder ihre ursprüngliche Kraft und Klarheit zu erkennen. Jetzt kommt sie wieder auf die Beine.

„Ich nehme die Schuld dafür von mir, dass ich Helena nicht besser helfen kann." Dieser Satz verläuft gänzlich unspektakulär, aber es ist zu erkennen, wie es sie auf eine stille Weise stärkt und festigt.

Um ein möglichst gutes Ergebnis zu erzielen, wiederholen wir nochmals von vorne beginnend jeden dieser Sätze langsam, fühlend und bedächtig. Wie es sich aber zeigt, haben wir zuvor gut gearbeitet, denn es ist kaum mehr eine Verbesserung zu erzielen.

Da ich nun gerne wüsste, ob es mit dem vorrübergehenden Einzug von Helena bei Sophias Familie klappt, möchte ich ihren Vater nochmals anrufen. Der hat inzwischen aber auf den AB gesprochen, dass er schon mit Helenas Mutter gesprochen hat und diese das für eine gute Idee hält. Zur Sicherheit hat er sich noch grünes Licht von ihrem Vater geholt. Er freut sich auf den neuen Abschnitt und sitzt schon im Auto, um Sophia von mir abzuholen. Wir sollen uns nicht eilen, er setzt sich still ins Wartezimmer und liest ein Buch.

Sophia ist glücklich und sieht wieder zuversichtlich aus. Sie frägt, ob sie schon fertig ist, da sie los und ihrem Vater entgegen gehen will. Sie will sich gleich für ihre Laune der letzten Zeit bei ihm entschuldigen. Ich lasse sie ziehen und verabrede mit ihr, dass wir uns die nächsten Tage hin und wieder sprechen und sie nicht zögern soll sich zu melden, wenn sie das möchte. Und schon ist sie weg ...

Wie diese Schuld-Entnahme-Sätze zu bilden waren, wäre Ihnen genau so offensichtlich gewesen wir mir es das was. Schließlich hat Sophia genau benannt, was ihr auf dem Herzen liegt.

Natürlich lässt sich mit der Lösung von Unbewusster Schuld nur das Lösen, was damit eben zu lösen ist. In diesem Fall hatten wir das Glück, dass ihr Vater ein großes Vaterherz hat und ein Mann der Tat ist. Damit konnte vorerst ein neuer Rahmen geschaffen werden, der die ganze Sache deutlich erleichtert und vielleicht eine neue Entwicklung in der ganzen Angelegenheit ermöglicht.

Tatsächlich habe ich die kommenden Tage von ihr gehört. Mit kleinen Rückschlägen ging es weiter deutlich bergauf und der Einsatz von einigen wenigen Gaben homöopathischer Arzneimittel hat ihr gute Dienste geleistet. Per E-Mail meldete sich die Mutter und dankte für die Unterstützung.

Fallbeispiel 6: Meine Tochter

Dieses Beispiel halte ich kurz. Ich möchte mit ihm zeigen, wie auch dann Unbewusste Schuld entstehen kann, wenn wir ein aktuelles Leid nicht bewusst wahrnehmen.

Die beste Freundin meiner Tochter, 15 Jahre alt, hat ihr geliebtes Pony verkauft, weil sie zu groß für das Tier geworden ist. Die Freundin ist eine ambitionierte und durchaus erfolgreiche Reiterin, daher ist die Entscheidung, dass Pony herzugeben und sich um ein größeres zu kümmer, rational völlig nachvollziehbar. Dennoch leidet sie sehr unter dem Abschied. Meine Tochter, ebenso 15 Jahre alt, kümmert sich um sie und erlebt immer wieder wie sich die Freundin (O-Ton) „die Augen aus dem Kopf heult". Als meine Tochter mich von ihrem Handy aus wegen einer anderen Sache anruft und ich durch mein Nachfragen von der aktuellen Lage bezüglich der Freundin erfahre, bitte ich meine Tochter diesen Satz zu sprechen:

„Ich nehme die Schuld dafür von mir, dass es meiner Freundin so schlecht geht." „Aber Papa, mir geht es gar nicht schlecht." „Das ist schön, aber bitte spricht den Satz selbst und sage mir, wie er sich anfühlt." Sie wiederholt: „Ich nehme die Schuld dafür von mir, dass es meiner Freundin so schlecht geht." „Wie fühlt er sich an?" „Gut!" „Erleichtert er Dich?" „Ja, er erleichtert mich, er tut mir gut." „Sprich ihn bitte noch ein paar Mal ..."

Das Gespräch fand statt, während meine Tochter zu Fuß unterwegs war und dauerte keine zwei Minuten. Aus ihrer Sicht ging es ihr gut mit der Sache der Freundin, dennoch brachte der Schuld-Entnahme-Satz eine deutliche Erleichterung. Es muss also eine Unbewusste Schuld bestanden haben. Sie hat sie nicht bemerkt: Es war eine Unbewusste Schuld aufgrund eines unbemerkten, unbewussten, aktuellen und ungeheilten Leids.

Das Beispiel zeigt auch, wie beiläufig, unkompliziert und alltäglich die Anwendung der LUS-Technik erfolgen kann. (Bei meiner Tochter bedurfte es keiner Vorbereitung, weil sie gut im Fühlen ist und die Neutralreaktion schon kennt.)

Fallbeispiel 7 - Klaus

Klaus ist 52 Jahre alt und durchlebt gerade eine schwere Phase. Ich kenne ihn schon seit Jahren und begleite ihn schon einige Wochen durch diese schwere Zeit.

Seine Frau Anja hat sich Knall auf Fall wegen einem anderen Mann von ihm getrennt. Zum einen hat er persönlich mit diesem Schlag schwer zu kämpfen, zum anderen erlebt er das Leid ihrer Kinder, die Betroffenheit seiner Eltern und Geschwister, die sehr mit ihm leiden, und hat auch noch mit dem entstandenen finanziellen Druck umzugehen. Die Anwältin seiner Frau setzt ihm gehörig zu - aus meiner Sicht in überflüssiger Härte und auf durchaus unfaire Weise. Klaus ist also gut bedient.

Nun sitzen wir wieder beisammen und er erzählt mir die neuste Wendung der Angelegenheit: Der Freund von Anja hat sich für ihn völlig überraschend von ihr getrennt. Klaus erzählt mir das mit Verwunderung und auch durchaus mit einem gewissen Gefühl von Schadenfreude und wohl auch ganz leichter Hoffnung. Als ich ihn frage, wie es Anja damit geht, bekommt er ein seltsam verspanntes leichtes Lächeln im Gesicht. Ihr gehe es damit gar nicht gut, sie sei wohl völlig überrumpelt, desillusioniert und am Boden zerstört. Da ich ein wirklich gutes Verhältnis zu ihm habe, gesteht er mir zögerlich, dass es sich darüber schon ein wenig freue und er nicht umhinkönne ihr diese furchbaren Gefühle ein wenig zu gönnen. Ich versichere ihm, dass ich ihn gut verstehen könne, schlage ihm aber trotzdem vor ein paar Schuld-Entnahme-Sätze in der Sache auszuprobieren. Etwas verwundert stimmt er zu und ich beginne zu formulieren:

„Ich nehme die Schuld dafür von mir, dass es Anja so schlecht geht." In seinem Gesicht treffen sich Überraschung und Erleichterung gleichermaßen. Bevor er fragen kann bitte ich ihn den Satz selbst zu sprechen. Die verblassende Überraschung weicht der deutlichen Erleichterung, während sich über die Erleichterung wieder Überraschung einschleicht. Bevor er mich über das „Warum" löchern kann, Klaus ist ein wacher, intelligenter und interessierter Mensch", halte ich ihn so lange in der Wiederholung des Satzes, bis alle Erleichterung eingetreten und der Satz ein Neutralsatz geworden ist. Unverzüglich formuliere ich meinen zweiten Satz:

„Ich nehme die Schuld dafür von mir, dass meine Frau Anja völlig überraschend von ihrem Freund verlassen wurde." Neben der massiven Erleichterung verrät sein Gesicht einen Anflug von Empörung. Aber noch bevor wir alle Erleichterung durch Wiederholung herbeiführen konnten, ist die Empörung ganz verschwunden. Er wirkt nun deutlich erleichtert und besteht auf einer Erklärung:

„Empfindest Du noch etwas für Anja?“ „Ja!“ „Wie sollte es Deinem Herz dann gut gehen, wenn es ihr schlecht geht?“ Darauf schweigt er kurz perplex, rappelt sich aber schnell zusammen und interveniert: „Aber siehst Du nicht, was sie mir angetan hat? Wie schwer das alles für mich, die Kinder und alle anderen ist? Was für eine finanzielle Katastrophe auf uns zukommt?“ „Oh ja, das sehe ich - und ich sehe auch Dein mit ihr leidendes Herz. Die Tatsache, dass ihr durch ihr Handeln in diese Lage gekommen seid, heilt nicht Deinen Schmerz über ihr Leid. Beides ist zugleich da.“ Er stimmt nachdenklich nickend zu und ich schlage ihm diesen Satz vor:

„Obwohl es mir, den Kindern und anderen Menschen mit Anjas Trennung von mir wirklich schlecht geht, nehme ich die Schuld dafür von mir, dass sie jetzt unter der plötzlichen Trennung von ihrem Freund leidet.“ Diese "Konfliktlösungs-Schuld-Entnahme-Satz" erleichtert ihn deutlicher als die beiden vorigen Schuld-Entnahme-Sätze: jetzt ist sein Gesicht erleichtert und friedlich - nicht verspannt, überrascht oder empört. Um die Wirkung abzurunden drehen wir den Satz nach der Wiederholung durch Klaus um:

„Ich nehme die Schuld dafür von mir, dass Anja unter der plötzlichen Trennung von ihrem Freund leidet, obwohl es mir, den Kindern und anderen Menschen mit ihrer Trennung von mir wirklich schlecht geht.“

Auch wenn „Rache süß ist“, so kann sie unser Herz doch schmerzen, und letztendlich Unbewusste Schuld verursachen, wenn sie Leid verursacht.

Dieses Fallbeispiel zeigt, dass wir auch unter Leid leiden können, dass uns unbewusst ist. Wir können auch dann leiden, wenn wir gar nichts davon fühlen oder wenn wir gar über die Sache, an der wir unmerklich leiden, Gefühle von Freude, befriedigter Rache oder Gerechtigkeit fühlen.

Die Frage nach der Unbewussten Schuld wird wohl bis ans Ende aller Tage die gleiche bleiben: Ist da ungeheiltes, ungerettetes und ungelindertes Leid? Wenn ja, dann sollten wir uns immer bewusst sein, dass unser Herz darauf vermutlich reagieren wird. Es unterscheidet weder ob es mein oder fremdes Leid ist, noch fragt es nach der Ursache. Das Herz von Klaus leidet mit dem Leid von Anja - egal welcher Kontext außenherum ist.

Nachdem Klaus gegangen ist, spreche ich noch zwei Sätze für mich: „Ich nehme die Schuld dafür von mir, dass es Klaus so schlecht geht.“ „Ich nehme die Schuld dafür von mir, dass es Anja so schlecht geht.“ Beide tun mir gut.

KAPITEL X

FALLBEISPIELE ZUR LUS-THERAPIE

Die Fallbeispiele für die Anwendung der LUS-Therapie sind kommentierte Abschriften von Therapie-Sitzungen. Jeder Patient hat sein Einverständnis für die Tonaufnahme gegeben. Nach der Abschrift gab jede Person die schriftliche Genehmigung zur Veröffentlichung im Rahmen dieses Buches. Vielen, herzlichen Dank!

Der in [eckige Klammern] eingefügte Text kommentiert die Geschehnisse und beschreibt, was gerade geschieht und weshalb gerade wie agiert wird.

Es ist gut zu erkennen, dass für die Lösung dieser Fälle die LUS-Therapie die passende Vorgehensweise war. Ebenso zeigt sich deutlich, dass es bei jedem dieser Beispiele einer mehr oder weniger komplexen Suche nach dem Ursprung der Beschwerde, also der zugrundeliegenden Unbewussten Schuld, notwendig gewesen ist.

Auch wenn es im Nachhinein gut nachvollziehbar ist, und mit dem neuen Blick aus der Perspektive der Unbewussten Schuld als „logisch" erscheint, so ist die Suche nach dem Beschwerdeursprung mit der Aurafeld-Suchtechnik doch unausweichlich notwendig, um die Lösung der zugrundeliegenden Unbewussten Schuld auffinden und überhaupt erst in Angriff nehmen zu können. Bei all diesen Fällen gibt es vor deren Lösung keinen gegenwärtigen, direkt erkennbaren Bezug zwischen der bestehenden Beschwerde und der zugrundeliegenden Unbewussten Schuld. Die Aurafeld-Suchtechnik war also notwendig, um einen Zugang zum Ursprung zu schaffen.

Ebenso zeigen die Fallbeispiele an mehreren Stellen gut auf, dass es im Rahmen der LUS-Therapie zu erheblichen Belastungsreaktionen kommen kann. Reaktionen von der Größe, die einen mit der Methode nicht vertrauten und mit der Verarbeitung massiver emotionale Belastungen nicht sehr gut erfahrenen Anwender hoffnungslos überfordern.

Ebenso zeigen diese Fallbeispiele, dass die LUS-Therapie nur etwas für „den Profi" ist. Auch, und gerade dann, wenn wir helfen wollen, haben wir eine große Verantwortung für das Wohlergehen unserer Mitmenschen und uns selbst. Es hilft nichts, wenn wir mit großem Herzen und heroischen Vorsätzen für das Wohl anderer losziehen, um dann auf halbem

Weg stecken zu bleiben, nicht mehr weiter zu wissen und mehr Leid zu hinterlassen als wir vorgefunden haben. Wir haben hier eine ernst zu nehmende Verantwortung - dem anderen und auch uns selbst gegenüber. Denn wenn wir ein verborgenes ungeheiltes Leid eines Mitmenschen an die Oberfläche holen und direkt fühlbar machen, wenn wir also die Dose der Pandora suchen, finden und öffnen, so sind wir auch um unser selbst willen gut beraten, wenn wir dieses Leid dann tatsächlich lösen können. Denn, dem Wesen der Unbewussten Schuld folgend, würden auch wir als „scheiternder Helfer" Unbewusste Schuld auf uns nehmen, wenn wir ungeheiltes Leid zurücklassen würden.

Ich habe schon mit einigen professionellen Helfern (Rettungsassistenten, Krankenschwestern, Intensivpflegern, Heilpraktikern, Ärzten, Familienaufstellern, Berg- und Wasserwachtlern, Polizisten, Schutztruppenangehörigen etc.) schwerste Sitzungen durchlebt, deren offensichtliche oder verborgene Last darin bestand, dass sie in verschiedenen Situationen ein Leid nicht lindern, retten oder heilen konnten. Natürlich kenne ich das selbst aus meinem beruflichen Leben als Heilpraktiker nur zu gut - und immer war und ist es ein Antrieb für mich, mich weiter zu bilden, Methoden zu verknüpfen, Ansätze zu vertiefen und meine helfenden Fähigkeiten zu erweitern.

Aber letztendlich hat auch der beste Therapeut und Helfer (Frühförderer, Rettungsassistent, Ärzte, Krankenschwester, Pflegedienstmitarbeiter, Seelsorger, Psychologe, Jugendamtmitarbeiter, Sozialpädagoge, Polizist, Altenpfleger, THW-Mitarbeiter, freiwillige Feuerwehrler, Unfallersthelfer, Flüchtlingshelfer, Chirurg, Logopäde etc., etc., etc.), bei all den für seine Mitmenschen erreichten Erfolgen seine ganz private „schwarze Liste" von ungeheiltem Leid. Egal wie kurz sie ist - sie ist eine drückende, wenn auch oft nicht mehr direkt wahrnehmbare Last.

Hiermit fordere ich all diese Berufsgruppen dazu auf und lade sie herzlich dazu ein, Selbsthilfegruppen zu bilden und die Lösung von Unbewusster Schuld in ihr tägliches Werk einzubinden.

Nun zu den Fallbeispielen für die LUS-Therapie:

Fallbeispiel 1 - Florian

Alter 10 Jahre

Beschwerde Häufiger Kopf- und Bauchschmerz

Vorgeschichte Florian hat immer wieder Kopf- und Bauchschmerzen. Es ist unklar, ob diese Schmerzen nach dem Verzehr von Gluten auftreten.

Ausgangssituation Da ist Florian mit den Kopf- und Bauchschmerzen.

Ich: Wie fühlt es sich an, wenn Du diese Schmerzen hast.

[Gerade jetzt, zum Zeitpunkt der Sitzung, hat er keine Beschwerden. Daher beginnen wir mit der AFST1 in einer Situation der letzten Tage, bei welcher seine Beschwerden vorhanden waren.]

Florian: Da ist Übelkeit im Hals.
Ich: Gut, was kannst Du noch fühlen?
Florian: Ich habe Angst, dass ich spucken [erbrechen] muss.
Ich: Gut, ist da noch was zu fühlen?
Florian: Ja, ich habe Angst, dass es schlimmer wird.
Ich: Das kann ich verstehen.
Florian: Mir ist es mal heiß und mal kalt.
Ich: Gut. Gibt es da noch etwas zu fühlen?
Florian: Ja, da ist Traurigkeit.
Ich: Wo ist diese Traurigkeit?
Florian: In meinem Herz.
Ich: Ist da noch was zu fühlen?
Florian: Nein, das ist alles.

[Hier folgt nun eine einfache Technik, die mit Kindern meist gut funktioniert. Diese Technik hilft uns dabei, den Ursprung der Beschwerden zu finden.]

Ich: Stell dir vor Du bist dort, Du bist krank. Du bist vor einem großen Spiegel, in dem Du dich ganz sehen kannst. Das ist ein Zauberspiegel. Wenn Du dort mit Deiner Traurigkeit hineinsiehst, dann zeigt Dir der Zauberspiegel, wo und wann diese Traurigkeit entstanden ist. Lass Dir Zeit, Zauberspiegel brauchen manchmal etwas, um das richtige Bild zu zeigen.

[Während er mit geschlossenen Augen in sich blickt, klopfe ich wechselseitig seine Handrücken. Dieses bilaterale Klopfen unterstützt sein Gehirn dabei, die passende Erinnerung zu finden. Siehe auch unter EMDR2.]

Ich: Wenn Du etwas sehen kannst, dann lass mich bitte wissen, was es ist. .... Kannst Du dich im Spiegel sehen?

Florian: [Er nickt.]

Ich: Bist Du jünger als heute?

Florian: [Er nickt.]

Ich: Was schätzt Du wie alt Du dort bist?

Florian: Ich habe eine kurze rote Hose an.

Ich: Kannst Du noch was erkennen?

Florian: Ich habe eine blaue Fleecejacke an.

Ich: Stell Dir vor, dass Du von heute, der vor dem Spiegel ist, nun in den Spiegel hinein gehst. Du gehst zu dem Florian mit der roten Hose und der blauen Fleecejacke. [Ich warte ein wenig.] Kannst Du Dir das vorstellen?

Florian: Ja, ich liege dort im Bett, in Mamas Bett, dort in der Wohnung, wo wir damals gewohnt haben.

Ich: Was kannst Du noch erkennen.

Florian: Ich bin krank. Mama muss zum Einkaufen fahren. Als sie weg ist, muss ich nochmal spucken. Ich spucke in die Schüssel neben dem Bett. Ich bin ganz traurig, dass Mama nicht da ist.

Ich: Schau bitte auf den kleinen Florian. Was meinst Du, wie alt er ist?

Florian: Er ist so vier.

Ich: Gut, so vier Jahre alt.

Florian: Er ist viereinhalb.

[Mit dem folgenden Satz bereite ich EFT vor.]

Ich: Kannst Du dich verstehen, dass Du traurig bist, wenn Du erbrechen musst und die Mama nicht da ist? Oder bist Du da komisch, bist Du da seltsam?

Florian: Also jetzt ist es nicht mehr so schlimm. Aber damals, als ich kleiner war, da war es schon schlimm.

Ich: Kannst Du dich verstehen, dass Du damals mit 4 ½ Jahren traurig warst, als Mama nicht da war und Du traurig warst?

Florian: [Er nickt mit traurigem Blick.]

[Ich klopfe an ihm das EFT-Muster, aber sein Gesicht verändert sich nicht. Da sich die emotionale Belastung nicht verändert, habe ich den Verdacht, dass eine Unbewusste Schuld mit im Spiel ist. (Genauere Erklärung hierzu finden Sie unter „Zwei Typen von emotionaler Belastung“ auf Seite 27.)]

Ich: Du bist ja nicht schuld daran, aber fühle wie sich diese Sätze anfühlen.
Ich nehme die Schuld dafür von mir, dass ich damals krank war.
Florian: Ich nehme die Schuld dafür von mir, dass ich damals krank war.
Ich: Wie fühlt sich das an?
Florian: Erleichternd. [Sein Gesicht bestätig seine Aussage.]
Ich: Dann sprechen wir den Satz jetzt nochmal. Sprich ihn ganz langsam und fühle, wie es Dir dabei geht.

[Er spricht den Satz noch viermal langsam und fühlend. Nach jeder Wiederholung hellt sich sein Gesicht auf und er sitzt nach und nach aufrechter da.]

Florian: Jetzt fühlt es sich wieder normal an.
Ich: Du meinst, der Satz macht dich nicht mehr leichter?
Florian: Ja. Es fühlt sich jetzt ganz normal an.

[Das ist uns die liebste Reaktion. Der Schuld-Entnahme-Satz reicht aus, um die Unbewusste Schuld und zugleich die verbundenen, belastenden Emotionen zu lösen.]

Ich: Nun schau mal was passiert, wenn Du als der große Florian zu Dir als kleinen Florian sprichst: „Ich nehme die Schuld von Dir, dass Du krank bist."

[Hier geht es mir um die Vertiefung und Festigung der Schuld-Entnahme. Ich will mir ganz sicher sein, dass er wirklich frei ist. Denn wenn er das nicht ist, dann ist das nicht gut für seine zukünftige Gesundheit.

Wir können Unbewussten Schuld nur selbst von uns nehmen. Da er hier die Schuld von sich selbst als jüngeren Florian nimmt, kann das gut gemacht werden.]

Florian: Ich nehme die Schuld von Dir, dafür dass Du krank bist.
Ich: Wie ist das?
Florian: [Gerührt spricht er leise:] Gut.
Ich: Dann sprich es nochmal. Der Große hilft dem Kleinen.
Florian: Ich nehme die Schuld von Dir, dafür dass Du krank bist.

[Ohne Aufforderung wiederholt er den Satz noch dreimal.]

Ich: Geht es gut damit?
Florian: [Er nickt lächelnd.]

[In der Angelegenheit bin ich mir jetzt sicher genug. Es kann also mit einem anderen Satz weiter gehen.]

Ich: Gut, dann kommt hier der nächste Satz:
Ich nehme die Schuld dafür von mir, dass Mama gerade nicht da ist und ich alleine bin.

Florian: Ich nehme die Schuld dafür von mir, dass Mama gerade nicht da ist und ich alleine bin.

Ich: Wie fühlt sich das an?

Florian: Erleichternd.

Ich: Ich nehme die Schuld dafür von mir, dass auch der Papa nicht da ist.

[Die Eltern leben zu der Zeit schon getrennt. Florian war damals bei seiner Mutter, es war also nicht zu erwarten, dass Papa da ist. Aber das interessiert weder ein Kind noch ein Herz.]

Florian: Ich nehme die Schuld dafür von mir, dass auch der Papa nicht da ist.

[Er wiederholt wieder automatisch.]

Ich: Wie fühlt sich das an?

Florian: Auch erleichternd.

Ich: Welcher Satz ist der erleichterndere?

Florian: Beide sind gleich.

Ich: Ich nehme die Schuld dafür von mir, dass meine Eltern gerade nicht da sind.

[Nochmals kurz zurück zur Systematik: Klar, er ist nicht daran schuld, dass die Eltern nicht da sind. Die Frage ist einzig und allein, ob es damit ein Leid geben kann. Kann es damit ein Leid geben? Na, sicher.]

Florian: Ich nehme die Schuld dafür von mir, dass meine Eltern gerade nicht da sind.

[Wir wiederholen den Satz dreimal. Nach anfänglicher Erleichterung kann ich sehen, dass die Erleichterung angekommen ist und nichts weiter mehr passiert. Daher folgt der nächste Satz.]

Ich: Ich nehme die Schuld dafür von mir, dass ich alleine bin.

[Flüsternd wiederholt er den Satz ganz ruhig und fühlend.]

Ich: Wie ist das?

Florian: Gut! [Er strahlt erleichtert.]

Ich: Du großer Florian bist bei dem kleinen Florian. Schau doch mal bitte, wie es dem kleinen Florian jetzt geht.

Florian: [Er fühlt genau hin.]

Ich: Wie geht es ihm dort.

Florian: Jetzt geht es ihm wieder gut.

Ich: Stell Dir vor, Du großer Florian von heute bleibst so lange bei ihm, bis die Mama wieder kommt. Was würdest Du in der Zeit mit ihm machen?

Florian: Ich würde einfach bei ihm sein. Hauptsache er ist nicht allein. Damals hätte ich gerne jemand da gehabt.

Ich: Das verstehe ich. Fällt Dir was ein, was Du für den kleinen Florian jetzt Gutes tun könntest?

Florian: Ich würde ihm ein Buch vorlesen.

Ich: Gut. Stell Dir vor, Du legst dich zu ihm ins Bett und liest ihm ein Buch vor. Geht das?

Florian: Ja, wir liegen zusammen im Bett.

Ich: Was für eines würdest Du ihm vorlesen?

Florian: Das Buch von der kleinen Tanne.

Ich: Du legst Deinen Arm um ihn und liest ihm aus dem kleinen Tannenbüchlein vor. Wie geht es dem kleinen Florian dabei?

Florian: Gut.

Ich: Dann fühle mal dieses gute Gefühl. Das gute Gefühl, dass Du da bist, dass er Wärme und Geborgenheit bei Dir hat. Kannst Du es fühlen?

Florian: Ja, ganz stark.

Ich: Dann stell Dir vor, dieses Gefühl fließt ganz in dich ein. [Ich lasse ihm etwas Zeit.] Es fließt bis in Dein Herz. [Ich lasse wieder etwas Zeit.] Und auch dort, wo vorher der Bauchschmerz war, da lässt Du es auch hinfließen. Wenn der ganze Bauch voll von dem guten, geborgenen Gefühl ist, dann lässt Du es an die Stelle des vorigen Schmerzes in den Kopf fließen. Lass Dir Zeit, ich warte auf dich. [Es lässt sich sehen, wie ihm das gut tut.]

[Zur Verankerung klopfe ich dabei sanft wechselseitig auf seinen Handrücken. Wir haben eine positive Ressource gebildet.]

Florian: [Nun öffnet er die Augen und blickt mich ruhig an.]

Ich: Nun habe ich noch einen Satz. Wollen wir ihn ausprobieren?

Florian: Ja.

Ich: Ich nehme die Schuld dafür von mir, dass Mama und Papa sich getrennt haben.

Florian: Ich nehme die Schuld dafür von mir, dass Mama und Papa sich getrennt haben.

Ich: Wie fühlt sich das an?
Florian: Gut.
Ich: Dann sprich den Satz bitte nochmal.

[Inzwischen hat er es verinnerlicht. Präsent und fühlend spricht er den Satz mehrmals. Dann bringe ich eine Variation ins Spiel.]

Ich: Ich nehme die Schuld dafür von mir, dass Mama und Papa geschieden sind.

[Selbständig spricht er den Satz noch dreimal.]

Ich: Wie fühlt sich das an?
Florian: Das tut gut.
Ich: Ich nehme die Schuld dafür von mir, dass ...
Wie würdest Du den Satz weiter machen?
Florian: Ich nehme die Schuld dafür von mir, dass ...
[Er schweigt und scheint zu überlegen.]
Ich: Hast Du eine Idee?
Florian: Ich habe gedacht, dass Mama und Papa sich nicht mehr lieben.
Ich: Probiere es aus.
Florian: Ich nehme die Schuld dafür von mir, dass Mama und Papa sich nicht mehr lieben.

[Erneut wiederholt er ganz selbständig.]

Ich: Wie fühlt sich das an?
Florian: Gut.
Ich: Du weißt schon, dass Du nicht Schuld bist. Aber ein Teil von uns kann sich für so etwas trotzdem schuldig fühlen.
Florian: Ja.
Ich: Dann schau bitte nochmal zum kleinen Florian. Wie geht es ihm?
Florian: Es geht ihm gut.
Ich: Dann sage ihm doch, dass die Mama gleich wieder kommt. Er weiß es nicht, aber Du großer Florian weißt, dass sie gleich wieder gekommen ist. Oder?
Florian: Ja, sie kam gleich wieder.
Ich: Gut, dann sag Du Großer es dem Kleinen.
Florian: [Er schweigt und spricht in sich hinein.]
Ich: Wie geht es ihm?
Florian: [Er nickt strahlend.] Es geht ihm gut.

[Wir kehren nochmal zur Ausgangssituation zurück, um zu sehen, ob sich etwas verändert hat.]

Ich: Wie geht es Dir von vorher, Dir mit den Bauch- und den Kopfschmerzen?

Florian: Es geht mir gut.

Ich: Was macht die Übelkeit?

Florian: Sie ist weg.

Ich: Die Traurigkeit?

Florian: Die ist auch weg.

Ich: Wie fühlt sich das Herz jetzt an?

Florian: Es geht ihm gut.

Ich: Was macht der Bauchschmerz?

Florian: Nicht mehr da.

Ich: Und der Kopfschmerz?

Florian: Auch weg.

Ich: Dann sind wir fertig für heute. Du hast das wirklich gut gemacht. Du bist ein kluges Kind mit einem großen Herz.

Hier lassen wir es stehen. Jetzt muss sich zeigen, ob sich an seinen wiederkehrenden Bauch- und Kopfbeschwerden etwas verändert. Kinder reagieren sehr leicht mit Bauchschmerzen. Kopfschmerzen können ebenso stellvertretend für seelischen Schmerz auftreten. Es wird sich zeigen, ob es ihm besser geht.

Ganz gleich ob Florians Bauch- und Kopfschmerzen eine Verbesserung oder Lösung erfahren, wir haben Unbewusste Schuld und seelische Belastung gelöst. Auf irgendeine Weise wird es ihm besser gehen.

Vielleicht hat er tatsächlich eine Gluten-Unverträglichkeit und die Beschwerden beruhen auf dieser und sind folglich nicht durch diese Arbeit lösbar. Wir sollten auch nicht vergessen, dass wir Menschen ganz generell Gluten nicht (gut) vertragen, schon gar nicht in Form von Weizen.

So gut die Ergebnisse bei der Lösung von Unbewusster Schuld auch sein mögen, dürfen wir nicht aus dem Blick verlieren, dass es auch noch andere Ebenen unseres Wesens gibt. Es wirkt nicht nur „der Geist auf den Körper", es wirkt auch „der Körper auf den Geist". („Mens sana in corpore sano" - „Ein gesunder Geist wohnt in einem gesunden Körper.") Gerade unsere gesellschaftlichen Ernährungsgewohnheiten geben jede Menge Anlass für Unbehagen, Störung, Krankheit und schwere (psychische) Erkrankung. Findet eine Beschwerde hierin ihre Ursache, so ist es naiv, sie auf anderem Wege lösen zu wollen.

Drei Wochen später erfahre ich von Florian, dass er seit unserem Termin frei von Bauch- und Kopfschmerz ist. Die Länge des schmerzfreien Intervalls ist für ihn ungewöhnlich lang. Auch sonst fühlt er sich recht wohl.

Acht Wochen später berichtet er mir, dass er seit unserer Sitzung gar keine Bauch- und Kopfschmerzen mehr hatte.

Fallbeispiel 2 - Lisa

Alter 25 Jahre

Beschwerde Sie ist mit ihrer Partnersituation unzufrieden.

Vorgeschichte
Sie lebt derzeit alleine. Bisher war es immer so, dass sie, wenn ein Mann Interesse an ihr hatte, diesen gut abwimmeln konnte oder immer eine Ausrede gefunden hat. Es hat schon Partner gegeben, aber nie lange. Sie hat sich immer entzogen. Interesse gäbe es schon, aber sie kann es nicht zulassen. Sie hat auch immer „die Falschen" kennen gelernt. Sie sagt, dass auch immer die falschen Männer Interesse an ihr hätten. Es hat einfach nie gepasst.

Es gab schon auch welche, die sie toll gefunden hat, aber die haben sie nie gesehen. Die sahen immer ihre Freudinnen, die sahen die Freunde, die sahen alle - nur sie sahen sie nicht.

Ihre beste Freundin ist sehr extrovertiert. Lisa ist eher introvertiert. Sie hat jetzt auch ein Problem mit ihr, da sie sich immer in den Vordergrund bringt. Lisa sagt, sie habe sich lange genug hinter ihr versteckt.

Ein Mann, den sie toll findet, den sie sich aber nicht anzusprechen oder auch nur freundlich anzuschauen traut, heißt Thomas. Beruflich begegnet sie ihm hin und wieder. Er ist ihr schon länger sehr sympathisch, aber sie behält es ganz für sich. Sie weiß nicht, wie sie sich ihm sichtbar machen kann.

Als Ausgangssituation wählen wir also Lisa und Thomas. Denn Thomas ist sozusagen der Repräsentant für Lisas Verhalten bezüglich des Umgangs mit einem potenziellen Partner.

Ausgangssituation
Wir beginnen mit der Aurafeld-Suchtechnik.
Da sind Lisa und Thomas.

Ich: Wie geht es Dir, wenn er ein Stück entfernt ist und Du zu ihm rüber siehst? Was kannst Du wahrnehmen?

Lisa: Da bin ich verlegen und aufgeregt.

Ich: Was kannst Du noch über Deine Gefühle wahrnehmen?

Lisa: Eigentlich will ich gar nicht gesehen werden. Eigentlich will ich nur schauen, ohne gesehen zu werden.

Ich: Ein Gefühl, des nicht Gesehen-Werden-Wollens?

Lisa: Ja, genau.

Ich: Was kannst Du noch wahrnehmen?

Lisa: So, wenn ich nicht gesehen werde, fühlt es sich sehr gewohnt an.

Ich: Wo ist das Herz in der Situation?

Lisa: Es ist in mir, wo es normal ist. Ich spüre es deutlich, ich bin ja so aufgeregt. Es ist wie ein Druck. Ich fühle mich sicher, ich bin schön versteckt, alles ist eigentlich wie gewohnt.

Ich: Ist das denn jetzt gut so?

Lisa: Mir geht es gut, weil ich mich sicher fühle, aber eigentlich will ich es so nicht.

Ich: Wo ist Deine Seele in der Situation?

Lisa: Sie ist um mich, sie umgibt mich. Trotzdem fühle ich mich ganz abgegrenzt.

[Nun gehen wir dort hin, wo dieser Zustand herrührt. Mit der Aurafeld-Suchtechnik suchen wir den Ursprung der Beschwerde. Wir finden uns bei einem Alter von etwas über 15 Jahren wieder.]

Ich: Wie geht es Dir dort? Was kannst Du wahrnehmen?

Lisa: Ich fühle mich hier total unsicher.

Ich: Was kannst Du noch fühlen?

Lisa: Es ist alles ziemlich zitterig.

Ich: Wie geht es noch?

Lisa: Ich fühle mich sehr alleine.

Ich: Noch etwas?

Lisa: Da ist eine große Schwere in mir.

Ich: Noch etwas?

Lisa: Ich fühle mich gesichtslos. Ich kann mein Gesicht nicht wahren. Ich habe kein Gesicht. Ich kann nicht zu mir stehen.

Ich: Wo ist das Herz in der Situation?

Lisa: Es ist, als würde ich es in der Hand tragen.

Ich: Wie fühlt sich das Herz?

Lisa: Es fühlt sich abgegrenzt, es hat sich eingekapselt.

Ich: Wo ist die Seele?

Lisa: Sie ist neben mir.

Ich: Kann es sein, dass diese innere Situation noch älter ist?

[Die Zeit der Pubertät ist oft die „erste große Ernte" unserer Kindheit. Was wir dort finden, wurde meist früher gesät.]

Lisa: Ja, das kann gut sein.

Ich: Wie weit lässt sich diese emotionale Situation zurück verfolgen?

Lisa: Ich bin da so fünf oder sechs Jahre alt.

Ich: Was kannst Du dort wahrnehmen?

Lisa: Ich traue mich nichts zu sagen, nichts zu machen.

Ich: Lässt sich erkennen, warum das so ist?

Lisa: Da ist so eine Unsicherheit.

Ich: Wo ist das Herz?

Lisa: Es ist mehr im Bauch, als in der Brust.

Ich: Wo ist die Seele?

Lisa: Sie ist wieder neben mir.

Ich: Was kannst Du über die Umgebung des Kindes damals wahrnehmen? In welcher Situation ist das Kind?

Lisa: Ich weiß es nicht.

Ich: Was ahnst Du? Ist es alleine, oder in einem Raum?

Lisa: Das spielt hier keine Rolle.

Ich: Ist jemand da?

Lisa: Ich bin mir unsicher. Ich kann es nicht erkennen.

Ich: Frage bitte die Seele, was sie uns über die Situation mitteilen kann.

Lisa: Da ist viel Traurigkeit und Enttäuschung. Das kommt aber von außen. Es nimmt mir die Selbstachtung und den Selbstwert.

Ich: Ist da eine Art von Benommenheit?

[Der Vorgang ist etwas ins Stocken geraten. Ich habe den Verdacht, dass etwas Traumatisches passiert sein könnte. Wenn dem so wäre, dann wäre eine Betäubung, eine Benommenheit etc. ein Hinweis darauf. Der Verdacht auf eine traumatische Erfahrung bestätigt sich im weiteren Verlauf aber nicht. Die gewisse Benommenheit hat einen anderen Ursprung.]

Lisa: Es ist wie benommen, aber es ist wie gesteuert von der Benommenheit.

Ich: Was kann die Seele noch wahrnehmen? Wodurch ist dieser Zustand damals eingetreten?

Lisa: Ich kann es nicht erkennen. Da ist immer nur das Gefühl, dass ich nicht gut genug bin, dass andere es besser können.

[Wir bewegen uns scheinbar am Rande der bewusstmachbaren Erinnerung. Daher versuche ich den Modus des Sich-Erinnerns auf in den Modus des Ahnens zu verlegen. Mit den Ahnungsfragen lässt sich der filternde Verstand leichter umgehen, denn der Verstand will es immer genau wissen.]

Ich: Wenn Du ahnen würdest, mit wem es zu tun haben könnte, was würdest Du dann ahnen? Hat es eher mit Vater, oder Mutter, oder Deiner Schwester oder mit anderen Personen zu tun?

Lisa: Mit der Mutter.

Ich: Nehme bitte mit der Mutter von damals innerlich Kontakt auf. Geht das?

Lisa: Ja.

Ich: Wie fühlt es sich für das Kind von damals an?

Lisa: Es fühlt sich an, als würde ich ihr ganz viel abnehmen. Ich sehe, dass es ihr nicht gut geht, dass sie sich selbst nichts zutraut. Ich mache das dann mit.

[Hier wird ein Motiv für Unbewusste Schuld direkt sichtbar! Das Kind sieht das Leid der Mutter und kann nicht helfen.]

Ich: Bitte sprich den Satz: Ich nehme die Schuld dafür von mir, dass Mutter sich nichts zutraut.

Lisa: Ich nehme die Schuld dafür von mir, dass Mutter sich nichts zutraut.

Ich: Wie fühlt er sich an?

Lisa: Komisch und erleichternd.

Ich: Was ist daran komisch? Ist es für Deinen Verstand komisch?

Lisa: Ja.

Ich: Ja, das ist normal. Es ist ja auch ein komischer Satz. Der Verstand darf den Satz ruhig komisch finden, das ist ok. Bitte sprich nochmals den Satz: Ich nehme die Schuld dafür von mir, dass Mutter sich nichts zutraut.

Lisa: Ich nehme die Schuld dafür von mir, dass Mutter sich nichts zutraut.

[Ich sehe wieder Erleichterung und bitte sie den Satz so oft zu sprechen, bis der Satz keine weitere Erleichterung mehr bringt oder ein anderer Satz von alleine erscheint. Bedächtig wiederholt sie den Satz noch viermal.]

Ich: Kam ein neuer Satz?

Lisa: Ja, aber ich weiß nicht wie ich es formulieren soll?

Ich: Was von diesem Unbekannten kannst Du jetzt schon ausdrücken?

Lisa: Dass sie immer meint, die anderen sind auch besser. Sie versteckt sich ...

Ich: ... hinter dem Schreibtisch?

Lisa: Ja!

[Hier kommt mein Wissen um ihre Herkunft ins Spiel. Die Eltern hatten einen Handwerksbetrieb. Vater war unterwegs bei den Kunden auf Montage, Mutter war am Schreibtisch im Büro daheim.]

Ich: Der Vater war unterwegs bei den Kunden und macht drauflos...?

Lisa: ...ja!

Ich: ... und sie ist daheim und versteckt sich hinter dem Schreibtisch und dem Telefon?

Lisa: ... ja, genau!

Ich: Bitte sprich diesen Satz: Ich nehme die Schuld dafür von mir, dass Mama sich versteckt.

[Ein paar Zeilen weiter oben sprach ich ihr einen Satz mit „Mutter" vor. Automatisch passte sie diesen Vorschlag für sich an und machte aus „Mutter" den für sie passenderen Ausdruck „Mama". Daher verwende ich für meine weiteren Vorschläge nun auch „Mama".]

Lisa: Ich nehme die Schuld dafür von mir, dass Mama sich versteckt.

Ich: Ich nehme die Schuld dafür von mir, dass Mama nicht gesehen werden will.

Lisa: Ich nehme die Schuld dafür von mir, dass Mama nicht gesehen werden will.

Ich: Wie ist das?

Lisa: Ja, sehr erleichternd! Es ist komisch, tut aber sehr gut.

[Hier greife ich auf dass zurück, was ich anfangs darüber erfahren habe, wie es Lisa geht, wenn sie Thomas gegenüber ist. Meine Vorschlagsätze verbinden also die Situation der Mutter von damals mit ihren Gefühlen gegenüber Männern von heute.]

Ich: Bitte sprich nochmal: Ich nehme die Schuld dafür von mir, dass Mama nicht gesehen werden will.

Lisa: Ich nehme die Schuld dafür von mir, dass Mama nicht gesehen werden will.

Ich: Ich nehme die Schuld dafür von mir, dass Mama sich versteckt, dass Mama nicht gesehen werden will.

Lisa: Ich nehme die Schuld dafür von mir, dass Mama sich versteckt, dass Mama nicht gesehen werden will.

Ich: Wie fühlt es sich an?

Lisa: Gut.

Ich: Bitte wiederhole den Satz, bis die Erleichterung ganz angekommen ist.

Lisa: Ich nehme die Schuld dafür von mir, dass Mama sich versteckt, dass Mama nicht gesehen werden will.

[Sie wiederholt den Satz viermal bedächtig mit gut an ihrem Gesicht ablesbarer Erleichterung.]

Ich: Ich schlage Dir vor: Ich nehme die Schuld dafür von mir, dass Mama sich unsicher fühlt.

Lisa: Ja. Ich nehme die Schuld dafür von mir, dass Mama sich unsicher fühlt.

[Sie wiederholt den Satz erst dreimal automatisch, dann kommt es scheinbar zu einem Versprecher. Sie leitet damit ganz von alleine zum nächsten Satz über.]

Lisa: Ich nehme die Schuld dafür von mir, dass Mama sich un??, un??, unwert fühlt.

Ich: Guter Versprecher! Bitte sprich den Satz: Ich nehme die Schuld dafür von mir, dass Mama sich ....?

Lisa: ... wertlos fühlt. [Aufatmen, sichtbare Erleichterung.]
Ich nehme die Schuld dafür von mir, dass Mama sich wertlos fühlt. [Sichtbare Erleichterung.]
Ich nehme die Schuld dafür von mir, dass Mama sich wertlos fühlt. [Noch mehr sichtbare Erleichterung.]

Ich: Wie fühlt sich das an?

Lisa: Es macht mich traurig, dass es so ist bei ihr, aber ich kann das jetzt anschauen, ohne dass ich innerlich sage, ok, dass mache ich jetzt auch so. Ich leide nicht weiter mit.

[Hier ist die Essenz der ganzen Arbeit sichtbar! Lisa löst sich von der Unbewussten Schuld! Das Kind sieht das Leid der Mutter und übernimmt Unbewusste Schuld und belastende Gefühle. Diese Gefühle lösen sich jetzt. Die erwachsene Lisa nimmt die Unbewusste Schuld für das Leid der Mutter aus der Perspektive des Kindes und für sich jetzt von sich - und sie befreit sich dadurch davon. So einfach ist es - uns so völlig unbewusst hat es damals begonnen!]

Ich: Bitte sprich diesen Satz: ...

[Hier geht es jetzt um EFT. Ich spreche diesen Satz in Etappen vor und sie spricht ihn in Etappen nach. Ich verwende aber nur die Sätze von EFT, das Klopfen lasse ich weg, da es hier nicht nötig ist.]

... Auch wenn ich traurig bin, wenn ich sehe, wie Mama sich nichts zutraut, sich wertlos fühlt und versteckt, bin ich hier und jetzt doch ganz ok. Und ich kann mich schon verstehen, dass ich traurig bin, wenn Mama sich versteckt und sich unsicher und wertlos fühlt. Da bin ich gar nicht komisch. Oder bist Du da komisch?

Lisa: Nein.

Ich: Könnte es zehn anderen Kindern in einer solchen Situation so ähnlich gehen?

[Es geht uns besser und belastende Emotionen sind leichter bearbeitbar, wenn wir erkennen, dass wir in dieser Hinsicht ganz normal sind.]

Lisa: Ja, klar.

Ich: Sprich bitte weiter nach: [Auch hier geht es wieder in Etappen weiter.] Und obwohl ich mich für meine Traurigkeit verstehe, dass Mama sich so verunsichert und wertlos fühlt und sich versteckt, gebe ich mir trotzdem die Chance, dass dieses Gefühl sich löst und schwindet.
Fühle bitte nochmals genau hin, wie es Dir damit geht.

[Während sie im Fühlen ist, beklopfe ich bei ihr jetzt doch die EFT-Punkte.]

Ich: Was passiert?

Lisa: Das Klopfen erleichtert.

Ich: Gut. Bitte suche nochmals das belastende Gefühl. Wenn Du es hast, dann nicke bitte kurz, dann klopfe ich weiter.

[Sie sitzt kurz in sich gekehrt, dann nickt sie und ich klopfe das EFT-Muster an ihr wieder.]

Ich: Wie geht es damit?

Lisa: Ich leide jetzt nicht mehr mit, aber es ist traurig für mich das anzusehen. Ich hätte halt gerne eine Mama, die fröhlich ist. Ich wollte sie wäre da für mich.

[Nun folgen Konfliktlösungssätze4, sogenannte Sowohl-als-auch-Sätze. Diese werden erst mit Sätzen-der-inneren-Wahrheit eingeleitet. Dieses Vorgehen macht meist erst dann wirklich Sinn, wenn eventuell vorhanden gewesene Unbewusste Schuld gelöst wurde.]

Ich: Bitte sprich diesen Satz, und sage mir, ob er sich in der Herzgegend wahr oder unwahr anfühlt: Weil Mama sich unsicher und wertlos gefühlt hat, und sich hinter dem Schreibtisch versteckt hat, muss mein Leben schlecht verlaufen.

[Ja, das klingt komisch und unsinnig. Ist es für unsere Verstandes-Logik auch! Denn gerne bilden wir unbemerkt, besonders im Zustand von Unbewusster Schuld, unsinnige und unlogische Verknüpfungen. Halten wir uns diese unsinnigen Verknüpfungen vor Augen, so können wir sie neu bewerten und damit verändern. Das geschieht am einfachsten durch das Sprechen dieser Verknüpfung und das Fühlen, ob sie sich wahr anfühlen.]

Lisa: Weil Mama sich unsicher und wertlos gefühlt hat, und sich hinter dem Schreibtisch versteckt hat, muss mein Leben schlecht verlaufen. - Unwahr.

[Hier folgt nun sinngemäß ein Sowohl-als-auch-Satz. Der Konflikt, der durch unser unbewusstes Denken ausgelöst wurde, geht nach der entsprechenden Vorarbeit nahtlos in Lösung über.]

Ich: Gut. Wie fühlt sich dieser Satz an: Sowohl hat sich Mama hinter dem Schreibtisch versteckt, fühlte sich unsicher und wertlos, als auch kann ich trotzdem ein gutes Leben haben.

Lisa: Das fühlt sich wahr an.

[Es folgt wieder eine unsinnige Verknüpfung:]

Ich: Bitte sprich: Mama darf sich nicht so fühlen, denn sonst geht es mir schlecht.

Lisa: Doch, darf sie schon.

Ich: Obwohl ich lieber hätte, dass es Mama gut geht, kann mein Leben auch gut sein, obwohl es Mama so geht.

Lisa: Ja, das stimmt.

Ich: Wie fühlt es sich jetzt für dich als das Kind von damals an, wenn Du innerlich zu Deiner Mutter, die sich gerade hinter dem Schreibtisch versteckt, rüber schaust?

Lisa: Jetzt fühlt es sich an, als würde ich jetzt für mich stehen, das anschauen können, aber trotzdem bei mir bleiben. Ich bleibe bei mir.

Ich: Ja, Du bleibst bei Dir, bist integer, aber Du hast immer noch ein Gefühl für sie.

Lisa: Ja, genau so ist es.

[Da es so aussieht, als wären wir bei der fünf oder sechs jährigen Lisa erst einmal fertig, wenden wir uns wieder der 15-jährigen Lisa zu.]

Ich: Lisa, bitte wende Deine Aufmerksamkeit nun wieder der 15-jährigen Lisa zu. Was kannst Du wahrnehmen? Wie geht es ihr jetzt?

Lisa: Es geht ihr ganz anders. Das Vorige hat sich verändert. Es geht ihr gut.

Ich: Dann lass uns sehen, wie es Dir heute geht, wenn Du Thomas begegnest. Lass Dir Zeit und fühle in Ruhe.

[Sie lässt sich Zeit und fühlt genau hin.]

Lisa: Es geht mir gut, vielleicht etwas schwach.

Ich: Wo ist das Herz und wohin blickt es?

Lisa: Es blickt in meine Vergangenheit, was ich alles hätte besser machen können, was ich alles versäumt habe.

[Nun gut, es blickt also gerade noch nicht zu Thomas. Da ist noch etwas zu lösen, bevor wir mit Thomas im Heute weiter machen können.]

Ich: Schau Dir diese Bilder, was Du hättest besser machen können, einfach an, fühle sie und lasse sie ziehen.

[Sie sitzt ca. eine Minute mit geschlossenen Augen still und nach innen gewandt da.]

Lisa: Es wird klar, dass ich etwas versäumt habe, es ist mir klar, dass es hätte besser laufen können - aber es ist auch in Ordnung. Es ist halt so.

Ich: Bitte probiere mit mir diesen Satz aus: Obwohl ich in meinem Leben bisher einiges versäumt habe, kann ich jetzt gut leben.

Lisa: Obwohl ich in meinem Leben bisher einiges versäumt habe, kann ich jetzt gut leben.

Ich: Und auch diesen Satz bitte: Obwohl ich jetzt gut leben kann, habe ich einiges versäumt.

Lisa: Obwohl ich jetzt gut leben kann, habe ich einiges versäumt.

Ich: Wie ist das?

Lisa: Das ist wahr.

Ich: Wie ist der Satz: Obwohl ich einiges versäumt habe, ist mein Leben ab jetzt grausam.

Lisa: Nein! Das stimmt nicht.

Ich: Wie ist der Satz: Obwohl ich einiges versäumt habe, kann mein Leben jetzt schön sein.

Lisa: Obwohl ich einiges versäumt habe, kann mein Leben jetzt schön sein.

Ich: Wie ist das?

Lisa: Ja, das ist schon so.

Ich: Bitte sprich: Ich nehme die Schuld dafür von mir, dass ich einiges versäumt habe.

[Jetzt geht es darum, die Unbewusste Schuld für ein eigenes Leid von sich zu nehmen. Nochmals zur Erinnerung: Das Herz kennt nur ein einziges Leid. Entweder ist da Leid oder keines. Ist eines da, so kann daraus Unbewusste Schuld entstehen. Auch dann, wenn es bei mir ist. Dann kann ich eine Unbewusste Schuld für ein Leid bei mir selbst erfahren.]

Lisa: Ich nehme die Schuld dafür von mir, dass ich einiges versäumt habe. - Ja, das tut gut. Das ist passend. Das ist in Ordnung.

[Nun kehren wir zurück zu unserer Ausgangssituation. Ursprünglich ging es ja darum, dass sie aufgeregt ist, sich nicht traut und versteckt, wenn sie einem Mann begegnet, für den sie Interesse hat.]

Ich: Kehren wir zurück ins heute. Geh bitte wieder in den Kontakt mit der Situation, bei der Dir Thomas gegenüber ist. Wie geht es, wenn Du auf ihn schaust?

Lisa: Es geht mir gut. Ich bin und bleibe entspannt. Ich will mich gar nicht verstecken.

Ich: Schau genau hin - und fühle auch genau hin.

Lisa: Alles bleibt gut. Da ist Freude.

Ich: Nimm die Freude bitte wahr, fühle sie und nehme sie auf in dich.

[Zur Erinnerung: Das Gefühl des Sich-verstecken-Wollens gibt es nicht mehr. Da ist jetzt, bildlich gesprochen, ein Vakuum. Wir können hier und jetzt etwas Neues in dieses Vakuum füllen, bevor es sich ganz von selbst mit etwas anderem füllt. Also nehmen wir doch gleich die Freude.]

Lisa: Das ist gut und tut gut.

Ich: Das machst Du gut, mach ruhig noch weiter.

Lisa: Ja, ich bleibe ruhig, es tut gut. Da ist Freude. Es ist angenehm.

Ich: Wie geht es Dir, wenn er noch näher kommt.

Lisa: Ich bin aufgeregt, freudig aufgeregt, das ist gut.
[Sie lacht spontan heiter drauflos.]

Ich: Er kommt noch näher.

Lisa: Ich bin so fröhlich aufgeregt. Es ist schön.
[Sie lacht immer noch.]

Ich: Er kommt noch näher.

Lisa: Es bleibt so, ich bin heiter aufgeregt.

Ich: Schön, es ist stabil. Was könntest Du jetzt machen? Könntest Du „Hallo" zu ihm sagen?

Lisa: Ja, das kann ich mir gut vorstellen.

Ich: Kannst Du ihn dabei direkt ansehen?

Lisa: Ja, gut. Ich kann ihn gut ansehen und ansprechen. Es fühlt sich sehr gut und freudig an.

Ich: Was könntest Du noch zu ihm sagen.

Lisa: Ich frage, wie es ihm geht.

Ich: Geht das gut?

Lisa: Ja, das geht sehr gut.

Hier lassen wir es stehen. Jetzt wird sich in der äußeren Realität zeigen, was die Lösung in der inneren Realität bewirkt hat.

Entweder ist in dieser Hinsicht dann schon alles getan, und sie kann für sie interessanten Männern angemessen entspannt begegnen und will sich nicht mehr verstecken. Oder sie kann es noch nicht, und wir arbeiten noch weiter und sehen, was es zu lösen gibt. So einfach ist es.

Fünf Wochen später erfahre ich von Lisa am Telefon, dass sie keine Schwierigkeiten mehr mit dem Aufnehmen und Halten von Kontakt hat. Sie kann sich ungezwungen geben und erlebt Begegnungen ohne Anstrengung.

Neulich begegnete sie beruflich Thomas. Das Gefühl des Sich-versteckenWollens kam nicht auf. Sie war gerne da und konnte sich einfach so zeigen wie sie ist. Es war eine heitere, lustige und lockere Situation. Obwohl die eher extrovertierte Freundin dabei war, geriet sie nicht in den Hintergrund. Sie fühlte sich frei und wohl.

Fallbeispiel 3 - Peter

Alter 40 Jahre

Beschwerde Aufbrausend und leicht reizbar.

Vorgeschichte

Peter ist ein gestandener Mann. Er ist in den besten Jahren, hat eine gute Arbeitsstelle als qualifizierter Facharbeiter und übernimmt dort Verantwortung. Er macht seine Sachen sowohl privat als auch beruflich gut und gewissenhaft. Er ist verheiratet und hat einen Sohn von vier Jahren.

Die Schwierigkeit, an der wir heute arbeiten wollen, besteht darin, dass Peter in bestimmten Situationen zu leicht ungehalten und reizbar wird. Er selbst sagt, dass es ihm schon klar ist, dass seine emotionale Reaktion in diesen Momenten nicht angemessen ist. Er ist öfters unfreundlich bis zornig zu den anderen. Das passiert einfach und er kann es, wenn überhaupt, dann nur mit größter Mühe zurückhalten.

Gerade heute Vormittag, bevor er zu mir nachmittags zu unserem Termin kam, gab es eine solche Situation am Telefon. Eine klare, einfache Sache wurde von einem Zulieferer der Firma, für die er arbeitet, nicht erfüllt. Der Zulieferer hatte die Kanten der bestellten Kunststoffteile nicht entgratet. (Mit Entgraten meint man, dass die an der Kante durch das Sägen, Schneiden, Lasern etc. vorhandenen, sehr verletzungsgefährlichen Rückstände, entfernt werden.) Sein Gegenüber am Telefon behauptet unrichtigerweise genau das Gegenteil. Die Lage ist offensichtlich und nachvollziehbar, die gelieferten Teile entsprechen in der bemängelten Hinsicht definitiv nicht den vereinbarten Eigenschaften. Peter ist vom Fach, er kennt genau den Arbeitsgang, den die Teile hätten durchlaufen müssen, um korrekt gefertigt worden zu sein. Nun muss er sich anhören, dass die Teile aber doch ganz korrekt seien. Da kommt er wieder in diese emotionale Lage der Ungehaltenheit, die er nur schwer verbergen kann.

Ausgangssituation

Wir beginnen wieder mit der Aurafeld-Suchtechnik.

Die Ausgangsposition ergibt sich aus der von Peter heute erlebten Situation: Er telefoniert mit jemandem, der unkorrekt geliefert hat und sich nun unkorrekt verhält.

Ich: Wie fühlt es sich an, wenn Du dich da am Telefon siehst und diese unrichtigen Behauptungen hörst?

Peter: Es fühlt sich an meiner Kompetenz zweifelnd an.

Ich: Wie kann man das Gefühl noch nennen?

Peter: Es ist ein Zweifel an meinem Wissen. Es fühlt sich...

Ich: Wie fühlt es sich an?

Peter: Es ist beleidigend.

Ich: Was kannst Du mit ...

Peter: Das Gefühl lässt gerade in mir nach. Es öffnet sich in meiner Brust, es wird weiter und warm.

Ich: Geh bitte nochmals zu dem Gefühl der Beleidigung. Konzentriere dich darauf und werde immer jünger. Finde, wo dieses Gefühl begonnen hat.

[Es dauert ein wenig, er vertieft sich sehr, er kommt aber nicht recht weiter. Deshalb frage ich ihn Ahnungsfragen.]

Ich: Ich frage Deine Ahnung, nicht Dein Wissen: Bist Du eher über oder unter 25 Jahre alt? Was ahnst Du?

Peter: Unter 25.

Ich: Unter oder über 15 Jahre alt?

Peter: Über.

Ich: So um die 20 Jahre alt?

Peter: Eher über, so in der Zeit, als ich meinen Meister gemacht habe.

Ich: Wann war das?

Peter: Da war ich 24 Jahre alt.

Ich: Fühlt sich das passend an?

Peter: Ja, es war die Zeit um und nach der Meisterprüfung.

Ich: Wie war damals um und nach der Meisterprüfung die Situation?

Peter: Damals arbeitete ich mit einigen befreundeten Kollegen auf der gleichen Stufe zusammen. Es waren auch gute Freunde dabei. Dann wurde ich Meister und nun war es meine Aufgabe den Freunden, die gestern noch Kollegen waren, jetzt als Meister zu sagen, wie sie was zu tun haben. Die Akzeptanz mir gegenüber war da nicht so groß.

Ich: Sind die Meisterprüfungen gut verlaufen?

Peter: Da ging alles glatt.

Ich: Die Schwierigkeit entstand also nach der Prüfung?

Peter: Ja, so ist es.

Ich: Erzähle mir bitte eine bestimmte Situation von damals.

Peter: Mein damals bester Freund arbeitete mit Handschuhen an der Bohrmaschine. Das war aber nicht erlaubt, weil es dazu keine Notwendigkeit gab und die Gefahr bestand, dass sich ein Handschuh an der Maschine verfängt und er dann schwer verletzt wird. Ich sagte ihm, er soll die Handschuhe bitte ausziehen. Er sagte nein, das tut er nicht. Er sagte dann, er habe mit dem Juniorchef etwas anders ausgemacht. Ich bin zum Juniorchef gegangen, und der hat dann gesagt, dass das mit den Handschuhen an der Maschine schon so passt. Die Gesetze sehen das aber anders, achte ich als Meister da nicht drauf, bin ich mit verantwortlich.

Ich: Wie fühlt es sich an, wenn Du an diese Situation denkst, dass Du es sagst, der Chef aber sagt, dass passt schon so? Wie fühlt sich das an?

Peter: Ich fühle mich nicht ernstgenommen.

Ich: Wie fühlt sich das an?

Peter: Ganz schlecht.

Ich: Hat das auch etwas Beleidigendes? Ist das ähnlich?

Peter: Nein, weniger. Das ist anders.

Ich: Vom Thema her ist es ähnlich, aber es fühlt sich anders an.

Peter: Ich habe noch ein Beispiel von damals.

Ich: Erzähle bitte.

Peter: Ein Arbeiter arbeitete an einem Auftrag für den Juniorchef, der bald fertig sein musste. Dieser Arbeiter ruft mich am Sonntag an, ob er morgen frei haben kann. Ich sage ihm, dass er das mit dem Juniorchef abmachen muss. Er sagt, der Juniorchef habe es ihm erlaubt. So hatte ich also auch nichts dagegen. Am nächsten Tag fragte der Juniorchef, wo er denn sei, da es eile. Ich sagte ihm, dass er doch von ihm selbst frei bekommen habe. Der Juniorchef sagte, es eilt jetzt und er nahm einen meiner Arbeiter mit, um die Aufgabe zu erledigen. Das brachte dann mich in Schwierigkeiten.

Ich: Verstehe ich, wie ging es weiter?

Peter: Am nächsten Morgen holte ich den Arbeiter, der gestern frei hatte und dazu holte ich den Juniorchef. Ich wollte wissen, wie es wirklich war. Ich erhoffte mir davon die Aufklärung. Ich wollte klären, wer gelogen hat.

Ich: Klar, hätte ich wohl auch so gemacht. Wie ging es weiter?

Peter: Der Juniorchef kam und sah den Arbeiter. Als ich gerade ansetzen wollte, da nahm der Juniorchef den Arbeiter zu sich und führte ihn unter dem Vorwand eines Auftrages sofort und eilig weg.

Ich: Wie bitte? Keine Klärung?

Peter: Nein.

Ich: Seltsam. Was hast Du daraus geschlossen?

Peter: Ich wollte wissen, wer gelogen hat. Jetzt wusste ich wer gelogen hat. Es war wohl offensichtlich der Juniorchef. So kann das doch nicht sein! Das geht doch so nicht!

Ich: Du warst also in der Erwartung, dass sich das Ärgernis gleich klärt, es schien sicher, dass es gleich Klarheit gibt, aber dann gibt es die nicht. Die Situation löst sich auf, ohne dass sie aufgelöst ist? Es ist nun klar aber nicht geklärt?

Peter: Ja, so war es.

Ich: Genau dieser Moment. Wie fühlt er sich an?

Peter: Da ist Fassungslosigkeit ... da ist auch Wut.

[Bitte beachten, dass passt gut zu unserer Ausgangssituation.]

Ich: Ist noch was zu fühlen?

Peter: Im Stich gelassen.

Ich: Ich kann mir vorstellen, dass das Im-Stich-gelassen-Sein das stärkste Gefühl ist.

Peter: Ja, das ist so.

Ich: Geh bitte mit dem Gefühl des Im-Stich-gelassen-Seins in Kontakt. Stelle Dir vor, der Peter von damals wird nun immer jünger. Werde nun bitte so lange jünger, solange Du das Gefühl des Im-Stich-gelassen-Seins noch gut empfinden kannst.

[Es vergeht ca. eine Minuten des stillen Fühlens.]

Ich: Was meinst Du, bist Du über zehn Jahre oder eher unter zehn Jahren alt?

Peter: Schon über zehn Jahre.

Ich: 15 Jahre?

Peter: Über.

Ich: 18 Jahre?

Peter: Über.

Ich: 20 Jahre?

Peter: Um die 20 Jahre.

Ich: Nehme bitte mit Dir im Alter von 20 Jahren Kontakt auf. Du bist nun 20 Jahre alt und findest dich wieder in der Situation, in der Du das Gefühl von Im-Stich-gelassen-Sein empfindest.

Peter: Ok. Um die 20 Jahre und im Im-Stich-gelassen-Sein?

Ich: Ja genau, gehe bitte dort mit Deiner Aufmerksamkeit hin.

[Peter fühlt lange in sich hinein. Der Ausdruck seines Gesichtes irritiert mich ein wenig. Mal meine ich zu sehen, dass er etwas gefunden hat, dass er etwas Schmerzliches zu fühlen beginnt. Dann wieder wirkt es wie weitersuchend und fast wie neutral.]

Ich: Du findest es nicht? Gut, lass mich Dir Ahnungsfragen stellen: Wenn Du wüsstest, ob Du in der gesuchten Situation im Freien oder in einem Raum bist, was würdest Du ahnen?

Peter: In einem Raum.

Ich: Wenn Du wüsstest, ob der Raum um dich sich eher vertraut oder eher fremd anfühlt, was wüsstest Du dann?

Peter: Vertrauter Raum.

Ich: Kennst Du ihn eher aus Deinem Elternhaus, ...

Peter: Ja.

Ich: Was kannst Du wahrnehmen?

Peter: Es ist mit 18 Jahren, nein, es geht weiter zurück.

[Er atmet tief. Sein Gesicht wird finster und bekommt eine schmerzvolle Note. Ich habe den Eindruck, wir kommen in schmerzliche Tiefe.]

Ich: Das Thema hat es in sich?

Peter: [Er kann nicht mehr antworten. Er ist zu ergriffen.]

[Ich sehe, wie ein wohl gewaltiger Schmerz in ihm aufsteigt. Bisher saß ich ihm am Tisch gegenüber. Um besser mit EMDR2 und EFT3 arbeiten zu können, und um ihm menschlich besser beistehen zu können, setze ich mich direkt zu ihm.]

Ich: Erzähle mir bitte ein wenig. Wer ist beteiligt?

[Er kann nicht antworten. Er krümmt sich auf dem Stuhl zur Seite weg. Die Lippen sind fest aufeinander gepresst. Er ringt um Fassung. Er verbirgt sein Gesicht hinter den Händen. Jetzt beginnt er zu Schluchzen und bitterlich zu weinen. Er kann nicht mehr an sich halten. Es bricht aus ihm heraus. Er schluchzt und es schüttelt ihn eine ganze Weile. Dann beginnt er langsam zu sprechen.]

Peter: Es war halt auch so, wenn wir als Kinder nicht gefolgt haben, ... dann, ... dann, sind wir geschlagen worden.

Ich: War das mit 18 Jahren auch so?

[Wir waren vorher bei seinem 18. Lebensjahr gelandet. Deshalb frage ich hier danach.]

Peter: Nein, mit 18 nicht mehr. Es liegt weiter zurück. Es ist in der Kindheit. Wenn irgendwas war, wenn wir irgendwas angestellt haben, dann haben wir Schläge bekommen.

Ich: Vom Vater?
Peter: Ja. Von der Mutter auch.
Ich: Hast Du ein Bild vor Augen?
Peter: [Er nickt.]
Ich: Hast Du die Situation dazu?
Peter: Es war öfters.
Ich: Da gibt es viele Bilder?
Peter: Ja.
Ich: Erzähle mir von dem, was gerade deutlich ist.
Peter: Wir mussten uns auf den Bauch ins Bett legen. Dann wurden wir mit einem Schlauch auf den nackten Hintern geschlagen.
Ich: Wie alt bist Du in diesem Bild etwa?
Peter: So zehn oder zwölf Jahre. ... Die Situation war: wir hatten im Bad so ein Schränkchen, da war ein kleines Eck aus der Kante ausgebrochen, es war aus einer Spanplatte. Das Furnier war beschädigt. Ich dachte, ich tue etwas Gutes. Ich habe mit dem Messer eine kleine Kuhle an der Stelle geschnitten. Wie das gesehen wurde hieß es vom Vater gleich: „Wer war das?!" Ich habe nichts gesagt. Es waren immer ich oder mein älterer Bruder. Meine Schwester und mein kleiner Bruder wurden nicht geschlagen. Es blieb immer an uns beiden hängen.
Ich: Habt ihr beide Schläge bekommen?
Peter: Ja.
Ich: Wie fühlt es sich jetzt gerade an?
Peter: Schlimm.

[Gerade will ich mit EFT beginnen, als er nochmals tief schluchzt und heftig zu Weinen beginnt. Ich lasse ihm etwas Zeit.]

Peter: Es war mir gar nicht klar, dass ich etwas angestellt habe. Ich dachte, ich habe etwas Gutes getan. Ich habe die Schramme verschönert. Sonst hätte ich das nicht gemacht.
Ich: Wenn Du von dem Hier aus dem Jetzt nach damals schaust, was ist dann das am deutlichsten benennbare Gefühl?
Peter: Wut.
Ich: Wut?
Bitte sprich mir nach: Auch wenn ich wütend bin,
Peter: Auch wenn ich wütend bin,
Ich: dass ich damals wegen dieser Kleinigkeit geschlagen worden bin,
Peter: dass ich damals wegen dieser Kleinigkeit geschlagen worden bin,

Ich: bin ich hier und jetzt auf diesem Sessel doch immerhin mehr ok als damals. Kann man das so sagen?

Peter: [nickt] bin ich hier und jetzt auf diesem Sessel doch immerhin mehr ok als damals.

Ich: Und ich kann mich schon verstehen, dass ich wütend bin,

Peter: Und ich kann mich schon verstehen, dass ich wütend bin,

Ich: weil ich damals so geschlagen wurde wegen dieser Lappalie.

Peter: weil ich damals so geschlagen wurde wegen dieser Lappalie.

Ich: Bist Du da komisch, dass Du über das wütend bist? Oder könnte es anderen Menschen auch so gehen?

Peter: Ja, anderen könnte es auch so gehen.

Ich: Da bin ich gar nicht komisch, dass ich da wütend bin.

Peter: Da bin ich gar nicht komisch, dass ich da wütend bin.

Ich: Da bin ich eher ganz schön normal. Kann man das so sagen, stimmt das für dich?

Peter: [Nickt.] Da bin ich eher ganz schön normal.

Ich: Und obwohl ich mich und meine Wut darüber verstehe,

Peter: Und obwohl ich mich und meine Wut darüber verstehe,

Ich: gebe ich mir trotzdem die Chance,

Peter: gebe ich mir trotzdem die Chance,

Ich: dass diese Wut nachlässt und schwindet.

Peter: dass diese Wut nachlässt und schwindet.

[Ich fordere ihn auf bei dem Gefühl der Wut zu bleiben, während ich an ihm das EFT-Klopfmuster durchführe.]

Ich: Du fühlst nun die Wut, ich klopfe an Dir. Ok?

[Er schließt die Augen. Ich warte einen Moment, bis ich in seinem Gesicht sehen kann, dass er im Fühlen ist, dann beginne ich mit dem Klopfen. Nach einiger Zeit des Klopfens frage ich ihn:]

Ich: Was macht die Wut?

Peter: Wird leichter.

[Er schnäuzt sich und ich klopfe weiter.]

Ich: Bitte gehe wieder zu der Wut. Ich klopfe weiter.

[Wieder klopfe ich eine Weile, während er im Fühlen ist.]

Ich: Was macht die Wut?

Peter: Es ist besser.

[Da der überstarke Druck nun heraus ist, geht es mit der Lösung von Unbewusster Schuld weiter.]

Ich: Nun kommt ein Satz, der etwas seltsam klingt. Fühle einfach, wie der sich anfühlt.

[Kurz sei hier angemerkt: Peter ist schon mitten im Fühlen drin. Es bedarf also weder der Wahrnehmung der Ist-Situation noch der Kalibrierung.]

Ich: Ich nehme die Schuld dafür von mir, dass ich damals geschlagen worden bin.

Peter: Ich nehme die Schuld dafür von mir, dass ich damals geschlagen worden bin.

Ich: Wie fühlt sich das an?

Peter: Befreiend.

[Ich bitte ihn den Satz so lange langsam fühlend zu wiederholen, bis er seine ganze Befreiung entfaltet hat.]

Ich: Wie geht es damit jetzt?

Peter: Besser!

Ich: Gut. Da gibt es nun noch den Aspekt Deines Bruders.

[Das hier ist nun eine interessante Situation: Auf eine gewisse Weise ist Peter kausal betrachtet schon Schuld daran, dass der Bruder geschlagen worden ist. Denn Peter hat die Kerbe im Schränkchen „verschönert“, und dann hat er nicht gesagt, dass er die Verschönerung vorgenommen hat und damit hat er den Bruder nicht aus dem Verdacht genommen. Deshalb wurde der Bruder in diesem Fall auch geschlagen.

Andererseits ist Peter, kausal gesehen, auf keinen Fall dafür verantwortlich, dass die Eltern überhaupt Gewalt gegenüber den beiden Söhnen einsetzten. An dieser Stelle bin ich mir unklar, wie es mit der Lösung und der Verarbeitung weiter gehen wird. Es muss einfach abgewartet werden wie Peter reagiert, um dann darauf zu antworten.]

Ich: Ich schlage Dir diesen Satz vor: Ich nehme die Schuld dafür von mir, dass mein Bruder damals mit bestraft wurde.

Peter: Ich nehme die Schuld dafür von mir, dass mein Bruder damals mit bestraft wurde. [Ganz von alleine spricht er ihn automatisch mehrmals.]
Ich nehme die Schuld dafür von mir, dass mein Bruder damals mit bestraft wurde.
Ich nehme die Schuld dafür von mir, dass mein Bruder damals mit bestraft wurde.

Ich: Wie fühlt sich das an?
Peter: Deutlich besser.

[Nun sind wir schon etwas schlauer: er hatte hier, durch das Leid des Bruders, eine Unbewusste Schuld auf sich genommen. Mal sehen, ob es das bezüglich des Bruders schon war.]

Ich: Bitte geh nun wieder zurück zu der Situation in welcher Du geschlagen wurdest. Was fühlst Du jetzt, wenn Du dort hinschaust?
Peter: Schmerzen.
Ich: Was für ein Schmerz?
Peter: Den Schmerz dort, wo ich geschlagen wurde.
Ich: Lässt sich der noch gut nachfühlen? Ist der Schmerz noch im Bild?
Peter: Ja.

[Wir fahren mit der EFT-Verarbeitung fort.]

Ich: Auch wenn ich auf das Bild schaue, wie ich damals geschlagen wurde,
Peter: Auch wenn ich auf das Bild schaue, wie ich damals geschlagen wurde,
Ich: und den Schmerz im Hier und Jetzt von damals noch empfinden kann,
Peter: und den Schmerz im Hier und Jetzt von damals noch empfinden kann,
Ich: geht es mir jetzt doch besser als damals.
Peter: geht es mir jetzt doch besser als damals.
Ich: Und ich kann mich schon verstehen, dass ich diesen Schmerz von damals noch empfinden kann.
Peter: Und ich kann mich schon verstehen, dass ich diesen Schmerz von damals noch empfinden kann.
Ich: Da bin ich gar nicht komisch.
Peter: Da bin ich gar nicht komisch.
Ich: Schließlich war die Situation damals so schlimm und einprägsam,
Peter: Schließlich war die Situation damals so schlimm und einprägsam,
Ich: dass sie in mir einfach noch nicht vorbei ist.
Peter: dass sie in mir einfach noch nicht vorbei ist.
Ich: Ich bin gar nicht komisch, dass sie in mir noch nicht vorbei ist.
Peter: Ich bin gar nicht komisch, dass sie in mir noch nicht vorbei ist.
Ich: Oder bist Du da komisch?
Peter: Nein.
Ich: Wären zehn andere Kinder, denen so etwas angetan wurde, jetzt

alle automatisch frei, froh und glücklich?

[Ich will, dass es tief bei ihm ankommt, dass seine Gefühle über das, was er erlebt hat, völlig angemessen sind. Denn hält er sich oder seine Gefühle für falsch oder unangemessen, so kann er sie nicht loslassen.]

Peter: Nein, das wären sie nicht.
Ich: Da bin ich gar nicht komisch, dass ich den Schmerz von damals noch fühlen kann.
Peter: Da bin ich gar nicht komisch, dass ich den Schmerz von damals noch fühlen kann.
Ich: Da bin ich eher ganz normal.

[Ich festige seine Betrachtung der eigenen Normalität.]

Peter: Da bin ich eher ganz normal.
Ich: Und obwohl ich mich verstehe,
Peter: Und obwohl ich mich verstehe,
Ich: und mich verstehe, dass ich den Schmerz habe,
Peter: und mich verstehe, dass ich den Schmerz habe,

[Mir ist bewusst, dass der Satzbau etwas ungewöhnlich und sogar vielleicht unkorrekt ist. Es geht mir darum, dass er wirklich zuhört und es bei ihm ankommt. Ich will für seinen Verstand unvorhersehbar bleiben, sonst laufe ich Gefahr, dass ich und mein Reden einfach „weggefiltert“ werden.

Diese Vorgehensweise wende ich immer wieder an - nicht wundern, einfach nur wundern.]

Ich: und den Schmerz verstehe,
Peter: und den Schmerz verstehe,
Ich: gebe ich mir trotzdem die Chance,
Peter: gebe ich mir trotzdem die Chance,
Ich: dass heute sich dieser Schmerz von damals löst und schwindet.
Peter: dass sich heute dieser Schmerz von damals löst und schwindet.
Ich: Bitte schau Du nun wieder auf das Bild und den Schmerz von damals, ich klopfe an Dir. Diesen Schmerz des Jungen, der geschlagen wird.

[So machen wir es: er fühlt, ich klopfe. Während dem Klopfen wir sein Gesicht immer lockerer und lockerer.

Es scheint so, als wäre die Unbewusste Schuld bezüglich des Bruders schon gut in Lösung. Denn wäre sie es nicht, so würden wir nicht weiter so gut emotional verarbeiten können. Der Aspekt der kausalen Schuld scheint keine Rolle zu spielen.]

Ich: Wie geht es Dir jetzt?

Peter: Der Schmerz ist nicht mehr da.

Ich: Gut. Was kannst Du gerade wahrnehmen, was passiert gerade in Dir?

Peter: In meiner Brust wird es ganz offen. Es wird in meiner Brust ganz warm. Diese Wärme und Offenheit breitet sich aus.

Ich: Ist das eine gute Wärme?

Peter: Ja, das ist eine gute Wärme.

[Die innere Realität des Schmerzes war dort für gute 30 Jahre. Nun ist der Schmerz dort verschwunden. Da ist nun wieder diese Art von Leere, dieses gewisse „Vakuum“ das bleibt, wenn etwas herausgenommen wurde. Hier besteht wieder die gute Gelegenheit, dieses Vakuum, das nun der leere Raum des Schmerzes ist, mit guter Ressource zu füllen.]

Ich: Stell Dir bitte vor, dass Du als der gesunde und kräftige Mann von heute zu diesem Jungen von damals gehst. Kannst Du Dir das vorstellen?

Peter: [Er schließt die Augen und fühlt.] Ja, das geht gut.

Ich: Du kommst dort hin. Bist dort. Was kann der Junge jetzt von Dir brauchen?

Peter: In den Arm-genommen-Werden kann er brauchen.

Ich: Nimm ihn in den Arm. Du hältst ihn. Du hältst den Kleinen und der Kleine wird gehalten von dem Großen. Wie ist das?

Peter: Das ist wirklich gut.

[Ich lasse ihm etwas Zeit.]

Ich: Willst Du dem Jungen sagen, dass Du darauf schauen wirst, dass das nicht mehr passiert? Denn aus der heutigen Sicht bist Du ein erwachsener Mann und es wird nicht mehr passieren.

[Ich schaffe bewusst eine unlogische Verknüpfung. Wenn uns unlogische und falsche Verknüpfungen belasten können und in Unbewusste Schuld bringen können, dann können wir diese Eigenart unseres Wesens auch anders herum für unser Wohl verwenden. Klar, dem Jungen von damals kann das noch oft in seinem Kinderleben passieren. Es ist ihm tatsächlich auch noch öfters passiert. Aber wie hilfreich ist diese Ansicht hier jetzt? Daher entscheide ich mich lieber für die Wahrheit, dass Peter heute ein erwachsener Mann ist und es ihm sicher nicht mehr passieren wird, dass er als Kind geschlagen wird. Diese Logik ist unlogisch und hilfreich.]

Ich: Wie geht es dem Jungen, wenn er das wahrnimmt?

Peter: Es geht ihm sehr gut. Da ist keine Angst mehr.

Ich: Keine Angst mehr. Ich nehme die Schuld dafür von mir, dass ich damals Angst hatte.

Peter: Ich nehme die Schuld dafür von mir, dass ich damals Angst hatte.

Ich: Wie fühlt sich das an?

Peter: Erleichternd.

Ich: Ich nehme die Schuld dafür von mir, dass ich damals Angst hatte.

Peter: Ich nehme die Schuld dafür von mir, dass ich damals Angst hatte. Ich nehme die Schuld dafür von mir, dass ich damals Angst hatte. [Sein Gesicht ist locker.]

Ich: Ich nehme die Schuld dafür von mir, dass ich mich damals nicht wehren konnte.

Peter: Ich nehme die Schuld dafür von mir, dass ich mich damals nicht wehren konnte.

Ich: Wie ist der Satz?

Peter: Dieser Satz gibt der Wärme und Offenheit in meiner Brust einen Schub.

Ich: Ich nehme die Schuld dafür von mir, dass ich mich damals nicht wehren konnte.

Peter: Ich nehme die Schuld dafür von mir, dass ich mich damals nicht wehren konnte.

Ich: Ich nehme die Schuld dafür von mir, dass mein Bruder sich damals nicht wehren konnte.

Peter: Ich nehme die Schuld dafür von mir, dass mein Bruder sich damals nicht wehren konnte.
Das erleichtert.

Ich: Ich nehme die Schuld dafür von mir, dass ich meinem Bruder und mir damals nicht helfen konnte.

[Hier arbeite ich gründlich. Es geht ihm zwar schon sehr gut, aber ich möchte dennoch alles beseitigen, was sich hier vielleicht noch beseitigen lässt.]

Peter: Ich nehme die Schuld dafür von mir, dass ich meinem Bruder und mir damals nicht helfen konnte.

Ich: Ich nehme die Schuld dafür von mir, dass mein Bruder damals wegen mir geschlagen wurde.

Peter: Ich nehme die Schuld dafür von mir, dass mein Bruder damals wegen mir geschlagen wurde.
Das klärt weiter und wärmt und öffnet weiter.

Ich: Du bist jetzt noch mit Dir, dem kleinen Jungen von damals dort.

[Wieder eine absichtliche Irritation des Verstandes, um weiter gehört zu werden.] Fühl bitte mal hin, was er jetzt noch brauchen könnte. Du bist selber Vater eines kleinen Sohns, was kann der kleine Bub jetzt noch brauchen?

Peter: Er kann Zuspruch brauchen.

Ich: Sprich ihm zu.

[Er hält kurz inne und spricht ihm still zu. Ich bekomme nicht mit, was er ihm sagt.]

Ich: Bitte lass den Jungen zuhören, ich sage zu ihm: Du hast es nicht verdient, geschlagen zu werden. Für diese Kleinigkeit ist es nicht gerecht geschlagen zu werden. Es ist niemals gerecht, geschlagen zu werden. Und für das schon gar nicht. Du hast nichts falsch gemacht. Du bist ein guter Junge.

Peter: Es gibt keinen Grund Kinder zu schlagen. Erwachsene auch nicht.

Ich: Auch wenn Du diese Kerbe im Badezimmerschränkchen vertieft hast, hast Du es nicht verdient geschlagen zu werden. Wie fühlt sich das für den Jungen an?

Peter: Verschönert! Das tut ihm gut. Es gibt ihm Sicherheit.

Ich: Auch wenn ich die Kerbe im Badezimmerschrank verschönert habe, habe ich es nicht verdient, geschlagen zu werden.

Peter: Auch wenn ich die Kerbe im Badezimmerschrank verschönert habe, habe ich es nicht verdient, geschlagen zu werden.
[Wiederholt den Satz.]

Ich: Auch wenn ich die Kerbe im Schränkchen verschönert habe, habe ich es nicht verdient, geschlagen zu werden.
Wie fühlt sich das an? Ist das wahr?

Peter: Ja, das ist wahr.

Ich: Fühle diesen Satz bitte. Ich nehme die Schuld dafür von mir, dass ich das Badezimmerschränkchen damals verschönert habe.

Peter: [Ein kurzer Lacher.] Ich nehme die Schuld dafür von mir, dass ich das Badezimmerschränkchen damals verschönert habe.

Ich: Wie fühlt sich das an?

Peter: Komisch.

Ich: Belastend?

Peter: Nein.

Ich: Gut. Das ist auch ein komischer Satz. Er ist für dich leer geworden, Du hast die Unbewusste Schuld von Dir genommen. Jetzt ist es wieder ein komischer Satz. Dein Gehirn macht da nicht mehr mit.

[Um unsere Arbeit zu prüfen, kehren wir zur Ausgangssituation zurück.]

Ich: Bitte lenke Deine Aufmerksamkeit wieder zurück auf das Telefonat von heute Vormittag. Das Telefonat, in dem es darum ging, dass die Teile nicht so geliefert wurden, wie es vereinbart war und die Tatsache der unrichtigen Lieferung in Abrede gestellt wird.

Ich: Wie geht es Dir dort jetzt?

Peter: Mein Kopf sagt, dass er immer noch nicht Recht hat, aber es geht mir gut damit. Da ist ein Unverständnis in der Sache.

Ich: Das Unverständnis ist berechtigt. Was macht dieses Gefühl von Kompetenzanzweiflung, von Beleidigung?

Peter: Das ist nicht da.

Ich: Was macht die Wut?

Peter: Da ist keine Wut. Ich zweifle eher an seiner Kompetenz.

Ich: Das ist real. Das Problem ist nicht bei Dir. Es ist, sachlich gesehen, bei ihm. Gibt es bei Dir eine Fassungslosigkeit?

Peter: Nein, die gibt es nicht.

Ich: Gut. Da würde ich es stehen lassen. Lass uns sehen, wie es Dir mit dem Thema im Leben nun geht. Wenn es noch nicht gut ist, dann gibt es noch einen anderen Grund, aber den hier gibt es jetzt nicht mehr.

Zwei Anmerkungen habe ich noch:
1. Ich habe keinerlei Erklärung dafür, und ich suche auch nach keiner. Der Auslöser für Peters Aufregung heute Vormittag war bezogen auf den Zustand einer Kante. Diese Situation führt uns zu der sehr belastenden Lebenserfahrung, die wiederum durch den Zustand einer Kante ausgelöst wurde. Ich finde es erstaunlich.

2. Vor fast sechs Jahren habe ich schon einmal mit Peter zusammen gearbeitet. Damals ging es darum, dass er und seine Frau einen unerfüllten Kinderwunsch hatten. Zu dem Zeitpunkt hatten sie schon alles, was dazu zu untersuchen war, untersuchen lassen. Das Ergebnis damals war, dass es auf keinen Fall an seiner Frau, sondern an ihm liegen würde. Deshalb war er damals bei mir und wir arbeiteten daran.

Damals zeigte sich, dass es für ihn unbewusst nicht möglich war, ein Kind zu bekommen, da er diese „Blockade“ in sich trug: „Ich habe es nicht verdient ein Kind zu bekommen, da ich mit meinen Zornausbrüchen ein furchtbarer Vater sein würde.“

An dem Thema haben wir damals gearbeitet. 18 Monate später brachte seine Frau einen Jungen zur Welt. Die Zornausbrüche waren damals nicht der direkte Gegenstand unserer Arbeit, aber es war zu sehen, dass sie wohl mit dem unerfüllten Kinderwunsch zusammen hingen.

Ich finde es schön und rund, dass wir heute den Grund für die Zornesausbrüche gefunden und bearbeitet haben.

Sieben Tage später telefoniere ich mit Peter und bekomme dies zu hören: „Es geht super! Es waren noch ein paar Schmerzen da. Schmerzen wie geschlagen kamen hin und wieder auf und gingen von alleine wieder. Diese Schmerzen waren in der Schulter und am Oberarm. Es waren Schmerzen wie geschlagen, wie geprügelt. Inzwischen sind fast alle diese Schmerzen ganz weg.

Es gab inzwischen genug Auslöser für Reizbarkeit, aber es ging alles sehr gut. Ich agierte viel ruhiger und vernünftiger als je zuvor. Die Meinungsverschiedenheiten mit dem Zulieferer haben sich ruhig klären lassen und es hat sich damit alles lösen lassen. Ich war bei der Firma und wir haben das Problem sachlich erörtert. Ich war auch einfach gar nicht ernst, sondern es war schon fast ein nettes Gespräch.

Die Kollegen in der Firma sehen mich anders an. Sie sind meine entspannten und lockeren Reaktionen nicht gewöhnt. Sie kennen diese freundliche Seite an mir noch nicht so gut.

Das Leben ist jetzt einfach schöner. Die Sonne ist sonniger und alles ist viel heiterer geworden. Das Leben ist spielerischer geworden. Ich nehme jetzt vieles einfach mit Humor. Danke."

Fallbeispiel 4 A - Anika 1

Alter 40 Jahre

Beschwerde Gleichgültigkeit, Reizbarkeit, Unsicherheit, Schwäche und Gefühlsleere.

Vorgeschichte Anika hat ihren Sohn vor 14 Monaten geboren.

Der folgende Text ist teils Nacherzählung, teils via Diktiergerät aufgezeichnetes Protokoll der ersten Sitzung mit Anika. Der erste Teil der Niederschrift konnte anhand der genauen handschriftlichen Aufzeichnungen sehr exakt wiedergegeben werden, der zweite Teil ist die direkte Abschrift der Tonaufnahme.

Anika sagt, dass sie für ihren Sohn kaum etwas empfindet, außer dass er sie ganz schnell nervt und sie dann furchtbar reizbar wird. Auch ihrem Mann gegenüber sei sie sehr reizbar. Sie kann sich selbst einfach nicht verstehen. Ihr Sohn sei wunderbar und auch ihr Mann ist einfach ein guter Mann. Sie sagt selbst, sie könne doch eigentlich die glücklichste Frau der Welt sein, aber es geht ihr so schlecht. Sie verstehe das selber nicht. Sie hat sich so auf das Kind gefreut. Sie kann einfach nicht mehr. Tatsächlich war ich selbst etwas erschrocken, als ich sie in der Praxis wieder sah. Unsere letzte persönliche Begegnung war vor der Entbindung gewesen. Jetzt war sie etwas eingefallen, blass, faltig um die Augen, hager, leicht gebeugt und kraftlos.

Wir machten uns an die Arbeit. Ich hatte keine Ahnung wo wir anfangen sollten und was passieren könnte. Daher begannen wir mit der Aurafeld-Suchtechnik. Die ersten Minuten passierte so gut wie nichts. Sie konnte nichts wahrnehmen, fand ihr Herz nicht, konnte ihre Aura nicht spüren und wiederholte, dass sie nichts fühlen kann, sondern so sehr im Kopf sei. Wir arbeiteten weiter. Minutenlang klopfte ich wechselseitig ihre Hände. Ich hatte bemerkt, dass es sie rührte, wenn ich sie nach ihrem Herz fragte. Das war das einzige worauf sie reagierte. Also klopfte ich ihre Hände und sprach, ohne eine Antwort von ihr zu erwarten, immer wieder nur: „Wo ist dein Herz?", "Was macht dein Herz?", "Suche bitte dein Herz.", Wo ist es?" und so kamen Tränen und sie weinte bitterlich. Dann begann sie doch was zu fühlen. Sie fühlte sich innerlich hohl, als sei sie nur eine Hülle. Sie fühlte ihre Beine bis zum Bauchnabel nicht mehr (ich klopfte immer noch). Auf die Frage, was in dem Hohlraum in ihr sei, sagte sie, da sei etwas wie ein weißer Nebel, etwas wie ein weißer Dunst. Nun bemerkte sie, dass sich ihre Beine so anfühlen, wie sie sich bei der PDA vor der Geburt angefühlt hatten. (Periduralanästhesie: das ist eine rückenmarksnahe, regionale Betäubung. Sie bewirkt zeitweilige Empfindungslosigkeit und Schmerzfreiheit.) Mir kam der Verdacht, dass sie noch in einem Trauma um die Geburt ihres Sohnes feststeckte. Gerade wollte ich die Arbeit in die Richtung verlagern, da begann sie zu sprechen. Sie beschrieb den ganzen Vorgang vor der Geburt. Sie beschrieb, wie es ihr sehr gut ging, sie dann einige Tage vor dem errechneten Geburtstermin beim Kinderarzt geschockt wurde, weil dort völlig unnötig Panik verbreitet wurde. Sie kam aus dem Schock nicht mehr heraus und verbrachte die Tage bis zur Geburt in dem Schockzustand. Dann setzten die Wehen extrem schmerzhaft in sehr kurzem Rhythmus ein. Es ging nicht weiter, worauf ihre Kraft schwand und die Sauerstoffwerte des Kindes schlechter wurden. Auf Anraten der Hebamme und des Arztes entschied sie sich zu einem Kaiserschnitt.

Während und unmittelbar nach dem Kaiserschnitt war noch alles in Ordnung - sie war stolz, glücklich und voller Liebe. Die folgenden Tage im Krankenhaus waren für sie der reinste Horror: Ständig kam jemand ins Zimmer, machte Lärm, das Licht ging ständig aus und an, sie konnte nicht schlafen. Ihr Sohn lag zwei Armlängen weit weg in seinem Bettchen, er schrie erbärmlich, aber sie konnte sich wegen der Kaiserschnittwunde nicht rühren und zu ihm. Sie klingelte den Schwestern, aber niemand kam. Sie fühlte sich hilflos und alleine. Ihr Mann konnte nachts auch nicht bei ihr im Krankenhaus bleiben. Weil sie nicht wusste wie das Stillen ging und es ihr niemand zeigte, klappte es nicht. Daher wurde der Sohn zugefüttert. Wieder fühlte sie sich als Versagerin. Sie hatte so viele Mutterliebe, konnte sie ihrem Sohn aber nicht wirklich angedeihen lassen. Stattdessen musste sie das Leid des Sohnes aus nächster Nähe mit ansehen, konnte ihm nicht helfen, weinte und verzweifelte.

Ab da fing sie sich nicht mehr und es ging bergab. Bergab in eben diesen Zustand von Schwäche, Reizbarkeit, Stumpfheit, Gleichgültigkeit und dieser furchbaren Leere.

Das alles lief wie ein Film vor ihr ab, ich habe sie kaum etwas gefragt. Noch immer klopfte ich ihre Handrücken. Sie war aufgelöst vor Weinen, ihr Gesicht war nass, die Augen rot und die Stimme versagte ihr immer wieder. Nach ausführlicher Arbeit mit EFT[3] und EMDR[2] waren wir durch das Trauma der Geburt durch, aber sie fühlte sich immer noch so schlecht. Sie fühlte sich wie eine ganz schlechte Mutter.

Es folgten einige Innere-Wahrheit-Sätze, Schuld-Entnahme-Sätze und Sowohl-als-auch-Sätze. Die Mitschrift unten ist nicht vollständig, aber sie gibt die Essenz der Lösung gut wieder.

Ab hier folgt die Abschrift der Tonaufnahme.

[Ich will sie provozieren, damit sie sich selbst bestätigt, dass dem nicht so ist.]

Ich: Weil mein Sohn per Kaiserschnitt zur Welt kam, bin ich die schlechteste Mutter der Welt.

Anika: Ja, genau so ist es.
[Sie weinte noch intensiver.]

[Wechselseitiges Klopfen ihrer Handrücken. Ich bin überrascht. Meine Provokation geht nach hinten los. Ich hatte angenommen, dass sie sich wenigstens nicht als die schlechteste Mutter der Welt empfindet. Aber das tut sie wohl.]

Ich: Gut. Bitte sprich den Satz nochmal: Weil mein Sohn per Kaiserschnitt zur Welt kam, bin ich die schlechteste Mutter der Welt.

Anika: Weil mein Sohn per Kaiserschnitt zur Welt kam, bin ich die schlechteste Mutter der Welt.

Ich: Stimmt der Satz immer noch?

Anika: Ja.

[Aha, da stehen wir also nun. Jetzt kann ich ihr Leid immer besser verstehen und mir wird klar, warum es ihr seit über einem Jahr so abgrundtief schlecht geht. Für solche Situationen gibt es eine Geheimlösung. Sie ist sehr wirkungsvoll, steht uns immer zur Verfügung und ist auch noch heiter. Sie darf nur nicht zu oft eingesetzt werden. Sie sollte unerwartet sein und darf auf keinen Fall „aufgesetzt" rüber kommen. Daher ist es sinnvoll, sie vollen Ernstes einzusetzen. Diese „Geheimwaffe" heißt Humor. Ich versuche also via Humor einen Riss in ihre negative, schuldbeladene Selbstempfindung zu bringen.]

Ich: Kannst Du Dir hundertprozentig sicher sein, dass Du wirklich die schlechteste Mutter der Welt bist? Ich muss das wissen, deshalb möchte ich mit Dir noch einen Satz sprechen. Das ist jetzt wichtig. Bist Du dazu bereit?

Anika: Ja, bin ich.

Ich: Bitte fühle genau hin, wir brauchen ein klares Ergebnis.

Anika: Ok.

Ich: Weil mein Sohn per Kaiserschnitt zur Welt kam, bin ich vielleicht auch nur die zweitschlechteste Mutter der Welt.

[Sie ist einen Augenblick lang irritiert, schaut mich mit ihren roten, verweinten Augen scherzend an und sagt:]

Anika: Naja, so genau weiß ich das jetzt nun auch nicht.

Ich: Ah, da bin ich froh, ich dachte schon wir haben es hier mit einer schlimmen Sache zu tun. Aber wenn das so ist, dann ist es leicht zu lösen.

[Sie schaut wieder irritiert. Diesen Riss in ihrer unbewussten Festung aus Schuld und Leid nutze ich für einen neuen, für sie in diesem Moment unerwarteten „Angriff" auf ihre schlechte Verfassung.]

Ich: Ich nehme die Schuld dafür von mir, dass mein Sohn durch einen Kaiserschnitt zur Welt kam.

Anika: [Sie hält kurz inne, sagt dann:] Ah, das tut gut!

Ich: Bitte sprich selber.

Anika: Ich nehme die Schuld dafür von mir, dass mein Sohn durch einen Kaiserschnitt zur Welt kam.

Ich: Wie fühlt sich das an?

Anika: Das tut gut.

Ich: Sprich es bitte ein paar Mal.

[Sie wiederholt den Satz und das erleichtert sie. Dann beginnt sie wieder bitter zu weinen.]

Ich: Was geschieht jetzt?

Anika: Ich bin so eine schlechte Mutter!

Ich: Sprich bitte diesen Satz:

[Wieder interveniere ich mit Provokation und mit einem gewissen Humor.]

Ich: Bitte sprich diesen Satz: Nur normal gebärende Frauen können gute Mütter sein.

Anika: [Sie schaut mich verdutzt an.]

Ich: Bitte nochmal: Nur normal gebärende Frauen können gute Mütter sein.

Anika: Ich weiß ja nicht...?

Ich: Oh doch, dass ist so, sei Dir ganz sicher, ich weiß das aus erster Hand: Frauen, die ihr Kind mit Kaiserschnitt zur Welt bringen, sind immer und ohne jede Ausnahme ganz miserable Mütter.

Anika: Nee, das stimmt nicht.

Ich: Ah, so ist das. Wie fühlt sich dieser Satz für dich an: Obwohl mein Sohn via Kaiserschnitt zur Welt kam, kann ich eine gute Mutter sein.

Anika: Obwohl mein Sohn via Kaiserschnitt zur Welt kam, kann ich eine gute Mutter sein.

[Ich sehe deutliche Erleichterung in ihrem Gesicht und in ihrer Körperhaltung. Auch sehe ich einen vertieften Atemzug.]

Ich: Und?
Anika: Ja, das fühlt sich erleichternd an.

Ich denke das Prinzip ist klar geworden. Der Vollständigkeit halber fasse ich den Rest der Sitzung kurz zusammen.

Wir arbeiten in diese Richtung weiter und es wurde immer besser und besser. Dann kommen wir wieder an einen Stolperstein. Nun glaubt sie, sie habe den Kaiserschnitt leichtfertig in Kauf genommen, sie sei wehleidig, habe zu wenig für ihren Sohn getan und sei folglich wieder eine schlechte Mutter. Das war dann aber leichter zu verarbeiten.

Die ganze Sitzung dauerte ca. 70 Minuten. Sie verließ mich mit leuchtenden Augen, rosigen Wangen, heiter und gelöst und freute sich zu ihrem Sohn und ihrem Mann zu fahren. Beim Gehen scherzte sie noch über „die zweitschlechteste Mutter der Welt ..."

Vier Tage später sehe ich Anika zum zweiten Termin.

Beschwerde: Reizbarkeit und Ungeduld beim Wickeln ihres Sohnes.

Ich: Wie ging es Dir mit unserer letzten Arbeit?
Anika: Gut! Ich bin mit meinem Sohn und meinem Mann wieder in gutem Kontakt. Ich schlafe wieder gut.
Ich: Was macht die Reizbarkeit?
Anika: Die ist deutlich besser, aber sie ist noch da.
Ich: Gut, vielleicht schauen wir heute dort hin.
Was macht die Gleichgültigkeit?
Anika: Die Gleichgültigkeit ist weg. Ich fühle wieder.
Ich: Wollen wir bei der Reizbarkeit weiter machen?
Anika: Ja.
Ich: Wann tritt diese besonders fühlbar auf?
Anika: Wenn ich meinen Sohn wickle und er dagegen arbeitet, dann ist da noch Reizbarkeit, wenn auch weniger.
Ich: Wie genau sieht das aus?

[Ich erkunde die Situation und suche eine gute Ausgangssituation, um mit der

Aurafeld-Suchtechnik zu starten.]

Anika: Ich will ihn wickeln, der hält nicht still, er dreht sich und möchte nicht, dass ich ihn wickle. Er will sich bewegen. Er lässt mit sich nichts machen. Wenn mein Mann das macht, dann geht das viel besser. Auch bei ihm macht er nicht mit, aber mein Mann kann sich dann einfach gut durchsetzen. Wenn ich mich durchsetzen will, findet er das lustig. Je ernster ich werde, umso lustiger findet er es. Er scheint ganz genau zu wissen, wie er mich zur Weißglut bringen kann. Bei meinem Mann macht er das nicht. Er muss nur zweimal was sagen, dann macht er mit. Bei mir lacht er sich kaputt. Das geht so weit, dass das Wickeln unmöglich ist.

Ich: Bei dem Wickeln scheint sich zu zeigen, wie ernst genommen Du von ihm bist, oder eben nicht. Gibt es hierfür noch andere Situationen?

Anika: Ja, beim Essen, aber das Wickeln ist die deutlichere Situation.

Ich: Gut, dann lass uns hier einsetzen.

Beginnen wir mit der Ausgangsposition

Da sind Anika und ihr Sohn beim Wickeln.

Ich: Was kannst Du in dieser Situation wahrnehmen?

Anika: Gerade kann ich da gar nichts wahrnehmen.

Ich: Lass Dir Zeit.

Anika: Ich fühle nichts.

Ich: Wo ist Dein Herz? Wie fühlt es sich?

Anika: Ich finde und fühle es nicht.

[Obwohl die Situation sehr präsent in ihrem Leben ist, kann sie jetzt nichts fühlen. Von der letzten Sitzung, vor vier Tagen, weiß ich natürlich noch, dass sie durchaus Zugang zu ihren Gefühlen hat. Aber jetzt gerade fühlt sie nichts. Für mich bedeutet das nicht, dass in dem Bereich alles in Ordnung ist, sondern viel mehr, dass hier vermutlich „große Dinge begraben liegen". So kann es aussehen, wenn wir uns einem stärker traumatischen Ereignis nähern. Das Nichts-Fühlen kann ein Gesicht eines Widerstandes sein.]

Ich: Erinnere dich bitte daran, wie es Dir geht, wenn er sich so beim Wickeln verhält. Erinnere dich an dieses Gefühl und versuche es hier und jetzt zu fühlen.

Anika: Es fühlt sich an wie: „Das hilft doch eh nichts".

Ich: Wo ist dieses Gefühl? Im Kopf, im Bauch, in der Brust etc.?

Anika: Da kommt jetzt ein Gefühl, aber ich kann es noch nicht benennen. Es ist so im Magen, oder etwas unterhalb.

Ich: Geh damit bitte in Kontakt. Wie fühlt sich das im Körper an?

Anika: Es ist eher eine Wärme, etwas flatternd ...

Ich: ... wie ein Vibrieren?

Anika: Ja, ...

[Das ist ein Hinweis auf ein traumatisches Ereignis.]

Anika: ... es steigt höher, das Herz wird schneller.

[Wieder ein Hinweis in Richtung Trauma.]

Anika: Es geht in Richtung Angst. Es kündigen sich Tränen an, aber es ist noch nicht so weit.

[Sie macht wulstige Lippen, presst sie fest aufeinander.]

Anika: ... ich fühle, dass es wohl um meinen leiblichen Vater geht.

[Der leibliche Vater verließ die Mutter und Anika, als Anika ca. zwei bis drei Jahre alt war. Danach gab es nur noch unregelmäßigen Kontakt zum Vater. Anikas Stiefvater zog ein, als Anika drei Jahre alt war.

Ich: Was ist da für ein Eindruck? Ist das ein Bild in Dir?

Anika: Es ist kein Bild. Ein Gefühl.

[Ihre Atmung wird schneller, sie ringt mit den Tränen, ihre Lippen pressen sich noch stärker aufeinander, die Tränen beginnen zu fließen. Es nimmt sie sichtbar mit.]

Ich: Wo bist Du?

Anika: Ich bin im Mutterleib.

Ich: Wie fühlt es sich an?

Anika: Wütend, störrisch - aber so, dass Du dich nicht wehren kannst. Auch hilflos.

Ich: Ist es immer noch unterhalb des Magens?

Anika: Dort entspannt es sich. Es fließt jetzt mehr in die Oberschenkel. Es ist jetzt auch etwas in meinem Mund. Da fühlt es sich so wie Zornig-Werden an. Aber ich weiß gerade gar nicht worauf, wogegen.

Ich: Zorn, ohne zu wissen warum. Etwas Zusammengebissenes. Gut. Bleibe mit Deiner Aufmerksamkeit bitte bei dem Zorn, der Grund dafür zeigt sich dann schon.

Anika: Ich bin wie ein kleiner wütender Stier, der einfach nur die Luft aus der Nase schnauben will.

[Nun beginnt sie zu Schluchzen und zu Weinen. Dabei klopfe ich wechselseitig auf ihren Handrücken.]

Anika: Es kommen Gedanken meiner Geschichte auf, die mir erzählt wurden.

Ich: Welche?

Anika: Als Mutter mit mir schwanger war, hat sie Gewalt erlebt. Aber da kommen auch Gedanken daran, wie ich in meiner Schwangerschaft kürzlich Ärger mit meinem leiblichen Vater hatte. Er suchte Kontakt zu mir, ich wollte das nicht, das gab mir nichts. Vor gut über einem Jahr, in der letzten Phase meiner Schwangerschaft, kam fast ein Hass auf meinen Vater auf. Mir wurde so bewusst, wie schlimm es war, dass er meine Mutter in ihrer Schwangerschaft mit mir einfach alleine gelassen hat. Da war so ein Zorn auf ihn. Vorher spürte ich das auch schon, aber da kam es so geballt hoch. Ich hätte ihm am liebsten in aller Deutlichkeit gesagt, wie sehr ich ihn verachte. Aber wollte überhaupt keinen Kontakt mit ihm.

Ich: Bitte sprich diesen Satz: Ich nehme die Schuld dafür von mir, dass Papa damals mich und Mama alleine gelassen hat.

Anika: Ich nehme dafür die Schuld von mir, - kann ich ihn auch beim Vornamen nennen?

[„Papa" ist ihr vermutlich zu persönlich, zu nah. Natürlich kann sie, wenn es ihr damit besser geht, erst mal mit dem Vornamen ihres Vaters beginnen. Später wird sich zeigen, wie es damit weiter gehen wird. Da ihr Vater einen Namen hat, der mit P beginnt, kürze ich ihn hier im Text mit „P." ab.]

Ich: Ja.

Anika: dass P. -- warum soll ich die Schuld von mir nehmen?

[Sie weint bitterlich. Wechselseitiges Klopfen ihrer Knie.]

Ich: Weil Du das Leid hattest. Und der, der das Leid hat, der fühlt sich gerne mal schuldig, obwohl er keine Schuld hat. Völlig richtig, Du hast keine Schuld.

Anika: Ich spüre auch keine Schuld. Ich habe so einen Zorn auf ihn.

Ich: Um den Zorn lösen zu können, muss die Unbewusste Schuld gelöst sein.
Ich nehme die Schuld dafür von mir,

Anika: Ich nehme die Schuld dafür von mir,

Ich: dass P.

Anika: dass P. --- ich spüre keine Schuld!

Ich: Es geht nicht darum, ob Du sachlich, kausal gesehen tatsächlich Schuld hast. Es geht alleine darum, ob Du aufgrund von Leid, dass Du wahrgenommen hast, eine Unbewusste Schuld auf dich genommen hast.

[Nun gut, hier erkläre ich ihr kurz und knapp, was es mit der Unbewussten Schuld auf sich hat. Mich verwundert es nicht, dass es hier Erklärungsbedarf gibt. Schließlich hat sie recht, wenn sie sagt, dass sie keine Schuld hat. Was mich aber doch wundert ist, dass diese Frage nun hier auftaucht, obwohl wir vor ein paar Tagen ebenso mit der Unbewussten Schuld gearbeitet haben.

Ich muss es ihr hier erklären, denn wenn ihr Verstand im weiteren Verlauf ständig sein Veto einlegt, mit Recht auf seiner Unschuld beharrt und trotzig dazwischen funkt, dann kommen wir nicht weiter.]

Anika: Komisch, es geht jetzt gar nicht mehr darum, dass er damals gegangen ist. Es geht jetzt viel mehr darum, dass ein Nicht-gewollt-Sein da ist. Vor mir gab es einen Abgang. Aber, also, ich war schon ein gewolltes Kind.

[Es herrscht Verwirrung. Das macht nichts. Einfach den Gefühlen folgen.]

Anika: Da ist jetzt nicht die Wut über das Weggehen von ihm, da ist Wut über die Gewalt.

Ich: Welche Gewalt?

Anika: Er ist mit Mutter nicht gut umgegangen. Er hat Mutter Zigaretten am Ohr ausgedrückt ...

Ich: ... er hat sie misshandelt.

Anika: Ja, er hat sie misshandelt.

Ich: Kann es sein, dass das Ungeborene ein Mitgefühl hat mit Mama, dass sie misshandelt wird?

Anika: Ja! Bestimmt.

Ich: Hat das Ungeborene etwas dagegen tun können?

Anika: Nein.

Ich: Kann das Ungeborene damit zur Tagesordnung über gehen und sich sagen: „naja, ich kann da ja nichts tun, das ist jetzt ein bisschen blöd, aber ich bin daran nicht schuld. Also schwimme ich noch eine Runde im Fruchtwasser." Funktioniert so das Herz eines Kindes?

Anika: Nein, wahrscheinlich nicht.

Ich: So ist es. Da ist etwas, das sagt: „Da ist Leid, da ist Schmerz - und ich kann nichts dagegen tun. ... aber ich ertrage es nicht, dass es da ist. Ich muss es doch verhindern. ... aber ich kann es nicht verhindern. Ich müsste es doch verhindern."

Anika: Das verstehe ich.

Ich: Gut. Ist da dann Dein Gott der sagt, dass Du daran schuld bist?

Anika: Nein.

Ich: Gab es ein Gericht, das gesagt hat: „Kind, Du bist schuld, das Mama misshandelt wird"?

Anika: Nein.

Ich: Gab es Nachbarn, die gesagt haben: „Mein liebes, ungeborenes Kind, Du musst jetzt mal dafür sorgen, dass der Papa nicht dauernd die Mama misshandelt"? Gab es diese Nachbarn?

Anika: Nein.

Ich: Woher kann die Schuld dann nur noch kommen?

Anika: Von mir.

Ich: Ja. Und wer kann sie Dir dann nur nehmen? Kann Gott sie Dir nehmen, wenn er sie Dir nicht gab? Das Gericht? Die Nachbarn? Gut, da sind wir nun.
Also, wer kann sie Dir nehmen? Nur Du!
Auf der kausalen Ebene hast Du keine Schuld, auf der emotionalen Ebene hast Du vielleicht unbewusst eine Schuld auf dich genommen.
Wir können das nur herausfinden, wenn wir die passenden Sätze sprechen und die Wirkung dieser Sätze beobachten.

Anika: Verstehe ich.

Ich: Wenn da keine Schuld ist, dann geschieht nichts. Wo Unbewusste Schuld ist, da gibt es eine Reaktion.

Anika: Das verstehe ich.

Ich: Ich nehme die Schuld dafür von mir,

Anika: Ich nehme die Schuld dafür von mir,

Ich: dass Papa Mama misshandelt hat.

Anika: dass P. meine Mama misshandelt hat.

Ich: [Ihr Gesichtsausdruck und ihre Körperhaltung verändern sich.] Ich sehe ein Gefühl, damit sehe ich eine Unbewusste Schuld. Wenn da keine Schuld wäre, dann wäre da vermutlich kein Gefühl. Wenn da aber eine Unbewusste Schuld ist, dann ist da vermutlich auch ein Gefühl. Das Gefühl kann nur gehen, wenn die Unbewusste Schuld gelöst ist. Und die Unbewusste Schuld kannst Du Dir nehmen, und zwar absolut nur Du.

Anika: Aha.

Ich: Ich nehme die Schuld dafür von mir, dass P. Mama misshandelt hat.

Anika: Ich nehme die Schuld dafür von mir, dass P. Mama misshandelt hat.

[Sie ist sichtlich bewegt.]

Ich: Ich nehme die Schuld dafür von mir, dass P. Mama misshandelt hat.
Anika: Ich nehme die Schuld dafür von mir, dass P. Mama misshandelt hat.
Ich: Wie fühlt es sich jetzt an?
Anika: Es wir ruhiger.
Ich: Ich nehme die Schuld dafür von mir, dass P. Mama misshandelt hat.
Anika: Ich nehme die Schuld dafür von mir, dass P. Mama misshandelt hat.
Ich: Du weißt ja, dass wenn eine werdende Mutter Schmerzen und schlechte Gefühle hat, dass sich das dem Kind mindestens neuronal und hormonell mitteilt. Daher spreche ich den Satz:
Ich nehme die Schuld dafür von mir, dass P. mich misshandelt hat.

[Sie beginnt bitterlich zu weinen. Wechselseitiges Klopfen.]

Ich: Ich nehme die Schuld dafür von mir, dass P. mich misshandelt hat.
Anika: Ich nehme die Schuld dafür ...

[Jetzt brechen alle Dämme, sie weint haltlos und schluchzt.]

Ich: Ich nehme die Schuld dafür von mir,
Anika: Ich nehme die Schuld dafür von mir,
Ich: dass P. mich misshandelt hat.
Anika: dass P. mich misshandelt hat.
[Wiederholt den Satz zweimal.]

[Es geht deutlich besser. Sie ist viel gefasster und kann den Satz flüssig und zusammenhängend sprechen.]

Anika: Uff ... ah, da ist jetzt bisschen Übelkeit.
Ich: Ich nehme die Schuld dafür von mir, dass P. mich misshandelt hat.
Anika: Jetzt ist es mir etwas benommen. Ich bin im Zweifel, sollte ich es mal mit „Papa" probieren.

[Wir kommen weiter, sie traut sich noch mehr zu.]

Ich: Ja, gut, nehme den Begriff, der Dir jetzt gerade am besten passt und möglich ist.
Anika: Ich nehme die Schuld dafür von mir, dass Papa mich misshandelt hat.

[Sie schluchzt tief.]

Ich: Ich nehme die Schuld dafür von mir, dass Papa mich misshandelt hat.
Anika: Ich nehme die Schuld dafür von mir, dass Papa mich misshandelt hat.
Ja. Da kommt schon wieder ein Gefühl der Missachtung ihm gegenüber. Kann das sein?

Ich: Das ist doch ok. Oder ist da was komisch dran?
Anika: Nein.
Ich: Ist das erlaubt?
Anika: Ja.

[Wenn sie sich für ihre Gefühle falsch vorkommt, dann ist es ihr nicht möglich, sie loszulassen. Deshalb nutze ich generell viele Gelegenheiten, um mitzuteilen, dass der Betreffende auch dann, wenn er Gefühle hat, die er nicht möchte, oder für die er sich schämt, trotzdem normal und in Ordnung diesbezüglich ist.]

Ich: Ich nehme die Schuld dafür von mir, dass Papa mich misshandelt hat.
Anika: Ich nehme die Schuld dafür von mir, dass Papa mich misshandelt hat.

[Sie ist deutlich gefasster. Sie wirkt so, als würde sie über etwas nachsinnen.]

Anika: Kann es sein, dass mir jetzt die Worte dafür fehlen?
Ich: Ja, das kann gut sein. Wenn die Emotion im Damaligen nachlässt, dann verschiebt sich der Fokus wieder mehr ins jetzt. Das ist ok. Das ist ein Hinweis darauf, dass die „Katastrophe" von damals an Kraft verliert und am Abflauen ist.
Anika: Jetzt ist da eine Art Fassungslosigkeit.

[Mit EFT geht es nun weiter. Ich klopfe also ihre Handkante und spreche:]

Ich: Auch wenn ich fassungslos bin,
Anika: Auch wenn ich fassungslos bin,
Ich: wenn mir bewusst ist, dass ich damals im Mutterleib von Vater misshandelt wurde,
Anika: wenn mir bewusst ist, dass ich damals im Mutterleib von Vater misshandelt wurde,
Ich: Stimmt dieser Satz so für dich? Ist er passend?

[Das kann ich nicht wissen. Daher vergewissere ich mich immer wieder.]

Anika: [Nickt.]
Ich: Bin ich hier und jetzt auf diesem Sessel halbwegs ok.

[Sie weint bitterlich laut schluchzend los.]

Ich: ... geht es mir hier auf diesem Sessel doch vermutlich besser als damals im Mutterleib. Kann man das so sagen?

[Dieses sich immer wieder Vergewissern und Korrigieren ist wichtig.

Denn wenn der Patient damit nicht übereinstimmt, es nicht seiner Wahrheit entspricht, dann kann er es nicht vorbehaltlos nehmen und es schwächt sich deutlich ab. Es geht bei dieser Arbeit nie um „die Wahrheit", es geht immer um „subjektive Wahrheit".]

Anika: ... geht es mir hier auf diesem Sessel doch vermutlich besser als damals im Mutterleib.
Ich: Und ich bin gar nicht komisch, dass ich fassungslos bin.
Anika: Und ich bin gar nicht komisch, dass ich fassungslos bin.
Ich: Da bin ich eher ganz schön normal. Kann man das so sagen?
Anika: Ja.
Ich: Was meinst Du, wie würde es zehn anderen Kindern, die ähnliches erlebt haben, gehen? Wären die alle wohlauf und fidel?
Anika: Nein.
Ich: Es ginge ihnen wahrscheinlich ähnlich, oder?
Anika: Ja.
Ich: Ich kann mich verstehen, dass ich mit meiner Geschichte hier und jetzt fassungslos bin.
Anika: Ich kann mich verstehen, dass ich mit meiner Geschichte hier und jetzt fassungslos bin.
Ich: Da bin ich gar nicht komisch.
Anika: Nee, da bin ich wirklich nicht komisch.

[Gut, es ist bei ihr angekommen, dass sie da nicht komisch ist.]

Ich: Und obwohl ich mich und meine Fassungslosigkeit verstehe,
Anika: Und obwohl ich mich und meine Fassungslosigkeit verstehe,

[Eine kurze Erläuterung: Woher kommt hier das Wort „obwohl"? „Obwohl ich mich und meine Fassungslosigkeit verstehe..." könnte so verstanden werden, dass es folglich gerne alles so bleiben kann, wenn ich mich jetzt dafür doch verstehe. Aber das wollen wir nicht, wir wollen die Fassungslosigkeit los werden. Auf der einen Seite muss ich mich verstehen, dass ich das Gefühl habe, und dazu noch das Gefühl selbst verstehen, auf der anderen Seite will ich es aber trotzdem nicht haben. Daher gebe ich mir die Chance, dass sich das Gefühl lösen kann.]

Ich: gebe ich mir trotzdem die Chance,
Anika: gebe ich mir trotzdem die Chance,
Ich: dass diese Fassungslosigkeit von heute und damals,
Anika: dass diese Fassungslosigkeit von heute und damals,
Ich: sich langsam löst und schwindet.

Anika: sich langsam löst und schwindet.

Ich: Darf sich die Fassungslosigkeit lösen, ober brauchst Du sie noch?

[Sie blickt mich verwundert an, fühlt dann in sich hinein. Meine Frage hat sie überrascht. Hin und wieder brauchen wir die belastenden Gefühle noch, weil sie uns, obwohl sie furchtbar sind, dennoch zu etwas nützlich sein können.]

Anika: Brauchen? ...ich glaube, ich brauche sie ein Stück weit, um auf Distanz sein zu können.

Ich: Ist sie so etwas wie eine Sicherung? Distanz wozu?

Anika: Zu diesem Mann.

Ich: Zu Deinem Vater?

Anika: Ich habe Angst, dass ich so werde wir er.

[Wenn die Fassungslosigkeit die Funktion erfüllt, ihr Distanz zu geben, damit sie nicht so wird wie ihr Vater, dann kann die Fassungslosigkeit entweder nicht gehen, oder es wäre ein Nachteil für sie, wenn sie ginge. Beides ist nicht unser Ziel.]

Anika: Vielleicht bin ich auch schon so.

[Diese ihre Vermutung ist völlig abwegig. Es ist klar, dass sie da seltsame Vorstellungen hat. Also greife ich wieder zur „Wunderwaffe", dem Humor.]

Ich: Du hast Deinen Mann misshandelt, während er mit eurem Sohn schwanger war?

Anika: [Sie lacht laut los - und ich mit.]
Nee, habe ich nicht!

Ich: Hast Du dich misshandelt, als Du schwanger warst?

Anika: Nein!

Ich: Jemand anders?

Anika: Nein!

Ich: Und ich kann mich schon verstehen, dass ich die Angst habe, irgendwie wie mein Vater zu werden.

Anika: Und ich kann mich schon verstehen, dass ich die Angst habe, irgendwie wie mein Vater zu werden.

Ich: Diese Angst von mir kann ich gut verstehen.

Anika: [Schluchzt.] Diese Angst von mir kann ich gut verstehen.

Ich: Denn ich möchte nicht wie mein Vater werden,

Anika: Denn ich möchte nicht wie mein Vater werden,

Ich: zumindest nicht wie dieser Teil meines Vaters, der mich und Mama misshandelt hat.

[Es geht nicht darum, ihren Vater zu verdammen. Verdammen wir ihren

Vater, verdammen wir ihre Herkunft und damit sie ganz persönlich. Aber mit dem Teil des Vaters, und es ist nur ein Teil ihres Vaters, der Mama misshandelt hat, müssen wir nicht einverstanden sein.]

Anika: zumindest nicht wie dieser Teil meines Vaters, der mich und Mama misshandelt hat.

[Sie weint laut los. Schluchzend bricht es heraus:]

Anika: Das man diese Emotionen nicht einfach ablegen kann! Ich habe meinem Sohn schon einen Klaps gegeben - zwei. Es war natürlich nicht schlimm. Diese Hilflosigkeit!

Ich: Nun habe ich ein paar Sätze für dich. Bitte sage mir, welche sich wahr und welche sich unwahr anfühlen.

Anika: Ok.

Ich: Weil ich im Mutterleib von Papa misshandelt wurde,

Anika: Weil ich im Mutterleib von Papa misshandelt wurde,

Ich: werde ich automatisch eine Schwerverbrecherin.
Ist der Satz wahr?

Anika: Nee.

Ich: Hier noch ein Satz: Obwohl ich damals im Mutterleib misshandelt wurde,

Anika: Obwohl ich damals im Mutterleib misshandelt wurde,

[Ich greife auf das zurück, was bei ihr in der letzten Sitzung funktioniert hat.]

Ich: werde ich nur der zweitschlimmste Schwerverbrecher [Sie lacht laut los.] der Welt.

Ich: Obwohl ich damals im Mutterleib misshandelt wurde,

Anika: Obwohl ich damals im Mutterleib misshandelt wurde,

Ich: kann ich doch ein friedvoller, freundlicher Mensch sein.

Anika: kann ich doch ein friedvoller, freundlicher Mensch sein.

Ich: Ich kann ein friedvoller, freundlicher Mensch sein,

Anika: Ich kann ein friedvoller, freundlicher Mensch sein,

Ich: obwohl ich Misshandlung erfahren habe.

Anika: obwohl ich Misshandlung erfahren habe.
[Sichtbare Erleichterung.]
Das ist schön, ja so ist es wohl.

[Ich will sicher gehen, dass es wirklich bei ihr ankommt, daher drehe und verändere ich den Satz etwas.]

Ich: Obwohl ich Misshandlung erfahren habe,

Anika: Obwohl ich Misshandlung erfahren habe,

Ich: kann ich ein friedvoller, freundlicher und heiterer Mensch sein. [Sie gluckst heiter.]

Anika: kann ich ein friedvoller, freundlicher und heiterer Mensch sein - und sogar eine gute Mutter.

Anika: [Sie ist gerührt.]

Ich: Obwohl ich von meinem Vater Misshandlung erfahren habe, kann ich eine gute Mutter sein.

[Sie kämpft etwas damit, den Satz auszusprechen.]

Anika: Obwohl ich von meinem Vater Misshandlung erfahren habe, kann ich eine gute, liebevolle Mutter sein.

Ich: Sprich das „gute, liebevolle Mutter" bitte klar und deutlich.

Anika: kann ich eine *gute, liebevolle Mutter* sein. Hier kommt jetzt irgendwie meine Mutter durch.

Ich: Hier kommt wohl ein neues Thema auf. Lass uns noch bei der Sache bleiben.

[Durch die Veränderung ihres Gesichtsausdruckes meine ich zu erkenne, dass eine neue emotionale Strömung in ihr entsteht. Das eine sollte erst fertig verarbeitet sein, sonst verlaufen wir uns.]

Ich: Hier frage ich dich wieder etwas: Können vätermisshandelte Töchter nur Rabenmütter werden?

Anika: [Schweigt.]

Ich: Ist das ein Gesetz, das irgendwo in Stein gemeißelt ist? Aber es steht bestimmt bei Gott auf Seite 1!

Anika: [Lacht.] Nein, man kann es besser machen.

Ich: Eigentlich bist Du da im Vorteil: Du hast die hohe Motivation es besser als Dein Vater zu machen, und wenn Du die inneren Verstrickungen damit gelöst hast, was, in alles in der Welt, soll Dir dann im Weg stehen, eine gute Mutter zu sein?

Anika: Stimmt.

Ich: Ich nehme die Schuld dafür von mir, dass ich von Vater misshandelt wurde.

Anika: Ich nehme die Schuld dafür von mir, dass ich von Vater misshandelt wurde.

[Die Reaktion ist kaum mehr zu sehn. Sie kann den Satz jetzt sehr gefasst sprechen.]

Ich: Ich nehme die Schuld dafür von mir, dass ich von Vater misshandelt wurde.

Anika: Ich nehme die Schuld dafür von mir, dass ich von Vater misshandelt wurde.

Ich: Wie fühlt sich das jetzt an?

Anika: Es ist friedlich.

Ich: Ich nehme die Schuld dafür von mir, dass Mutter von Vater misshandelt wurde.

Anika: Ich nehme die Schuld dafür von mir, dass Mutter von Vater misshandelt wurde.

Ich: Wie fühlt sich das gerade an?

Anika: [Fühlt genau nach.]

Ich: Was fühlst Du gerade?

Anika: [Sie atmet ruhig und tief.]

Ich: Was passiert gerade?

Anika: Etwas fließt nach unten ab. Es kommt vom unteren Bauch nach oben in mir eine zarte Wärme auf.

[Sie sitzt vor mir und krümmt sich langsam immer mehr nach vorne.]

Ich: Fühle diese zarte Wärme.

Ich: Was kannst Du wahrnehmen?

[Sie schweigt und fühlt für ca. eine Minute, dann spricht sie.]

Anika: Es kommt ein Bild in mir auf. Ein altes Bild.

Ich: Bitte erzähle mir davon.

Anika: Ich war schon älter als Kind. Es ist kein wirkliches Bild, denn ich kann mich nicht dran erinnern. Es wurde mir überliefert.

[Ob es sich um ein „selbsterinnertes Original-Bild", oder um einen selbsterzeugten bildhaften Eindruck durch die Erzählung von jemand anders handelt, dass spielt nicht die geringste Rolle. Die Frage ist immer nur: Gibt es ein Leid, das ich nicht heilen konnte?]

Anika: Meine Mutter lag mit einem zertrümmerten Nasenbein da. Sie blutete sehr stark.
Gerade kommen die Gefühle im Oberkörper und in den Armen auf, die ich aus meinem Leben kenne, wenn ich habe Blut sehen müssen.

[Es sieht so aus, als habe sie durch die frühe Erfahrung der verletzten, blutenden Mutter eine Sensibilität gegen das Sehen von Blut entwickelt. Die beim Anblick von Blut häufig auftretenden Empfindungen zeigen sich bei ihr jetzt im Moment.]

Ich: Also, es kommt in Dir die Erinnerung hoch, dass Dir erzählt wurde, dass Du als Kind neben Mama warst, während sie stark blutend mit gebrochener Nase da lag?

Anika: Ja, genau.

Ich: Was sagt die Überlieferung dazu, wie alt Du warst?

Anika: Ich muss unter drei gewesen sein, vermutlich ein Jahr so ungefähr.

Ich: Und Du bringst es in Erinnerung damit, dass Du heute kein Blut sehen kannst?

Anika: Ja, so fühlt es sich gerade an.

Ich: Wäre diese Verknüpfung komisch?

Anika: Nee.

Ich: Oder wäre das eher so ein bisschen normal? Auch wenn es unangenehm und nicht schön ist, wäre es dann nicht dennoch folgerichtig?

Anika: Ja, ja, das wäre es.

Ich: Bist Du dafür ein besonders komischer Mensch?

Anika: Nee, aber ich merke, dass ich das nicht gerne aushalte. Ich schiebe es lieber weg oder meide solche Situationen.

Ich: Klar. Bist Du dafür komisch?
Wer hat Mutter das Nasenbein gebrochen?

Anika: [Nickt.]

Ich: Ich nehme die Schuld dafür von mir, dass mein Vater meiner Mutter das Nasenbein gebrochen hat.

Anika: Ich nehme die Schuld dafür von mir, dass mein Vater meiner Mutter das Nasenbein gebrochen hat und ich nicht helfen konnte.

[Sie bringt es hier mit ihrem Anhang selbst auf den Punkt.]

Ich: Genau, das ist die Schuld. Und Du hast sie nicht, und Du hast sie trotzdem. Du hast nicht die Schuld, dass er es ihr gebrochen hat, aber Du hast das Unbewusste Schuldgefühl, dass Du ihr nicht helfen konntest. So ist es.
Ich nehme die Schuld dafür von mir, dass mein Vater meiner Mutter das Nasenbein gebrochen hat.

Anika: Ich nehme die Schuld dafür von mir, dass mein Vater meiner Mutter das Nasenbein gebrochen hat.

Ich: Ich nehme die Schuld dafür von mir, dass ich Mutter nicht schützen konnte.

[Es kommen ihr wieder die Tränen und sie weint etwas.]

Anika: Ich nehme die Schuld dafür von mir, dass ich Mutter nicht schützen konnte.

Ich: Ich nehme die Schuld dafür von mir, dass ich Mutter nicht schützen konnte.

Anika: [Schluchzt etwas.] Das ist bis heute so.

[Hier frage ich nicht genauer nach, weil ich versuche diese Angelegenheit möglichst zu einem Ende zu bringen. Sie ist durch die intensive Arbeit so erschöpft, dass ich ihr heute nicht mehr zumuten kann. Wenn es aber eine Notwendigkeit für das Weiterkommen heute sein sollte, dann stolpern wir sowieso gleich wieder darüber.]

Ich: Ich nehme die Schuld dafür von mir, dass ich Mutter nicht schützen konnte.

Anika: Ich nehme die Schuld dafür von mir, dass ich Mutter nicht schützen konnte.

Ich: Wie fühlt sich das an?

Anika: Traurig.

[Wir verarbeiten die Traurigkeit mit EFT.]

Ich: Auch wenn ich traurig bin, dass ich Mutter damals nicht schützen konnte,

Anika: Auch wenn ich traurig bin, dass ich Mutter damals nicht schützen konnte,

Ich: geht es mir im Hier und Jetzt vermutlich besser, als damals, als Mutter blutend da lag.

Anika: geht es mir im Hier und Jetzt vermutlich besser, als damals, als Mutter blutend da lag.

Ich: Kann man das so sagen?

Anika: [Nickt zustimmend.]

Ich: Und ich kann mich schon verstehen, dass ich traurig bin,

Anika: Und ich kann mich schon verstehen, dass ich traurig bin,

Ich: dass ich Mutter nicht schützen konnte.

Anika: dass ich Mutter nicht schützen konnte.

Ich: Bist Du da komisch? Oder könnte es anderen Kindern auch so gehen?

Anika: Nein, bin ich nicht. Wahrscheinlich werde ich auch eine Angst um mich gehabt haben.

Ich: Ja, klar, ja. Da ist Gewalt, da ist Angst.
Aber das Gefühl, dass jetzt näher ist, ist Traurigkeit?

Anika: Ja.

Ich: Und ich kann mich und meine Traurigkeit schon verstehen.

Anika: Ich kann mich und meine Traurigkeit schon verstehen.
Ich: Da bin ich gar nicht komisch.
Anika: Nein.

[Es kommen wieder Tränen. Das ist gut, sie lässt der Traurigkeit ihren Lauf.]

Ich: Und obwohl ich mich und meine Traurigkeit verstehe, gebe ich mir trotzdem die Chance,
Anika: Und obwohl ich mich und meine Traurigkeit verstehe, gebe ich mir trotzdem die Chance,
Ich: dass sich diese Traurigkeit von damals heute löst und schwindet.

[Durch die Aussage: „...von damals ... heute löst und schwindet.", gebe ich ihr nebenbei den erleichternden Hinweis, dass es Vergangenheit ist.]

Anika: dass sich diese Traurigkeit von damals heute löst.
Ich: Ich nehme die Schuld dafür von mir, dass ich Mama nicht schützen konnte.
Anika: Ich nehme die Schuld dafür von mir, dass ich Mama nicht schützen konnte.

[Der Satz hat sichtbar an Kraft verloren.]

Ich: Wie geht es mit dem Satz?
Anika: Deutlich besser. Die Traurigkeit ist nicht mehr da.

[Sie fühlt ruhig in sich hinein. Ihr Gesicht ist erschöpft, aber sehr entspannt.]

Anika: Jetzt ändert es sich. In mir steigt eine Wärme auf, aber keine angenehme Wärme.
Ich: Fühle in Ruhe, was da kommt. Wir lassen ihm Zeit, sich zu entwickeln.
Anika: Ich frage mich, ob ich zu schräg bin, ob ich irgendwie vielleicht missbraucht wurde?
Ich: Sexuell missbraucht?
Anika: Ja, und ich muss es jetzt aussprechen, weil ich sonst fürchte, dass ich mich da auf etwas versteife.

[Es sieht so aus, als würde ein nächstes Thema aufkommen. Mir wäre es lieber, wenn wir heute zu einem Ende kommen könnten. Die Sitzung dauert schon über eine Stunde und Anika ist sichtlich geschwächt. Aber der Fluss der Dinge lässt sich von uns nicht unterbrechen. Wir machen einfach weiter, bis wir für heute fertig sind. Wir können froh sein, dass bei ihr gerade alles Mögliche hochkommt und bearbeitbar ist. Schließlich sitzen wir deshalb zusammen.]

Ich: Auf was könnte es sein, dass Du dich versteifst?

Anika: Da ist in mir immer wieder die Frage, und so ein Gefühl, dass ich vielleicht sexuell missbraucht wurde. Aber ich kann mich da an nichts erinnern.

Ich: Da ist also diese Vermutung, die sich nicht weglegen lässt, die immer wieder auftaucht, und die hier jetzt wie im Weg steht?

Anika: Ja, so ist es.

Ich: Gut, lass uns etwas ausprobieren.

Anika: Ja, lass uns was ausprobieren.

Ich: Angenommen, es ist nicht geschehen, dann ist da sicher keine Schuld. Angenommen, Du hast etwas in dieser Richtung erlebt, dann kann da eine Unbewusste Schuld existieren. Ist das soweit verständlich?

Anika: Ja.

Ich: Dann könnten wir hier, einfach ins Blaue hinein, dazu passende Sätze sprechen und sehen, was passiert. Wollen wir das tun?

Anika: Ja.

Ich: Dann schlage ich diesen Satz vor:

Anika: Ich bekomme richtig Angst.

[Sie beginnt zu zittern, kneift die Lippen zusammen und schluchzt. Sie sieht mich mit großen Augen an, sie hat Angst vor dem nächsten Satz. Daher sage ich schnell:]

Ich: Ich spreche jetzt gar nichts. Ich sage keinen Schuld-Satz. Hörst Du, ich sage keinen Schuldsatz.

[Ihre Atmung ist stark beschleunigt, es geht in Richtung Hyperventilation.]

Anika: Bitte sprich den Satz. Ich will es raus haben. Es soll vorbei sein. Bitte sprich.

Ich: Ok. Ich nehme die Schuld dafür von mir, dass ich sexuell missbraucht wurde.

[Sie zögert, atmet tief, als würde sie Anlauf nehmen. Ich kann noch nicht erkennen, was der Satz tatsächlich mit ihr macht.]

Ich: Wie geht es Dir?

Anika: Da ist Unruhe und Angst.

Ich: Kannst Du den Satz sprechen? Dann sprich ihn bitte.

Anika: Ich nehme die Schuld dafür von mir, [macht eine Pause, atmet tief]

... kannst Du ihn bitte nochmal sagen?

[Das ist typisch: Hat ein Schuld-Entnahme-Satz hohe Ladung, so wird er in der kurzen Pause zwischen meinem Vorsprechen und dem Nachsprechen häufig vergessen. Das geht soweit, dass ich einen einfachen Satz vier oder fünf Mal wiederholen muss, damit er nachgesprochen werden kann. Manchmal gelingt das dann auch nur Wort für Wort.]

Ich: Ich nehme die Schuld dafür von mir, dass ich sexuell missbraucht wurde.

Anika: Ahhh, [nimmt wieder einen Anlauf, bricht ab, atmet tief und beginnt zu schluchzen und zu weinen.]

Ich: Lass mich den Satz für dich sprechen. Ich spreche, Du hörst nur zu: Ich nehme die Schuld dafür von mir, dass ich sexuell missbraucht wurde.

Ich: Ich nehme die Schuld dafür von mir,

Anika: Ich nehme die Schuld dafür von mir,

Ich: dass ich sexuell missbraucht wurde.

Anika: Ich kann den Satz noch nicht sagen.

Ich: Du musst ihn nicht sagen.

Anika: Ich weiß nicht, ob es stimmt oder nicht stimmt.

Ich: Das wird sich zeigen. Was aber auf jeden Fall passiert ist, dass starke Gefühle kommen. Der Satz hat also eine Bedeutung.

[Sie weint hechelnd, bekommt kaum Luft vor Weinen.]

Ich: Ich nehme die Schuld dafür von mir,

Anika: Ich nehme die Schuld dafür von mir,

Ich: dass ich sexuell missbraucht wurde.

Anika: dass ich sexuell missbraucht wurde.

[Kaum hat sie es gesprochen tritt Ruhe ein.]

Ich: Wie geht es?

[Mit dem Sprechen des Satzes ist ihr Weinen ganz weg und sie wirkt viel ruhiger und stabiler.]

Anika: Es wird viel ruhiger in mir. Wie kann ich nur so etwas denken? Vielleicht, dass ich mir die Schuld nehme, dass ich soweit denken kann?

Ich: Ich nehme die Schuld dafür von mir, dass es in mir die Vermutung gibt, ich könnte sexuell missbraucht worden sein.

Anika: Ich nehme die Schuld dafür von mir, dass es in mir die Vermutung gibt, dass ich sexuell missbraucht worden sein könnte.

Ich: Was passiert?

Anika: Jetzt schrumpfe ich wieder.
Die Angst löst sich. Mein Körper beginnt sich zu verändern.

Ich: Erzähle mir bitte davon.

Anika: Meine Beine sind wie normal. Oben bin ich wie geschrumpft. Meine Arme werden so taub. Mir ist so, wie wenn mir schlecht wird.

Ich: So flau, wie wenn Du Blut siehst?

Anika: Ja.

Ich: Unser Ausgangspunkt war der Satz: Ich nehme die Schuld dafür von mir, dass es in mir die Vermutung gibt, dass ich sexuell missbraucht worden sein könnte.

Anika: Ich nehme die Schuld dafür von mir, dass es in mir die Vermutung gibt, dass ich sexuell missbraucht worden sein könnte.

[Sie spricht ruhig und konzentriert, ist aber erschöpft. Es vergeht etwas Zeit, da sie still in sich spürt.]

Ich: Wie geht es?

Anika: Entschuldige, ich bin so krank im Hirn, glaube ich.

Ich: Was meinst Du damit?

Anika: Vielleicht, vielleicht ... [zögert]

Ich: ... hast Du den gleichen Gedanken wie ich vor zwei Minuten.

Anika: [Sie setzt nochmal an.] Vielleicht wurde meine Mama, wo ich noch in ihrem Bauch war ...

Ich: Ich nehme die Schuld dafür von mir, dass Mutter missbraucht wurde, als ich noch bei ihr war.

[Hier folgt der bisher größte Zusammenbruch. Sie setzt lautlos zu Weinen an und ringt mit der Luft, da es sie so durchschüttelt vor Schluchzen und Weinen. Es bricht aus ihr heraus. Tatsächlich hat sie den Satz bisher nur gehört und noch nicht selbst gesprochen. Ich klopfe wechselseitig an ihr.]

Ich: Ich nehme die Schuld dafür von mir, dass ich Mutter vor dem Missbrauch nicht schützen konnte.

Anika: Ich nehme die Schuld dafür von mir, dass ich Mutter vor dem Missbrauch nicht schützen konnte.

[Das Weinen ist vorbei und sie ist wieder ruhig und erschöpft.]

Anika: [Sie murmelt leise vor sich hin.] Ich nehme die Schuld dafür von mir, dass ich Mutter vor dem Missbrauch nicht schützen konnte.

Ich nehme die Schuld dafür von mir, dass ich Mutter vor dem Missbrauch nicht schützen konnte.

[Eine kurze Welle von Weinen folgt, die aber schnell vergeht.]

Ich: Ich nehme die Schuld dafür von mir, dass Mutter missbraucht wurde.

Anika: Ich nehme die Schuld dafür von mir, dass Mutter missbraucht wurde.

Anika: Jetzt fühle ich meine Beine nur noch bis zum Knie. Sie fühlen sich so an, wie sich vielleicht Beine von contergangeschädigten Menschen anfühlen. [Sie zeigt mir mit den Händen wie Trennungen knapp oberhalb der Knie.]

Ich: So, als würden die Beine oberhalb der Knie aufhören?

Anika: Ja, es ist wie amputiert. Als hätte ich nur so Stummeln von Beinen.

Ich: Ich nehme die Schuld dafür von mir, dass ich Mutter vor dem Missbrauch nicht schützen konnte.

Anika: Ich nehme die Schuld dafür von mir, dass ich Mutter vor dem Missbrauch nicht schützen konnte.
Hier kommt noch ein Gedanke. Meine Mutter hatte vor mir einen Abgang. Das kommt wie ein Bild in mir hoch.

[Dieser Abgang ist eine Tatsache. Anika weiß von ihrer Mutter davon. So kann die Arbeit laufen. Eines nach dem anderen kommt und lässt sich lösen.]

Anika: Ich fühle mich so, als wäre ich das abgegangene Kind, als würde ich jetzt für es fühlen.

Ich: Es fühlt sich so an, als wäre der Abgang ein Kind mit Behinderung gewesen?

Anika: Ja, so fühlt es sich an.

Ich: Ich nehme die Schuld dafür von mir, dass mein nie geborenes Geschwister...
Lass uns bei dem ersten Inhalt bleiben:
Ich nehme die Schuld dafür von mir, dass ich ein nie geborenes Geschwister habe.

[Weinen bricht heraus, sie fängt sich aber schnell wieder.]

Anika: Ich nehme die Schuld dafür von mir, dass ich ein nie geborenes Geschwister habe. [Sie wiederholt diesen Satz zweimal.]

Ich: Ich nehme die Schuld dafür von mir, dass mein Geschwister vielleicht behindert war.

Anika: Ich nehme die Schuld dafür von mir, dass mein Geschwister viel-

leicht behindert war.
[Sie wiederholt diesen Satz zweimal.]

[Diesmal gibt es keine Belastung. Der Satz erleichtert sie.]

Ich: Ich nehme die Schuld dafür von mir, dass mein Geschwisterchen behindert war.

Anika: Ich nehme die Schuld dafür von mir, dass mein Geschwisterchen behindert war. Das erleichtert sehr.
Jetzt kommt schon wieder etwas in mir auf. Oh, nein.

Ich: Ja, so ist das. Wenn man erst einmal auf eine Goldader gestoßen ist, [Sie lacht laut.] dann kommt man aus dem Reichtum nicht mehr heraus.
Erzähle mir bitte, was kommt hoch?

Anika: Ich glaube, es war ein sehr früher Abgang. Da kam mir die Erinnerung, dass meine Mutter nach mir und meinem Bruder ein oder zwei Abtreibungen hatte. Von zwei weiß ich es sicher.

Ich: Ich nehme die Schuld dafür von mir, dass ich abgetriebene Geschwister habe.

Anika: Ich nehme die Schuld dafür von mir, dass ich abgetriebene Geschwister habe.

[Das nimmt sie wieder mit und sie weint und schluchzt. Das Thema der Abtreibung ist ein großes Thema für die Lösung von Unbewusster Schuld - für alle direkt und indirekt Beteiligten.]

Ich: Ich nehme die Schuld dafür von mir, dass meine Geschwister abgetrieben wurden.

Anika: Ich nehme die Schuld dafür von mir, dass meine Geschwister abgetrieben wurden.
[Sie wiederholt den Satz noch zweimal.]

[Sie bleibt ruhig, versinkt in sich und spricht den Satz vor sich hin.]

Ich: Wie fühlt sich das an?

Anika: Ich sehe so Farben, so wie es vielleicht im Mutterleib ist. Es kommen Gedanken an meinen richtigen Bruder. Es ist mein Halbbruder. Sein Vater ist mein Stiefvater. Er wurde ungerecht behandelt.

Ich: Von wem wurde er ungerecht behandelt?

Anika: Er wurde von meinem Stiefvater und meiner Mutter ungerecht behandelt.

Ich: Ich nehme die Schuld dafür von mir, ...

[Ich spreche ihr den ersten Teil des Satzes vor, damit sie ihn dann selbst vervollständigt. Das ist ein hilfreiches Mittel, um besonders in für mich unklaren Situationen klare Sätze zu bekommen. Das geht aber natürlich nur mit Patienten, die sich mit der Arbeitsweise schon vertraut gemacht haben und gut im Fühlen angekommen sind.]

Anika: Ich nehme die Schuld dafür von mir, dass ich von den Eltern besser behandelt wurde.

Ich: Ich nehme die Schuld dafür von mir, dass ich von meinen Eltern besser behandelt wurde als mein Halbbruder.

Anika: Ich nehme die Schuld dafür von mir, dass ich von meinen Eltern besser behandelt wurde als mein Halbbruder.

Ich: Was passiert?

Anika: Der Satz wärmt und erleichtert mich.

Ich: Bitte sprich den Satz so oft, bis er alle Wärme und Erleichterung gebracht hat, die er bringen kann.
[Sie spricht den Satz zweimal.]

Ich: Was macht der Satz mit Dir?

Anika: Die Wärme ist normal, einfach nur Ruhe und eine erschöpfte Friedlichkeit.

Ich: Kannst Du Deine Beine wieder fühlen?

Anika: Ja.

Ich: Ich glaube, da sind wir erst mal durch. Lass uns noch eine Sache probieren.
Bitte gehe mit Deiner Aufmerksamkeit wieder zurück zu unserer Ausgangssituation. Da bist Du und Dein Sohn beim Wickeln. Wie geht es Dir dort?

Anika: Fühlen kann ich nichts, aber ich sehe mich wie eine Comicfigur, die flach an der Wand runter rutscht. Völlig erschöpft.

Ich: Ja, Erschöpfung. Ist ein ungutes Gefühl dabei?

Anika: Nein.

Ich: Bleibe dort mit Deiner Aufmerksamkeit.

Anika: Ich spüre nichts.

Ich: Ich wäre schon ganz zufrieden, wenn es neutral bleibt.

Anika: Darf das sein?

Ich: Ja, dass darf so sein.
Lass uns für heute aufhören. Deine Energie für heute ist wohl verbraucht. Ich bin froh darüber, wie es Dir jetzt geht und wie viel Du geschafft hast.

Anika: Gut, ich bin auch froh.

Ich: Lass uns nochmals kurz zu ein paar Sätzen zurückkehren. Ok?

Anika: Ja.

Ich: Ich nehme die Schuld dafür von mir, dass Mutter von P. geschlagen wurde.

Anika: Ich nehme die Schuld dafür von mir, dass Mutter von P. geschlagen wurde.

Ich: [Ich Gesicht bleibt entspannt.) Hat das noch Kraft?

Anika: Nein, hat es nicht.

Ich: Ich nehme die Schuld dafür von mir, dass meine Mama von meinem Papa misshandelt wurde.

Anika: Ich nehme die Schuld dafür von mir, dass meine Mama von meinem Papa misshandelt wurde.

Ich: Und?

Anika: Da ist keine Belastung mehr. Das ist leer.

[Ok, den Umständen entsprechend steht sie gut genug da.]

Ich: Gut. Lassen wir es für heute.

Hier lassen wir es nun wirklich für heute stehen. Das war eine rasante, umfangreiche und tiefgehende Sitzung über 90 Minuten. Wie man so sagt, ging es ans Eingemachte. Anika hat sehr gut gearbeitet, sie hat sich mutig gestellt und sich dem Fühlen geöffnet.

Es ist zwar viel verarbeitet, aber wir sind noch nicht in „guten Gefühlen" angekommen. Gerne hätte ich noch versucht, das „neue Vakuum" positiv zu füllen. Bei der Erschöpfung ist das heute aber nicht mehr kraftvoll und damit überzeugend möglich. Denn auch gute Gefühle sind eine Form von Energie, und davon hat sie heute nicht mehr viel. Ich schlage ihr vor, dass wir uns sehr bald wieder sehen und weiter arbeiten. Aufgrund der angespannten Situation verabreden wir uns schon für übermorgen.

Fallbeispiel 4 B - Anika 2

Dritter Termin von Anika, wieder zwei Tage später.

Das ist der dritte Termin mit Anika binnen weniger Tage. Er dauerte 140 Minuten und war wieder sehr „gehaltvoll". Ich möchte hier nicht den ganzen Termin vorlegen. Es werden nur einige für das Verständnis der Arbeitsweise interessante Passagen wiedergegeben.

Zuerst gilt es natürlich zu verstehen, wie es ihr nach unserem letzten Termin ergangen ist. Danach frage ich sie gleich:

Ich: Wie ging es Dir nach unserem Termin.

Anika: Den ganzen restlichen Tag nach unserem Termin ging es mir sehr bescheiden. Ich war müde, erschöpft, versuchte zu schlafen, aber konnte nur dösen. Es waren viele Gedanken im meinem Kopf, viel Zweifel über meine Wahrnehmungen. Unsere vorhergehende Arbeit war für mich viel besser greifbar, das hatte ich ja alles erst kürzlich erlebt. Es ist fast so, als müsste ich es einfach glauben. Auf jeden Fall muss ich da meinem Gefühl vertrauen. Da bin ich mir nicht so sicher. Es ging mir dann deutlich besser, als abends mein Mann aus der Arbeit kam. Er nahm mich in den Arm und hat mich gehalten. Das hat mir sehr gut getan. Das ist jetzt wieder möglich, denn vor unserem ersten Termin habe ich das nicht zulassen können. Sein Trost hat mir gut getan.

Ich: Da stimme ich zu. Wenn wir mit dieser Arbeit in Zeitabschnitten des Lebens agieren, an welche wir keine unmittelbare Erinnerung mehr haben, dann müssen wir uns mehr auf das Fühlen und das Ahnen, als auf das Wissen verlassen. Das Wissen scheint uns immer eine Sicherheit zu vermitteln. Ob diese Sicherheit gerechtfertigt ist oder nicht, dazu gibt es verschiedene Meinungen und Erfahrungen. Haben wir diese Sicherheit des Wissens durch bewusste Erinnerung bei dieser Arbeit nicht zur Verfügung, so entsteht da ein Raum für Zweifel. Dieser Zweifel kann sich nach der Arbeit wieder zeigen, obwohl es sich während der Arbeit mit dem Fühlen und Ahnen klar angefühlt hat. Im Nachhinein, wenn eben das Fühlen wieder zurücktritt und unser Verstand wieder die Vernunft hervorholt, und alles genau wissen will, dann fällt es gerne mal schwerer, sich selbst für das Fühlen und Ahnen Vertrauen zu schenken. Ja, das passiert gerne mal. Der Verstand kann mit der Ebene des Fühlens und Ahnens nur bedingt etwas anfangen und sich darauf einlassen. Er ist auf einer anderen, auf seiner Ebene, zu Hause. Aber das ist in Ordnung, wir arbeiten hauptsächlich mit den Gefühlen, hier sind unsere Schwierigkeiten meist zu Hause. Der Verstand muss nicht alles verstehen.

Tatsächlich verändert das nicht das Ergebnis der Arbeit. Es besteht keine Notwendigkeit, nachträglich im Glauben an die Arbeit zu bleiben. Das Leben wird die Ergebnisse sichtbar machen. Es wird uns zeigen, ob, und wenn wo, wir mit der Arbeit weiter dran bleiben sollten.

Wie ging es Dir nach dem Tag unseres Termins, also gestern?

Anika: Es ging gut. Ich hatte keinerlei Gedanken an unseren Termin im Kopf. Auch ging es mir von der Laune und von der Energie her gut. Da war nichts Belastendes. Der Tag war voll, und ich habe ihn gut geschafft. Abends ging ich um 9 Uhr ins Bett und habe richtig gut geschlafen. Ich habe gar nicht mehr an die Schwierigkeiten oder an unsere Arbeit gedacht.

Ich: Du hast nicht mehr an unseren Termin gedacht?

Anika: Nein, das war wie ganz weg. Ich hätte mich da natürlich dran erinnern können, es herholen können, aber von alleine kam da nichts. Mein Kopf war ganz frei davon.

Ich: Ja, so sieht es aus, wenn etwas gelöst wurde. Es spielt einfach keine Rolle mehr. Es taucht in unserem Alltagsbewusstsein nicht mehr auf. Natürlich bleibt es erinnerlich, natürlich können wir es uns herholen, natürlich wissen wir, dass es damals sehr ungute Gefühle gab, aber wir haben diese Gefühle nicht mehr im Hier und Jetzt. Es ist wie eine leere Kiste, die mit dem unguten Gefühl von damals beschriftet ist: Die Kiste ist und bleibt da, aber jetzt ist sie leer. Wir gehen zur Tagesordnung über. Es ist leichter geworden.

[Dieses Nachhängen von unguten Emotionen nach einem Termin kenne ich nur bei tiefgehenden und sehr unguten Erfahrungen. Für gewöhnlich bleibt das Gemüt nach dem Termin frei von belastenden Gefühlen. Wenn es eine sehr anspruchsvolle Arbeit mit vielen, schweren Gefühlen war, dann bleibt meist für den Rest des Tages eine Erschöpfung spürbar. Die kommende Nacht bringt dann die Erholung. Manchmal dauert die Erschöpfung auch noch den Folgetag an, das ist aber seltener.

In ungewöhnlichen Fällen kann das Nachhängen auch mal zwei oder drei Tage andauern. Tritt das auf, so kann das emotionale Nachhängen meist durch die Gabe einer sorgfältig nach dem Gemütszustand verordneten homöopathischen Arznei gelöst werden. Daher vereinbare ich mit den

Patienten, die noch erschöpft und mitgenommen aus dem Termin gehen, ein oder zwei Tage nach dem Termin einen kurzen Telefontermin. Meist geht es ihnen gut. Geht es ihnen nicht gut, dann hängt entweder noch etwas emotional nach, oder das nächste Thema drängt schon. Der Nachhänger bekommt die passende homöopathische Arznei, das nächste Thema gehen wir bald in einem neuen Termin an.]

Nach weiterem Gespräch kommen wir auf die Lösungsarbeit zurück. Es geht nun wieder darum, das heutige Thema und die Einstiegssituation zu finden. Wir entschließen uns wieder bei der Situation des Wickelns ihres Sohnes zu beginnen. Dabei kommt Anika darauf, dass es ihr schwer fällt, sich bei dem Kampf mit dem Sohn beim Wickeln wie eine starke, klare und gute Mutter zu fühlen. Ich erkläre ihr, dass es bis vor unserem letzten Termin auch nicht gut möglich war, sich so zu fühlen. Denn wenn da in der Tiefe die Unbewusste Schuld schlummert, Mutter nicht geschützt, nicht gerettet und nicht bewahrt zu haben, wie kann es dann die Erwartung und den Anspruch geben, selbst eine starke und klare Mutter zu sein? Das leuchtet ihr ein, daher starten wir mit einem gravierenden Schuld-Entnahme-Satz der letzten Sitzung:

Ich: Ich nehme die Schuld dafür von mir, dass mein Vater meine Mutter geschlagen hat.

Anika: Ich nehme die Schuld dafür von mir, dass mein Vater meine Mutter geschlagen hat.

[Sie spricht den Satz ruhig und fühlend, ohne eine sichtbare Emotion im Gesicht. Ist das nicht erstaunlich? Man erinnere sich daran, wie dieser Satz bei dem Termin vor nur zwei Tagen noch einer langsamen Annäherung bedurfte und viele, viele Tränen hervorgebracht hat. Was war das für eine Welle von belastenden Gefühlen! Nun kann sie ihn einfach so sprechen.]

Ich: Wie geht es?

Anika: Es sitzt schwer auf den Schultern und sackt nach unten.

Ich: Gut, das antwortet Dein Körper. Was macht Deine Gefühlswelt mit dem Satz?

Anika: Ich nehme die Schuld dafür von mir, dass mein Vater meine Mutter geschlagen hat.
Eher unbeteiligt. Entspannt würde ich nicht direkt sagen.

[Gab es viel „Kampf und Leid" mit einem Satz, so ist es schon fast eine Gewohnheit geworden, dass dieser Satz nicht frei und leicht sein kann. Er wird dann sozusagen gar nicht mehr wirklich „neu gefühlt", sondern es wird in der Erwartung von Belastung gefühlt. Schon diese Erwartung bringt das Gefühl während des Satzes in die Richtung von Belastung. In einem solchen Fall macht es Sinn, den „Modus" des Satzes zu verändern. Der veränderte Modus löst von der Erwartung und lässt wieder freier fühlen.]

Ich: Dann lass uns den Modus dieses Satzes ändern. Sprich den Satz jetzt bitte weniger als einen Satz mit in dich horchendem, lauschendem, fragendem Charakter. Sprich ihn eher mit Aussagecharakter: Ja, ich nehme die Schuld dafür von mir, ...

Anika: Ja, ich nehme die Schuld dafür von mir, dass mein Vater meine Mutter geschlagen hat.

Ich: Dafür bin ich nicht schuldig.

Anika: Dafür bin ich nicht schuldig.

Ich: Auch wenn ich Mutter nicht helfen konnte, bin ich nicht daran schuld, dass sie geschlagen wurde.

[Dieser Satz erfüllt das Prinzip eines Sowohl-als-auch-Satzes. Entweder-oder würde hier etwa so heißen: „Entweder wurde Mutter geschlagen, dann bin ich schuldig, oder Mutter wurde nicht geschlagen, dann bin ich nicht schuldig." Die Schlussfolgerung dieser Verknüpfung macht sie schuldig (als ungeborenes Kind im Leib der Mutter! Was macht unser Verstand da nur? Ja, das macht unser Verstand, denn solche Verknüpfungen sind linear-kausaler Art. Das ist der Modus Operandi des Verstandes.)]

Anika: Auch wenn ich Mutter nicht helfen konnte, bin ich nicht daran schuld, dass sie geschlagen wurde.

Ich: Ich nehme die Schuld dafür von mir, dass Mutter von Vater geschlagen wurde.

Anika: Ich nehme die Schuld dafür von mir, dass Mutter von Vater geschlagen wurde.

Ich: Wie geht es damit?

Anika: Ich fühle mich nicht unwohl, ich fühle mich normal. Nichts passiert mit diesem Satz.

[So soll es sein. Sie hat die Unbewusste Schuld von sich genommen und die damit verknüpften Gefühle sind gelöst.]

Ich: Ich nehme die Schuld dafür von mir, dass ich damals von meinem Vater missbraucht wurde.

[Kurz zur Erinnerung: Anika wurde nicht selbst von ihrem Vater missbraucht. In der letzten Sitzung sah es ganz so aus, als wäre die Mutter missbraucht worden, als sie mit Anika schwanger war. Weil sie das als ungeborenes Kind nicht differenzieren konnte, war bei der letzten Sitzung eben dieser Satz der passende:]

Anika: Ich nehme die Schuld dafür von mir, dass ich damals von meinem Vater missbraucht wurde.

Ich: Ja, ich nehme die Schuld dafür von mir, dass ich damals von meinem Vater indirekt missbraucht wurde.

Anika: Ja, ich nehme die Schuld dafür von mir, dass ich damals von meinem Vater indirekt missbraucht wurde.

Ich: Was passiert?

Anika: Es ist leicht in mir. Da ist Wärme unterhalb meiner Brust.

Ich: Bitte sprich den Satz nochmal.

Anika: Ja, ich nehme die Schuld dafür von mir, dass ich damals als Kind von meinem Vater indirekt missbraucht worden bin.

Ich: Fühl bitte genau hin, falls da noch was ist, würde ich es gerne lösen.

Anika: [Sie fühlt ruhig in sich.] Mein Körper verändert sich langsam wieder. Er wird kleiner. ... es ist eine schöne Ruhe ... eine schöne Müdigkeit. [Sie sitzt vor mir und beugt ihren Oberkörper in einer zusammenrollenden, langsamen Bewegung nach vorne.] Ich bin wie ein kleines Kind.

[Hier kommt eine Intervention im Sinne einer Art „Selbsthilfe". Die große Anika, die Anika von heute, die Erwachsene, spricht zu der jungen Anika von damals. Aus der Sicht der kleinen Anika ist die große Anika eine positive Autorität. Dieser Umstand kann uns sehr hilfreich sein.]

Ich: Sprich Du als Anika von heute bitte zu der kleinen Anika von damals, wo immer sie jetzt gerade auch sein mag: Ich nehme die Schuld dafür von Dir, dass Du von Deinem Vater indirekt missbraucht worden bist.

Anika: Ich nehme die Schuld dafür von Dir, dass Du von Deinem Vater indirekt missbraucht worden bist.

[Bitte den kleinen Unterschied wahrnehmen: „Ich nehme die Schuld dafür von Dir, dass Du ...". Weiter vorne habe ich gesagt, dass die Unbewusste Schuld nur von sich selbst genommen werden kann. Weder Gott, noch die Justiz oder das soziale Umfeld kann das tun. Dennoch ist das „Ich nehme die Schuld dafür von Dir, dass Du ..." korrekt, denn es ist sie selbst die zu sich in der zweiten Person spricht. Sie von heute spricht mit ihr von damals. Es ist also sie selbst, die die Unbewusste Schuld von sich nimmt.]

Ich: Wie kommt es bei der kleinen Anika an?

Anika: Es ist jetzt etwas komisch. Es fühlt sich so an, als hätte ich mich in meinem Bauch drin.

Ich: Dann sprich den Satz zu diesem im Bauch drin:
Ich nehme die Schuld dafür von Dir, dass ...

Anika: Ich nehme die Schuld dafür von Dir, dass ... wie geht der Satz weiter?

Ich: Das frage ich dich. Fühle, wie der Satz fertig gemacht werden will.

Anika: ... dass ich indirekt missbraucht wurde.

[Nach wie vor sitzt sie stark zusammen gekrümmt vor mir.]

Ich: Wie geht es?

Anika: Da ist eine gewisse Erschöpfung.

Ich: Dann sprich bitte nur: Ich nehme die Schuld dafür von mir, dass ich missbraucht wurde.

Anika: Ich nehme die Schuld dafür von mir, dass ich missbraucht wurde.

[Hier gilt es den Satz nun wieder zu vereinfachen. Komplizierte Sätze sind das Spielfeld des Verstandes. „Das Herz" spricht einfach und direkt. Dennoch brauchen wir hin und wieder gut angepasste Sätze, damit wir den Kern der Schuld auch wirklich finden und berühren.]

Ich: Bitte sprich: Ich nehme die Schuld dafür von mir, dass ich zu etwas verwendet wurde.

Anika: Ich nehme die Schuld dafür von mir, dass ich zu etwas verwendet wurde.

Anika: Müdigkeit kommt auf und Gedanken schießen ein: Es könnte mein Sohn in meinem Bauch sein, als ich damals bei der Ärztin war, die mir diese Angst gemacht hat. Es ist, als ob ich was gut machen müsste.

[Hier knüpfen wir an den ersten Termin an.]

Ich: Ich nehme die Schuld dafür von mir, dass ich durch die Ärztin in Panik versetzt wurde.

Anika: Ich nehme die Schuld dafür von mir, dass ich durch die Ärztin in Panik versetzt wurde.

Ich: Wie fühlt sich das an?

Anika: Das passt. Es wird leichter. Starke Müdigkeit. Ich habe das Bedürfnis, mein Baby zu pflegen.

[Sinngemäß: „Wenn ich schon im Mutterleib nicht gut für Mutter sorgen konnte, ich Schuld daran bin, dass es ihr damals so schlecht ging - wie darf es mir dann selbst als Mutter mit meinem eigenen Kind gut gehen, wie darf ich als Mutter glücklich sein?" Ist die Schuld von damals aber gelöst, so ist es wieder in Ordnung, selbst eine gute und frohe Mutter zu sein. Daran arbeitet sie gerade, das heilt hier gerade. Deshalb befinden wir uns jetzt bei ihrer eigenen Schwangerschaft mit ihrem Sohn.]

Ich: [Ich schweige, um ihr viel Zeit zu geben. Hier kann sich wieder ein Vakuum mit guter Ressource füllen.]

Anika: [Sie hat die Hände auf ihren Unterbauch gelegt. Sie ist in sich versunken. Sie beginnt leicht, ganz sanft zu Schmunzeln. Ihr Gesicht ist aufgehellt.] Es ist, als wäre da in meinem Bauch ganz helles Licht. Es ist wie ein helles, klares Licht. Aber es ist reglos in mir. Er ist wie nicht da.

Ich: Wie geschockt vielleicht?

Anika: Ja, vielleicht.

Ich: Bleib in der Verbindung mit ihm. Ich gebe Dir hier eine Arznei. Lass sie bitte zu ihm hinfließen.

[Ich gebe ihr mitten in die Sitzung hinein ein Globuli der für diesen Zustand des Kindes passenden homöopathischen Arznei. Es geht um die Verarbeitung eines Schocks. Dann warte ich ein wenig und beobachte ihr Gesicht.]

Anika: Jetzt ist es nur noch weiß. [Sie beginnt zu schluchzen und zu weinen.]

[Ich klopfe sanft wechselseitig ihre Knie.]

Anika: Es fühlte sich so an, als wenn ich es tot geglaubt hätte. Oder wie wenn es tot war.

[Sie springt in der Benennung des Kindes etwas hin und her: mal ist es „es", „das Kind", mal ist es „er", „der Sohn".]

Ich: Sind wir noch dort bei der Ärztin?

Anika: Ja, schon.

Ich: Da würde es ja auch hinpassen. Dort wurde ja gesagt, die Herztöne seien so schwach und so weiter.

Anika: Alles ist weiß, wie wenn sich etwas auflöst.

Ich: Ich nehme die Schuld dafür von mir, dass ich meine Sicherheit verloren habe, dass Du lebst.

[Warum dieser Satz? Weil das gerade ihr Leid ist. [Sofort beginnt sie bitterlich zu weinen. Ich klopfe wechselseitig ihre Knie. Es dauert eine ganze Zeit, bis sie zu sprechen beginnt.]

Anika: Ich nehme die Schuld dafür von mir, dass ich die Sicherheit verloren habe, zu glauben, dass Du lebst.
Aber ich wusste, dass er lebt. Das ist komisch.

Ich: Ich nehme die Schuld dafür von mir, dass ich der Ärztin mehr geglaubt habe, als mir selbst.

Anika: Ich nehme die Schuld dafür von mir, dass ich der Ärztin mehr geglaubt habe, als mir selber.
Ich nehme die Schuld dafür von mir, dass ich der Ärztin mehr geglaubt habe, als mir selber.
Nee, das ist es nicht. Da passiert nichts.

[Das war jetzt ein typischer Neutralsatz. Er hat nicht gepasst, also gibt es auch keine Reaktion. Hier gibt es keine Unbewusste Schuld zu lösen.]

Ich: Gut.... Was macht das, was vorher nur so weiß war? Ist das noch so weiß und leer?

Anika: Gerade habe ich keinen Bauch mehr, das Weiß ist nicht mehr da. Das ist jetzt wieder mein Jetzt-Bauch.

Ich: Wie fühlst Du dich?

Wir lösen uns von dem Thema und es geht weiter. Da es hier zu lange werden würde, fasse ich knapp zusammen.

Es kommt auf, dass Anika wohl einen Zwilling hatte, der aber nie zur Welt kam. Der bei dieser Lösung wichtigste Satz lautet:
„Ich nehme die Schuld dafür von mir, dass Du tot bist und ich lebe." „Ich nehme die Schuld dafür von mir, dass ich lebe und Du tot bist." Sie geht da mit viel Weinen und Schluchzen durch, aber bald wird auch dieser Satz neutral.

Wir richten die Aufmerksamkeit auf die Beziehung zwischen ihr und ihrem Sohn im heute.

Und hier setzen wir wieder ein:

Ich: Wie geht es, wenn Du da dich und Deinen Sohn siehst?

Anika: Es geht gut!

Ich: Erzähl bitte weiter.

Anika: Es ist anders als sonst. Irgendwie ist er mir näher, aber zugleich auch ferner. Es ist, als wäre er ...[Sie findet keine Worte.]

Ich: ... mehr wie ein eigener Mensch?

Anika: Ja, genau. Das macht ihn ferner, aber auch näher. Ich kann ihn besser wahrnehmen, besser spüren. Er ist so nah, aber trotzdem sehe ich zu ihm rüber.

[Aus Not wird gerne Symbiose geboren. Ihr Sohn, der inzwischen 16 Monate ist, ist, obwohl er ihr Sohn ist und die beiden das liebevolle, dichte Band der Mutter-Kind-Liebe zueinander haben, dennoch auch ein eigener Mensch. Es ist ein Zeichen von Klärung, wenn wir unsere Kinder als eigenständige Menschen empfinden, und dennoch starke Liebe zu ihnen fühlen.]

Ich: Eine „herzliche Distanziertheit" sagt, da ist Liebe, und da sind trotzdem zwei Wesen. Es fühlt sich jetzt also weniger an wie eine „symbiotische Einheit"? Könnte es so sein?

Anika: Ja, genau so ist es. Das genau ist es.

Ich: Richte Deine Aufmerksamkeit bitte auf ihn, wie geht es ihm?

Anika: Er strahlt, sein Herz strahlt. [Lacht leise und verzückt.] Er ist wie eine Sonne.

Ich: Wie geht es Dir, wenn er von dort wie eine strahlende Sonne zu Dir rüber sieht?

Anika: Er wirkt sehr friedlich. Er ist ganz still.

Ich: Wie geht es Dir?

Anika: Ich fühle ihn gut, aber ich fühle auch mich sehr deutlich. In mir ist eine angenehme Wärme, die sich überall hin ausbreitet. Ich fühle mich sehr bei mir.

Ich: Bitte nimm euch beide und diese guten Gefühle deutlich wahr.

[Vakuum füllen, Ressource schaffen.]

Sie kommt zur Ruhe. Es geht ihr gut. Die Sitzung geht noch etwas weiter

Anika: Es geht ihm so gut. Er geht so unbefangen auf die Welt zu. Er krabbelt frei umher. Ich bin stolz auf ihn. Er soll seinen Weg gehen. Ich bin stolz darauf, dass er seinen eigenen Weg macht.
[Sie ist heiter und hat ein Strahlen im Gesicht.]

Ich: Hier würde ich es gerne stehen lassen.
Hier schließen wir.

Abschließend möchte ich noch darauf aufmerksam machen, dass wir sowohl die vorige Sitzung, als auch die heutige am Wickeltisch gestartet haben. Hier kann natürlich die Frage aufkommen, warum wir schon wieder von hier starten, wenn wir das letzte Mal doch gut gelöst haben? Warum sind wir wieder hier, wenn das Thema vom letzten Mal gelöst ist?

Weil es zwei Themen gab, die sich am Wickeltisch wieder gefunden haben. Die erste Sitzung führte uns zu Misshandlungen durch den Vater, die zweite führte uns zu einem verlorenen Zwilling.

Als ich mit dieser Arbeit begann, hat es mich irritiert, wenn wir erneut an eine Stelle kamen, von der ich dachte, wir hätten uns dort schon gelöst.

Da gab es für mich einige frustrierende Momente. Immer wieder hat es sich dann gezeigt, dass wir vom gleichen Hafen ablegen, aber eine andere Insel anlaufen. Hier gilt es locker zu bleiben, einfach dran zu bleiben und weiter zu arbeiten.

Betrachten wir die diesbezügliche Situation mit Anika anders, so zeigt sich ein klareres Bild: Obwohl wir wieder vom Wickeltisch aus in See stachen, das Thema Missbrauch absichtlich prüfend streiften, blieben wir nicht im Geringsten daran hängen. Da war nichts mehr zu lösen. Das war also viel mehr eine Bestätigung für die gute Lösung der vorigen Sitzung. Wir fuhren an dieser Insel also gelöst vorbei, um eine andere, unentdeckte und unerlöste Insel der Unbewussten Schuld zu finden und zu befreien.

Ungefähr drei Wochen später erfahre ich von Anika telefonisch, dass sich mit dem Wickeln nichts geändert hat. Ansonsten geht es ihr wirklich gut. Sie kann fühlen und ist in gutem Kontakt zu ihrem Mann und ihrem Sohn. Die Energie ist deutlich besser. Sie hat wieder Freude am Leben. Aber das Thema mit dem Wickeltisch ist unverändert.

Natürlich hätte ich auch dieses Thema gerne gelöst gehabt. Aber, wie schon im vorletzten Abschnitt geschrieben, gilt es entspannt dran zu bleiben. Bei der letzten Sitzung ging es intensiv um den verlorenen Zwilling. Auch hier waren wir wohl erfolgreich, denn sonst würde es Anika jetzt vermutlich nicht gut gehen.

Wollen wir mit dem Wickeltischthema weiter kommen, so wäre es wieder an der Zeit, vom Wickeltisch aus in See zu stechen und nach einer neuen Insel, einer uns noch unbekannten Insel von Unbewusster Schuld und emotionaler Belastung, zu suchen.

Wir sind so verblieben, dass sie sich meldet, wenn sie weiter arbeiten möchte. Damit bin ich sehr einverstanden, denn ich sehe, dass wir mit dem Anliegen unseres ersten Termins erfolgreich waren. Seinerzeit ging es um „Gleichgültigkeit, Reizbarkeit, Unsicherheit, Schwäche und Gefühlsleere". Das ist heute kein Thema mehr. Die Lebensqualität hat sich deutlich gesteigert.

Aus therapeutischer Sicht ist es durchaus sinnvoll diesem guten Zustand, auch wenn der Wickeltisch noch nicht gut läuft, Zeit zu geben um sich zu festigen. Später dann, wenn dieses neue Niveau von Lebensempfindung stabil ist und die neue Normalität darstellt, dann kann von ihr als Basislager gut und sicher der Aufbruch zu einem neuen Gipfel beginnen.

Wir dürfen nicht vergessen, dass die Arbeit für Anika wirklich sehr fordernd und sehr erschöpfend war. Die umfassende Erholung von solchen Extremexpeditionen dauert einige Zeit. Die beste Möglichkeit um errungene Erfolge zu nichte zu machen, ist es, den Bogen zu überspannen, zu viel zu wollen und das System entweder aus Unwissenheit, Ungeduld oder aus persönlichem Ehrgeiz zu überfordern.

Ungefähr weitere drei Wochen später erhalte ich von Anika eine kurze Nachricht mit dem Anhang: „PS. Ich glaube, letztlich hat sich die Wickelsituation doch etwas entspannt, ich mache es zwar selten, aber es klappt besser."

Fallbeispiel 5 - Beate

Alter Mitte vierzig

Beschwerde Sie gerät immer wieder an Menschen, die ihr eigentlich beistehen sollten, sich aber auf die andere Seite ziehen lassen und ihr auf gewisse Weise in den Rücken fallen.

Vorgeschichte

Beate ist seit längerem in einer sehr herausfordernden Lebenssituation. Der Vater ihrer acht Jahre alten Tochter wohnt gute 200 km entfernt. Das Verhältnis zwischen ihr und ihm ist sehr zerrüttet. Infolge der Trennung kam es von seiner Seite aus zu regelrechten Belagerungszuständen per E-Mail, Telefon und auch vor Ort. Diese Belagerung konnte erst durch eine polizeiliche Gefährderansprache, das Jugendamt und einige Anwaltsschreiben stark eingeschränkt werden. Die Tochter zeigte phasenweise eine panische Abwehrhaltung, wenn es darum ging, mit ihrem Vater mitzugehen.

Beate ist sehr damit einverstanden, dass die Tochter ihren Vater sieht. Aber sie möchte sie ihm nicht mehr mitgeben, da die Tochter nach fast jedem solchen Kontakt mit dem Vater über Tage und Wochen sehr durcheinander und verwirrt war.

Das alles ging soweit, dass es zu einem gerichtlich angeordneten Vorgang kam. Dieser soll dazu führen, dass die Eltern eine Verständigung bezüglich der Tochter finden, und es soll festgestellt werden, ob der Vater das Sorgerecht mit ausüben darf. (Die Eltern lebten nie zusammen.) Der Vater hat eine deutliche Tendenz zur Labilität, tendiert zur Manipulation und ist begabt darin Tatsachen zu verdrehen.

Es zeigt sich während dieser, von einer Umgangspflegerin begleiteten Phase, dass jeder, der mit dem Mann zu tun hat, in dessen Meinung einschwenkt und sich mehr oder weniger offensichtlich auf dessen Seite stellt. Dieses Muster, dass die Mutter eine klare, faire und offensichtlich gut vertretbare und nachvollziehbar Position vertritt, und ganz offensichtlich mit Herz und Verstand richtig mit der Tochter umgeht und für sie handelt und entscheidet, aber ständig an Menschen gerät, die ihr eigentlich beistehen sollten, sich dann aber auf die andere Seite ziehen lassen und ihr so auf gewisse Weise in den Rücken fallen, hatte sie die letzten Jahre im Zusammenhang mit ihrer Tochter immer wieder erlebt. Einen sehr analogen Vorgang, der sich über ca. zwei Jahre hinzog, hatte sie zuvor mit dem Jugendamt und einer psychologischen Beratungsstelle.

Ausgangssituation

Da wir nach dem Betrachten der ganzen Situation zu dem Schluss kamen, dass die verschiedenen Personen in diesem Spiel eher wie „Marionetten“ zu sehen sind, haben wir sie in unserer Ausgangssituation nicht bedacht. Wir haben uns für die Ausgangssituation auf Beate und den Mann konzentriert.

Wir beginnen mit der Aurafeld-Suchtechnik.
Da sind Beate und der Vater ihrer Tochter.

Ich: Was fühlst Du, wenn Du ihm gegenüber bist?
Beate: Da ist Angst in meinem Bauch ... er ist so mächtig, davor habe ich diese Angst.
Ich: Was ist da noch?
Beate: Zutrauen.

[Hier zeigt sich vielleicht schon eine Art Widerspruch, eine Art von „polarer Beziehung“, etwa wie Anziehung-Abstoßung.]

Ich: Was noch?
Beate: Alleinsein. ... Fröhlichkeit, Freude ... Ohnmacht.
Ich: Wo ist Dein Herz in dieser Situation?
Beate: [Sie fühlt lange und sorgfältig.]
Das Herz ist an zwei Stellen. Einmal unter mir und einmal neben mir.
Ich: Wie geht es dem Herz neben Dir?
Beate: Es ist traurig, sein Blick ist gesenkt. Aber eigentlich schaut es zu mir.
Ich: Was sieht das Herz, wenn es durch dich hindurch blickt?
Beate: Da ist etwas bedrohliches, es ist schwarz. Darin ist ein Empfinden: „Man muss dem Kind doch helfen!“ Das Bedrohliche ist bedrohlich und zugleich auch nicht. Es ist auch warm und voller Zuneigung.
Ich: Sei ganz mit dem Bedrohlichen, fühle in es hinein. Wenn Du wüsstest wie alt es ist, aus welcher Zeit es kommt, was würdest Du dann ahnen? Wenn Du wüsstest, an welchem Ort das ist, was würdest Du dann ahnen?

[Aufgrund meiner Erfahrung habe ich den Eindruck, dass es sich nicht um eine selbst erworbene Erfahrung handelt. Daher verfügt Beate dann vermutlich über keine Erinnerung darüber. Vielleicht ist es die Erfahrung eines Vorfahren; eines Ahnen also. Daher frage ich nicht nach „Wissen“ im Sinne von eigener Erinnerung, sondern nach Ahnung.]

Beate: Da ist ein Wald. Es ist im Wald.
Ich: Kannst Du ahnen, wer oder was Du bist?

Beate: Da ist ein Kind von ca. 9-10 Jahren.

Ich: Kannst Du ahnen, wie es gekleidet ist?

Beate: Es ist einfach gekleidet, fast wie in Lumpen. Die Schuhe sind Lumpen, die zusammengebunden sind.

Ich: Was macht es dort im Wald?

Beate: Es sucht, es sucht Essen: Beeren, Pilze, Wurzeln.

[Es sieht so aus, als wären wir in dem Bewusstsein eines früheren Lebens gelandet. Es kann aber auch eine Erinnerung sein, die nicht ihre eigene ist. Vielleicht handelt es sich aber auch um eine bildhafte Einkleidung von Gefühlen, Konflikten und inneren Prozessen. Was auch immer es ist, es spielt für diese Arbeit keine Rolle. Ebenso spielt es keine Rolle, ob es Vorleben gibt oder nicht.]

Ich: Was kannst Du noch wahrnehmen? Ist da noch was?

Beate: Da haust jemand im Wald.

Ich: Was kannst Du über den hausenden Menschen sagen?

Beate: Es ist ein Mann. Er ist groß. Es geht ihm ganz schlecht.

[Um bessere Information zu bekommen, wende ich mich an eine höhere Instanz ihres Bewusstseins. Diese Instanz nenne ich hier ihr „Göttliches Höheres Selbst".]

Ich: Kannst Du Dein Göttliches Höheres Selbst (GHS) wahrnehmen?

Beate: Es ist über mir. Groß, rund und hell.

Ich: Frage Dein GHS was es mit dem Hausenden auf sich hat.

Beate: Er ist alleine. Er hat viel verlassen. Er hat viel Verletzung. Er hat viel Kummer. Er kann auch gewalttätig sein. Er kann furchtbar außer sich geraten.

Ich: Wo ist sein Herz?

Beate: [Sie fühlt lange und sorgfältig.] Es ist nicht da. Er hat es verloren. Es ist nirgends.

Ich: Frage Dein GHS: Was hat er verloren?

Beate: Er hat sein Herz vor Jahren schon verloren, damals hat er seine Frau und sein Kind verloren.

Ich: Wodurch hat er sie verloren? Was ist passiert?

Beate: Er hat einen Fehler gemacht. Es ist sein Verschulden.

Ich: Ist er deshalb so verzweifelt, ist er deshalb so außer sich?

Beate: Ja.

Ich: Was fühlt das Kind, wenn es nun sieht, was dieser bedrohlich Hausende erlebt hat, wenn es wahrnimmt, wie es ihm geht?

Beate: Da ist Mitgefühl und das Gefühl der Bedrohung. Er sucht Liebe. Ich kann sie ihm nicht geben. Gebe ich sie ihm nicht, wird er wütend und schlägt zu. Er sucht Trost und Gesellschaft.

[Da ist Mitgefühl! Da wird ein Leid gesehen! Das Herz, die Liebe, das Kind möchte helfen! Was geschieht, wenn es aber nicht helfen kann? Ja, genau! So einfach ist es!]

Beate: Dem Kind geht es damit schlecht. Es mag ihm helfen. Er gibt ihr Nahrung, das ist gut für Das Kind. Will ich mich lösen, so dreht er durch.

[Hier verschwimmen die Ebenen. Jetzt spricht sie vom Kind in der Ich-Form. Aber klar, darum geht es ja eigentlich. Die Erfahrung, dass „er durchdreht, wenn sie sich lösen will", die hat sie mit dem Vater ihrer Tochter immer wieder gemacht. Tatsächlich ist viel des Handelns des Vaters ihres Kindes auch als direkte Rache an ihr zu sehen. Das hat er auch selbst ihr gegenüber mehrfach genau so gesagt.]

Ich: Wo sind die Seelen seiner Frau und seines Kindes, die damals gestorben sind? Wie geht es ihnen?

[Sie sind gleich neben ihrem GHS.]

Beate: Es geht ihnen gut, da ist aber noch ein Leid. Sie leiden darunter, dass er sich schuldig fühlt.

[Hier findet sich schon wieder die Möglichkeit für die Entstehung von Unbewusster Schuld: Sie fühlen Leid, können es aber nicht heilen oder lindern.]

Ich: Was ist damals geschehen?

[Es dauert etwas. Langsam entsteht ein Bildeindruck.]

Beate: Es war im Wald. Es war ein Unfall. Von einem Karren, der von einem Pferd langsam gezogen wurde, löste sich das rechte Rad. Der Karren fiel um und die Mutter mit dem kleinen Kind auf dem Arm fiel unglücklich auf einen Stein oder einen Baumstumpf.

[Es geht im Weiteren nun darum, den im Wald Hausenden von seiner Verstrickung mit der Unbewussten Schuld zu lösen. Das ist erst mal nicht möglich, weil er völlig am Boden ist und sein Herz gerade verloren ist. Daher bitte ich Beate um Folgendes:]

Ich: Auch wenn sein Herz nicht da ist und er völlig am Boden und durcheinander ist, so gibt es irgendwo einen irgendwie noch sachlichen Teil von ihm. Wo ist er?

Beate: Er schwebt wie ein kleiner Funken einige Meter über dem Boden.

Ich: Bitte nimm Kontakt zu dem Funken auf.

Beate: Ich habe Kontakt.

Ich: Kann dieser Funken, dieser sachliche Anteil verstehen, dass es gar nicht seine Schuld war?

Beate: Ja, das kann er so sehen.

[Aus meinem Wissen über den Vorgang und aus meiner eigenen Empathie heraus schlage ich Sätze vor. Beate spricht sie nach. Ich bitte Beate für den Funken zu sprechen, da der Funken wohl vermutlich ein Teil von Beate ist. Wie vermutlich alles andere, ist auch er eine Teilrepräsentation ihres Bewusstseins.]

Ich: Ich nehme die Schuld dafür von mir, dass dieser Unfall passiert ist.

Beate: Ich nehme die Schuld dafür von mir, dass dieser Unfall passiert ist.

[Ich kann in ihrem Gesicht sofort eine Erleichterung sehen. Auch sehe ich eine Erleichterungsatmung.]

Ich: Wie fühlt sich das an?

Beate: Es ist befreiend, erleichternd.

Ich: Bitte sprich: Ich nehme die Schuld dafür von mir, dass meine Frau und mein Kind gestorben sind.

Beate: Ich nehme die Schuld dafür von mir, dass meine Frau und mein Kind gestorben sind.

[Wieder kann ich in ihrem Gesicht Erleichterung sehen. Wieder sehe ich Erleichterungsatmung.]

Ich: Wie fühlt sich das an?

Beate: Es erleichtert und befreit deutlich.

Ich: Bitte sprich den Satz: Ich nehme die Schuld dafür von mir, dass meine Frau und mein Kind gestorben sind, und ich noch lebe.

Beate: Ich nehme die Schuld dafür von mir, dass meine Frau und mein Kind gestorben sind, und ich noch lebe.
Ah - das ist so erleichternd, so befreiend!

Ich: Dann sprich bitte noch diesen Satz: Ich nehme die Schuld dafür von mir, dass ich noch lebe und meine Frau und mein Kind gestorben sind.

[Wenn komplexere Sätze Wirkung zeigen, dann lässt sich ihr Lösungspotenzial steigern, wenn die Aussagen in eine andere Reihenfolge gestellt werden.]

Ich: Wie ist es?

Beate: Auch sehr erleichternd.

Ich: Bitte sprich den Satz fühlend noch ein paar Mal.

[Beate spricht den Satz langsam und fühlend einige Male bedächtig vor sich hin. Ich schaue dabei auf sie und warte, bis die Erleichterung und Lösung stattgefunden haben und der Satz an Wirkung nachlässt.]

Ich: Wo ist der Funken jetzt?
Beate: Er ist in ihn zurück gekehrt. Der Hausende ist jetzt ganz anders. Er richtet sich auf, es geht ihm besser, er kommt wieder zu sich. Er ist wie aufgerichtet und innerlich neu sortiert.
Ich: Kann er die Seele der Frau und des Kindes wahrnehmen?
Beate: Ja, er kann beide gut wahrnehmen. Er freut sich. Er ist dankbar, dass er sie sehen darf.
Ich: Wie geht es den Seelen der Frau und des Kindes?
Beate: Sie sind beide sehr erleichtert.
Ich: Ist das Herz des Hausenden wieder irgendwo wahrnehmbar?
Beate: Ja, es ist wieder zurückgekehrt. Es ist in ihm, in seiner Brust.
Ich: Wenn es möglich ist, dann lasse sein Herz und die Seelen der beiden zusammenkommen.
Beate: Ja, es ist gut möglich. Das ging gerade ganz von alleine.
Ich: Bitte sprich für die Seele der Frau: Ich nehme die Schuld dafür von mir, dass ich verunglückt bin.

[Ich bitte Beate für die Seele der Frau zu sprechen, da sie wohl vermutlich ein Teil von ihr ist. Er ist eine weitere Teilrepräsentation ihres Bewusstseins. Dieser Satz verdeutlicht ganz klar, dass die Unbewusste Schuld im Herzen und nicht im Verstand daheim ist. Für den Verstand macht der Satz keinen Sinn, (Verstand: Wie bitte, ich soll dafür schuldig sein, dass ich durch ein nicht selbst verursachtes Unglück gestorben bin? Wie bitte?) aber wollen wir sehen wie es wirkt:]

Beate: Ich nehme die Schuld dafür von mir, dass ich verunglückt bin. - Oh, riesiger Ballast fällt ab.
Ich: Bitte sprich: Ich nehme die Schuld dafür von mir, dass ich dich alleine gelassen habe.
Beate: Ich nehme die Schuld dafür von mir, dass ich dich alleine gelassen habe. [Auch hier fällt sichtbar und hörbar riesiger Ballast von ihr ab.] Aber auch von ihm fällt riesiger Ballast ab. Es ist eine große Erleichterung!
Ich: Bitte sprich den Satz noch zwei, drei Mal.

[Sie spricht ihn zwei bis drei Mal, jedes Mal ist Erleichterung zu sehen.]

Ich: Bitte sprich nun diesen Satz: Ich nehme die Schuld dafür von mir, dass mein Tod dich so geschockt und aus der Bahn geworfen hat.

Beate: Ich nehme die Schuld dafür von mir, dass mein Tod dich so geschockt und aus der Bahn geworfen hat.
Oh, riesiger Ballast fällt ab!

Ich: Bitte sprich ihn nochmals, ein paar Mal.

[Sie spricht ihn wieder einige Male, jedes Mal ist Erleichterung zu sehen.]

Ich: Wie geht es seinem Herzen?

Beate: Es ist leicht und voller Liebe.

Ich: Wie geht es der Seele der Frau?

Beate: Genauso.

Ich: Wie geht es der Seele des Kindes?

Beate: Auch ihr geht es sehr gut.

[Obwohl Beate für die Seele des Kindes keine Schuld-Entnahme-Sätze gesprochen hat, ist es dennoch mit durch die Lösung gegangen. Das kommt hin und wieder vor, wenn eine ganz nahe stehende Seele, hier die der Mutter, sozusagen stellvertretend agiert.]

Ich: Bitte sprich für das Herz des Hausenden: Ich nehme die Schuld dafür von mir, dass mich das Unglück so aus der Bahn geworfen hat.

[Warum auch noch für sein Herz sprechen? Er war doch sowieso schon der Leidende, das „Opfer"? Haben die Seele der Frau und die Seele des Kindes wegen seines Leides und seiner Schuldempfindung gelitten oder nicht? Ja, eben, sie haben beide gelitten. Sie litten wegen ihm.]

Beate: Ich nehme die Schuld dafür von mir, dass mich das Unglück so aus der Bahn geworfen hat. Das ist auch befreiend.

Ich: Bitte sprich diesen Satz: Ich nehme die Schuld dafür von mir, dass ich wie betäubt und schmerzvoll durch den Wald geirrt bin.

Beate: Ich nehme die Schuld dafür von mir, dass ich wie betäubt und schmerzvoll durch den Wald geirrt bin.
Auch das ist befreiend.

Ich: Sprich nun bitte für die Seele des Kindes: Ich nehme die Schuld dafür von mir, dass mein Tod dich so erschüttert hat.

Beate: Ich nehme die Schuld dafür von mir, dass mein Tod dich so erschüttert hat. Viel Ballast fällt ab.

[Ich bitte um einige Wiederholungen, um die Erleichterung zu vervollständigen.]

Ich: Bitte sprich nun für den Hausenden: Ich nehme die Schuld dafür von mir, dass ich anderen Menschen Furcht bereitet habe.

Beate: Ich nehme die Schuld dafür von mir, dass ich anderen Furcht bereitet habe. Oh, das tut gut.

[Ich bitte um einige Wiederholungen, um die Erleichterung zu vervollständigen.]

Ich: Bitte sprich nun für das Kind, dass im Wald nach Essen sucht und so zu dem Hausenden gekommen ist: Ich nehme die Schuld dafür von mir, dass ich Dir Dein Leid nicht nehmen konnte.

Beate: Ich nehme die Schuld dafür von mir, dass ich Dir Dein Leid nicht nehmen konnte. Ah, das erleichtert sehr.

Ich: Nun diesen Satz: Ich nehme die Schuld dafür von mir, dass ich Dir nicht helfen konnte.

Beate: Ich nehme die Schuld dafür von mir, dass ich Dir nicht helfen konnte. Auch das erleichtert sehr.
[Spontan atmet sie sehr tief ein.]

Ich: Und bitte diesen Satz: Ich nehme die Schuld dafür von mir, dass ich da blieb, obwohl ich mich bedroht fühlte.

Beate: Ich nehme die Schuld dafür von mir, dass ich da blieb, obwohl ich mich bedroht fühlte. Ein riesiger Ballast fällt ab, es erleichtert sehr.

[Sie wirkt sehr erleichtert und atmet wieder sehr tief ein. Ich bitte um einige Wiederholungen, um die Erleichterung zu vervollständigen. Mit jeder ihrer Wiederholungen ist zu sehen wie die Erleichterung einzieht und sich in der Sache als neuer Zustand etabliert.]

Ich: Wo sind jetzt die beiden Herzen?

Beate: Sie sind beide in den Körper zurück gekehrt.

[Nun bitte ich sie zur Ausgangsposition zurück zu kehren. Da ist jetzt wieder sie und der Vater ihrer Tochter.]

Ich: Wie geht es Dir in dieser Situation jetzt?

Beate: Er ist jetzt nicht mehr größer als ich. Ich habe keine Angst mehr. Er hat keine Macht mehr. Ich fühle mich sehr wohl.

Hier lassen wir es stehen, denn es scheint mir für jetzt fertig zu sein. Nun wird sich zeigen, was ihre äußere Realität damit macht. Da das Thema in ihrem Leben gerade ein sehr großes ist, kann es sein, dass wir in ein paar Tagen bis zu zwei, drei Wochen nochmals dran arbeiten sollten.

Eine Erläuterung möchte ich noch anfügen: Wenn Beate eine Unbewusste Schuld dafür empfand, dass es dem Hausenden so schlecht ging, und sie sich deshalb nicht lösen kann, dann sorgt sie auf unbewusste Weise in der heutigen Realität möglichweise dafür, dass sie bei der Lösung von dem Vater ihrer Tochter keine Unterstützung erhält. Folglich lassen sich alle damit betrauten in eine Position manipulieren, die diese Lösung erschwert oder ganz verhindert.

Sechs Tage später erfahre ich von Beate, dass es auch an diesem Wochenende wieder Spannungen gab. Eigentlich sollte die Tochter einen Tag mit dem Vater verbringen. Aufgrund der letzten unguten Vorfälle möchte sie das aber nicht. Die Umgangspflegerin glaubt Beate nicht so recht und möchte sich davon selbst überzeugen. Sie spricht mit dem Kind, das klar und deutlich ablehnt. Daraufhin wird die Umgangspflegerin ungehalten und redet zunehmend barscher mit ihr. Das Kind geht weinend zur Mutter, aber die Umgangspflegerin lässt nicht ab. Nach einer Zeit gibt sie doch auf und verlässt gereizt die Wohnung.

Beate lässt das unberührt. Sie erlebt die Situation aus einer gesunden, inneren Distanz heraus. Sie kann gut erkennen, dass die Schwierigkeit nicht bei ihr liegt. Sonst war sie in ähnlichen Situationen sehr aufgebracht und anschließend für viele Stunden emotional damit beschäftigt und belastet.

Wir sehen einen deutlichen Unterschied ihrer Reaktion. Durch die Lösung der Unbewussten Schuld der letzten Sitzung hat sich ihr nahezu unabdingbares Reaktionsmuster verändert, es hat sich gelöst.

Beate ist durch die Entnahme der Unbewussten Schuld von diesem Aspekt ihrer Unfreiheit befreit.

In einer E-Mail schreibt das Beate so:
„Ich fühle mich nicht ohnmächtig, seit der Sitzung bei dir. Ich fühle mich handlungsfähig, was vorher ja nicht mehr der Fall war. Da ist keine Ohnmacht, keine Bedrohung, kein Mißgefühl mehr! Die Frau [die Umgangspflegerin] hat sich hilflos gefühlt und mit ihrer Macht gespielt. Das war mir aber gleichgültig! ..."

Wieder einen Tag später bekomme ich diese E-Mail: „Hallo Uli, die Umgangspflegerin hat sich bei mir entschuldigt! Sie hat gesagt, dass sie einen Fehler gemacht hat! Die hatte ich gerade angerufen und die war butterweich zu mir! Unglaublich, aber wahr! Ich habe gerade einen Luftsprung gemacht. Sie will jetzt viel mehr auf das Kind eingehen! Super! Ich freue mich gerade so! ..."

Nochmals einen Tag später bekomme ich diese E-Mail: „Es gibt Gründe, das Wochenende richtig zu feiern! Heute hat die Umgangspflegerin mir sogar offenbart, dass sie wohl in die Richtung tendiert, dass ein Sorgerecht eine ganz andere Sache ist und die Empfehlung eher für mich sein wird! Der Vater muss sich viel mehr bemühen und die Richtung wechseln. Was sagst Du nun? Ich werde das feiern und es ist, als sie das sagte, ein Stein von meinem Herzen gefallen. ..."

Hier möchte ich nochmals erwähnen, dass es Beate nicht darum geht, dem Vater das Kind und dem Kind den Vater abspenstig zu machen. Sie würde sich über einen guten Umgang der beiden sehr freuen. Sie könnte die Pausen auch sehr gut für sich gebrauchen und ist sich bewusst, dass das Kind den Vater braucht und der Vater das Kind haben soll.

REAL ODER WAHR?

Besonders durch das Fallbeispiel von Beate kann die Frage entstehen, ob all die während einer Sitzung auftauchenden Ahnungen, Eindrücke, Erinnerungen und Bilder wirklich durch real geschehene Ereignisse entstanden sind. Bei Erinnerungen an vor wenigen Jahren geschehene Ereignisse wird es wohl meist so sein. Bei Erinnerungen aus der frühen Kindheit, dem Säuglingsalter, um die Geburt, im Mutterleib oder noch weiter zuvor, verwaschen sicherlich mehr oder weniger die Grenzen zwischen realer Erinnerung und in Bilder eingekleideter Symbolisierungen von subjektiven Eindrücken und Gefühlen.

Gerade nach Sitzungen in die frühsten Zeiten unseres Lebens oder noch weiter zurück in ein „Vorleben" oder „die Welt der überlieferten Eindrücke der Ahnen" stellt der Patient bisweilen die Frage, ob all die gerade erlebten Dinge denn wahr und so geschehen seien. Da bin ich natürlich überfragt, ich weiß nicht im Geringsten ob das alles so wirklich jemals geschehen ist. Was ich aber weiß ist, und dies sage ich dem Patienten auch so, dass all diese gerade aus seinem Inneren aufgestiegenen Ahnungen, Eindrücke, Erinnerungen, Bilder und Gefühle bis gerade eben noch eine wahrhaftige Wahrheit seiner Innenwelt waren. Sie haben bisher sein Fühlen, sein Handeln, sein Denken, seine Begegnung mit der Welt real geprägt und somit sein Leben faktisch mit gestaltet und bestimmt. Aber ob sie jemals so oder so ähnlich stattgefunden haben? Ich weiß es nicht.

Mich interessiert nicht, ob die Geschichte wahr ist.
Mich interessiert die Wahrheit der Geschichte.
Und dann interessiert mich die
wahre Lösung für diese Geschichte.

Mir ist es nicht wichtig, ob diese wahre Lösung
mit der objektiven Realität zu tun hat.
Was auch immer die objektive Realität sein soll.

KAPITEL XI

INTERVIEWS

Interview 1 - Anita

Alter	37 Jahre
Stand	Verheiratet, ein Sohn (10 Jahre alt)
Beruf	Bankkauffrau
Behandelt vor	Das traumatische Ereignis geschah etwa ein Jahr vor dem Interview. Die Behandlung, bestehend aus fünf bis sechs Sitzungen, lag zum Zeitpunkt des Interviews schon einige Monate zurück.
Interviewt von	Nora Thule

In welcher Situation waren Sie, als Sie sich in Herrn Kohlers Behandlung begeben haben?
Ein paar Wochen zuvor hatte mein Mann versucht sich umzubringen. Er übergoss sich mit Benzin und zündete sich an. Ich merkte, dass ich nicht mehr kann und unbedingt Hilfe brauche. Eine Freundin hat mich an Herr Kohler verwiesen. Natürlich war ich mit dieser neuen und unbekannten Situation völlig überfordert. Ich wusste nur: „Alleine schaffe ich das niemals - ich brauche Hilfe."

Wie war Ihr Zustand, wie ging es Ihnen?
Ich war völlig hilflos, wusste nicht, was jetzt zu tun ist. Ich wusste nicht mehr, was richtig und was falsch ist. Ein Gefühl der Ohnmacht.

Können Sie mir erzählen, wie es zu dem Suizidversuch Ihres Mannes kam?
Im Oktober 2012 hat sich die Mutter meines Mannes umgebracht. Sie hatte offensichtlich Depressionen. Das kam für uns alle sehr überraschend. Mich persönlich hat es nicht so sehr überrascht, weil ich bei meiner Schwiegermutter immer das Gefühl hatte, sie ist nicht glücklich. Dazu kam anscheinend, dass mein Mann schon länger mit seinem Job unzufrieden war, was er aber mir gegenüber bis zu dem Tod seiner Mutter nie geäußert hat.

Nach dem Selbstmord seiner Mutter ist mein Mann in eine ganz andere Welt eingetaucht. Er war plötzlich ein ganz anderer Mann, als der, den ich bis dahin kannte. Vorher wusste er immer wo es langgeht, was für mich sehr einfach war. Er wusste immer genau was das Richtige ist.

Ab diesem Zeitpunkt habe ich dann eine ganz andere Rolle gehabt: Plötzlich hatte ich das Gefühl, ich habe nicht nur ein Kind, sondern zwei Kinder. Ich habe permanent versucht, etwas für ihn zu finden, Ärzte, Therapeuten, Medikamente, um ihm *irgendwie* zu helfen. Irgendwann hat er dann allen versichert, auch mir, dass es ihm jetzt wieder besser geht. Ganz tief in mir habe ich aber gespürt: „Dem geht's nicht besser, aber ich kann ihm nicht mehr helfen." Ich kann mich noch genau an den Zeitpunkt erinnern, an dem ich für mich entschlossen habe: „Ich will einfach nur noch, dass es aufhört. Ich habe mir mein Leben ganz anders vorgestellt, und ich will einfach nur noch, dass es aufhört - egal wie."

Im Umkehrschluss, indirekt betrachtet, hätte ich also auch diesen Selbstmord in Kauf genommen. Ich wollte nur, dass die Situation, so wie sie war, aufhört. Dazu muss ich noch sagen, dass mein Mann damals so gut wie keinen Schlaf mehr gefunden hat. Irgendwann hat er sich dann ein Lügengebilde aufgebaut. Er wollte uns alle in Sicherheit wiegen, er wollte, dass wir glauben, ihm geht es gut. Er hat Lügen erfunden, die ich ihm blind glaubte. Da war ich anscheinend zu gutmütig oder blauäugig. Auf jeden Fall habe ich ihm immer vertraut.

Er sagte, dass er wegen dem Tod seiner Mutter in eine Reha ginge - tatsächlich schlief er in der Zeit im Auto. Diese Zeit hat mich sehr geschwächt. Dann rief mich sein Chef an und fragte, was ich für einen Eindruck hätte, wie es meinem Mann geht. Ich fragte ihn, wieso er das frage, denn er könne sich doch sicherlich selbst ein Urteil bilden. Schließlich sehe er ihn ja in der Arbeit. Der Chef meinte, nein, das könne er nicht, denn er komme derzeit doch gar nicht in Arbeit. Über Wochen und Monate hat er behauptet, er geht in die Arbeit - obwohl er gar nicht dort war. Stattdessen ging er spazieren.

In dem Moment ist für mich eine Welt zusammengebrochen. Ich habe gemerkt: „Die Welt ist nicht mehr die, die ich glaubte zu kennen." Zwei Wochen danach hat er den Suizidversuch gestartet.

Also zu dem Zeitpunkt, als Ihr Mann versucht hat, sich umzubringen, waren ihre Rollen komplett verändert?
Ja, und die neue Rolle wollte ich überhaupt nicht haben.

Sie haben herausgefunden, dass er Sie und vermutlich auch andere belügt?
Ja.

Dann hat Ihr Mann den Suizidversuch unternommen. In welcher Situation und wie haben Sie davon erfahren?
An dem Tag war ich 160 km weit weg von zu Hause auf einem Seminar. Ich habe mehrmals erfolglos versucht zu Hause anzurufen. Dann hat mich mein Schwiegervater angerufen und gesagt, mein Mann sei verschollen. Er habe unseren Sohn nicht vom Hort abgeholt. Irgendetwas müsse passiert sein. In dem Moment kam bei mir schon so ein rasendes Gefühl auf. Ich habe genau gewusst, irgendetwas Schlimmes muss passiert sein. Das war mir irgendwie klar. Eine Stunde später kam dann die Gewissheit. Mein Schwiegervater hat den Abschiedsbrief meines Mannes gelesen, den unser Sohn gefunden hat. Da haben wir gewusst, er hat sich was angetan. Ich kann mich noch erinnern, ich saß an dem Schreibtisch, in dem Zimmer, im Seminar, und ich habe gefühlt, dass er noch lebt. Aber eigentlich wollte ich das gar nicht mehr. Wie ich vorher schon gesagt habe, ich wollte nur, dass alles aufhört. Und dieser Wunsch, dieser Gedanke, hat mich stark belastet.

Hat Ihr Sohn den Abschiedsbrief seines Vaters gelesen?
Er hat nur den Satz gelesen: „Ich bin schwer krank."

Einige Wochen später haben Sie sich in Behandlung bei Herr Kohler begeben. Erzählen Sie mir bitte, welche Gefühle Sie zu dem Zeitpunkt hatten.
Mein allerstärkstes, mich am meisten belastendes Gefühl dieser Zeit war: „In dem Moment, in der schlimmsten Zeit seines Lebens, war ich nicht für meinen Sohn da. Denn ich war 160 km weit weg von zu Hause."

Dann war da noch Wut. Große Wut auf meinen Mann - wie kann er uns sowas antun? Und dann noch Wut darüber, dass er nicht mal das richtig gemacht hat. Wut, dass er uns das antut, was jetzt noch alles auf mich und uns zukommt. Jetzt lag er mit schwersten Verbrennungen in der Unfallklinik im Koma. Es wurde ihm die Prognose gestellt, dass er eine einprozentige Überlebenschance hat. Dann wuchs meine Wut immer mehr und mehr - denn mir wurde klar, was für ein Berg an Aufgaben da auf mich zukommt: Entscheidungen treffen, zum Amtsgericht gehen, Amputation der Beine zur Verbesserung der Lebenschance - ja oder nein? Pflegefall, Nierenversagen, Dialyse bis hin zu künstlicher Ernährung. Alle diese Entscheidungen haben in mir blanke Wut verursacht.

Dazu kam dann noch ein anderes Gefühl. Ein Schuldgefühl meiner Familie gegenüber: Es tut mir so leid, meinem Bruder, meinen Eltern gegenüber. Was habe ich ihnen nur angetan, nur, weil ich den „falschen" Mann geheiratet habe?

Schlussendlich war da noch riesengroßes Mitleid mit meinem Sohn. Es tat mir so leid für meinen Sohn, dass ich mir ausgerechnet diesen Mann ausgesucht hatte, und dass er mit so einer Belastung durch sein Leben gehen muss. In der Familie meines Mannes gab es nämlich schon mehrere Suizide - und nun sein Vater.

Durch die Behandlung bin ich dann erst darauf gekommen, dass ich eine unendliche Traurigkeit in mir verspürte, die sich in der Wut und den anderen Gefühlen ausgedrückt hat.

Was war das größte Leid, das Sie in der Situation empfunden haben, und bei wem haben Sie es gesehen?
Das größte Leid habe ich bei meinem Sohn gesehen. Das hat mir am meisten leid getan, was das Kind aushalten muss. Dann kam in mir die Frage auf: „Wie wird das bei dem Kind mal enden?"

An dem Punkt setzte also die Behandlung ein. Was haben Sie während der Behandlung wahrgenommen bzw. wie ging es Ihnen während der Behandlung?
Als wir mit der Arbeit angefangen haben, sind mir erst mal ganz viele Dinge klar geworden, die ich vorher gar nicht wahrgenommen hatte. Plötzlich wurden viele Schuldgefühle sichtbar, z.B., wie ich vorher schon erwähnt habe: Ich war nicht da für meinen Sohn. Ich hätte den Selbstmord in Kauf genommen. Ich fühlte mich schuldig gegenüber meiner Familie, meinem Bruder. Diese Gefühle habe ich so vorher nicht wahrgenommen. Das belastendste Gefühl allerdings war einfach, dass ich für meinen Sohn in der Zeit nicht da war. Und da wurde mir erst klar, was ich mir da für einen „Rucksack", für ein Gefühl aufgeladen hatte. Denn vorher, wenn ich mit anderen darüber gesprochen hatte, da hat mir niemand die Schuld dafür gegeben, dass ich nicht da war. Ich alleine habe mir dafür die Schuld gegeben! Ich konnte das aber auch nicht abstellen. Das mag ja für einen Außenstehenden total unlogisch klingen, denn ich war ja auf Seminar. Ich war weg, ich konnte also gar nicht da sein - aber trotzdem hat dieses Gefühl, für meinen Sohn nicht dagewesen zu sein, mich pausenlos in meinen Gedanken beschäftigt. Viele Leute haben mir in der Zeit zugeredet und mir gesagt: „Du kannst nichts dafür." Doch das hat an dem Gefühl nichts verändert.

Ich war nach dem Suizid auch bei einer Psychologin. Sie hat mit mir Gespräche geführt. Sie hat mir auch gesagt, dass ich keine Schuld trage. Das hat mir aber nicht geholfen.

In der Behandlung habe ich versucht, mich genau in die Situation hineinzufühlen, mich zu erinnern, wie alles war. Ich musste in jeder Sitzung stark weinen, die Tränen sind geflossen, weil alles nochmal hochgekommen ist.

Vorher war ich ehrlich gesagt skeptisch. Herr Kohler hat mir die Arbeit mit der Unbewussten Schuld erklärt, aber mir als Banker sagen vor allem Zahlen, Daten und Fakten etwas. Dann habe ich aber schon gemerkt, wie die ganzen Gefühle wieder in mir erlebbar wurden. Und während ich die Sätze gesprochen habe, haben sie sich für mich immer leichter angefühlt. Stück für Stück für Stück - bis die Sätze für mich neutral waren.

Wann sind Sie an dem Abend, an dem Ihr Mann den Suizidversuch verübt hat, tatsächlich nach Hause gekommen?
Das war noch in der gleichen Nacht. Um ca. 20 Uhr habe ich die Nachricht bekommen, ich habe mich dann sofort auf den Weg gemacht. Um ca. 23 Uhr war ich dann zu Hause bei meinem Sohn.

Was war der Schuld-Entnahme-Satz, der Ihnen in dieser ersten Sitzung die Last abgenommen hat, dass Sie in diesen Stunden nicht bei Ihrem Sohn sein konnten?
„Ich nehme die Schuld dafür von mir, dass ich nicht bei meinem Sohn war, als er mich gebraucht hat.“ „Ich nehme die Schuld dafür von mir, dass ich 160 km weit weg von zu Hause auf Seminar war, als mein Sohn mich in seiner dunkelsten Stunde gebraucht hat."

Was haben Sie während der Behandlung von Herrn Kohlers Seite als besonders unterstützend und förderlich empfunden?
Er hat mir den Weg aufgezeigt, sozusagen eine Tür aufgemacht. Er hat mir geholfen, in die Situation nochmal emotional „einzutreten", mich nochmal einzufühlen. Das hätte ich alleine nicht geschafft. Auch seine Beschreibungen bezüglich der Gefühle haben mir sehr geholfen. Vorher habe ich mich immer schwer getan, meine Gefühle überhaupt zu identifizieren und zu beschreiben. Klar wusste ich, geht es mir „gut" oder „schlecht". Aber nur durch das genaue Nachfragen von ihm, seine Aufforderung, präzise zu beschreiben wie es sich anfühlt, wo ich das Gefühl fühle usw. wurden die Emotionen präsent und ich konnte sie ausdrücken.

Mir hat auch geholfen, dass er mir den Hintergrund der einzelnen Maßnahmen erklärt hat, dass z.B. EFT aus USA stammt, wo es den Kriegsveteranen geholfen hat - also etwas Fundiertes, Wissenschaftliches - kein „Hokuspokus".

Waren Sie vorher schon vertraut mit Methoden wie EFT, EMDR, AFST, etc.?
Nein, gar nicht.

Wie ging es Ihnen damit?
Gut. Wie ich schon erwähnt habe, war ich vorher bei einer Psychologin, und die konnte mir mit „herkömmlichen" Methoden nicht helfen. Deswegen war ich sehr offen und dankbar für diese Arbeit.

Wie ging es Ihnen nach der Behandlung?
Am Tag nach der Sitzung habe ich gemerkt: „Dieser schwere, unsichtbare Rucksack - er ist einfach weg!" Wenn ich ab diesem Zeitpunkt über das Geschehene gesprochen habe, konnte ich das nun tun ohne in Tränen auszubrechen. Da wurde mir klar, dass es funktioniert. Und ich war vorher wirklich skeptisch.

Dann haben wir Stück für Stück jedes Thema, das damit im Zusammenhang stand, abgearbeitet.

War dieser Zustand anhaltend?
Ja. Tage und Wochen später habe ich gemerkt, dass es einfach so bleibt. Bemerkenswert ist, dass dadurch, dass wir eben so viele Themen in den folgenden Sitzungen abgearbeitet haben, die damit verbundenen Gefühle ganz stark verblasst sind. An manches kann ich mich jetzt gar nicht mehr so gut erinnern. Ich beschreibe das immer so: Das ganze Schlimme ist wie ein Buch. Das Buch ist jetzt zugeschlagen und steht im Bücherregal. Und es ist nur noch ein Buch. Nicht mehr und nicht weniger. Das ist ein wunderbares Gefühl!

Was ist mit dem Schuldgefühl gegenüber Ihrem Sohn passiert?
Weg. Einfach weg. Und so blieb es auch.

Können Sie kurz beschreiben, worum es in den folgenden Sitzungen ging?
Was ich mich anfangs gar nicht auszusprechen traute, war dieses Gefühl: „Ich hätte alles in Kauf genommen, auch einen Selbstmord." Damit habe ich mich grausam gefühlt, wie ein Unmensch.

Dann gab es noch die Schuld in mir, was ich meinem Bruder und meinen Eltern angetan habe, dadurch, dass ich eben diesen Mann geheiratet habe.

Die Schuld, dass ich meinen Sohn überhaupt geboren habe, schließlich hätte ich es irgendwie wissen müssen oder können. Dass ich ihn irgendwie davor hätte beschützen müssen, am besten dadurch, dass ich ihn gar nicht bekommen hätte. Das klingt für andere vielleicht ganz unverständlich, aber mich hat das wahnsinnig belastet.

Wie geht es Ihnen heute?
Wenn ich nur für mich spreche, kann ich sagen, so schlimm alles auch war, aber ich habe auch sehr stark an Reife gewonnen. Ich fühle mich stärker und vitaler denn je. Ich habe einen anderen Blick auf die Dinge. Ich merke jetzt eher, worauf es im Leben wirklich ankommt. Ich fühle mich aber auch so leicht und so stark! Denn ich weiß: Egal, was in meinem Leben passiert, egal welches Trauma noch kommt - ich kann es beheben. Ich muss keinen Schaden davon behalten. Dieses Gefühl macht alles leicht und beschwingt für mich. Ich mache auch wieder Pläne. Ich fühle mich aufgeräumt, neu programmiert und frei. Ich nehme schöne Dinge wieder wahr.

Wie glauben Sie würde es Ihnen heute ohne der Behandlung gehen?
Ich würde mit Sicherheit nicht da stehen, wo ich jetzt bin. Ich wäre mit Sicherheit nicht so befreit, entspannt, in mir selbst ruhend. Klar, es lässt sich nicht so einfach sagen, aber ich gehe davon aus, dass mich Selbstzweifel plagen würden, die Frage nach dem Warum, der Blick in die Vergangenheit, ich würde wahrscheinlich mit mir und anderen hadern, ich hätte das Geschehene sicherlich nicht akzeptieren können.

Wie geht es Ihnen als Familie heute?
Jetzt sind wir wieder eine kleine Familie. Wir schauen alle nach vorne. Mein Mann hat eine unglaubliche Heilung hingelegt. Er ist kein Pflegefall, sondern geht wieder arbeiten. Wir leben gut zusammen und sind recht aktiv.

Mein Zeithorizont, in dem ich nach vorne blicke, hat sich stark verkürzt. Der Blick nach vorne ist aber die Normalität für uns geworden.

Unser Sohn, was ich auch durch die Schule mitbekomme, ist wieder wirklich Kind, was er zeitweise nicht mehr war. Er ist wieder unbeschwert.

Mein Mann ist auch wieder positiv. Natürlich kann ich das nur aus meiner Sicht sagen. Bei mir ist da auf jeden Fall noch ein Unsicherheitsgefühl drin. Aber so, wie ich ihn jetzt erlebe, schaut er nach vorne, und hat aus der Sache gelernt. Er weiß das „Neue Leben" sogar mehr zu schätzen als das alte, trotz aller Handicaps, die er jetzt hat.

Welche Aufgabe wird auf sie als Familie und Ehepaar noch zukommen?
Wir werden die Vertrauensbasis wieder ganz herstellen müssen. Wir werden unser „Vertrauenspflänzchen" hegen und pflegen, dass es schön wächst, um irgendwann wieder ein Baum zu werden.
Gibt es Situationen, in denen Sie für sich im Alltag Schuld-Entnahme-Sätze anwenden?

Ja. Natürlich bin ich darin noch Anfänger, aber ich habe gemerkt, es reicht nicht, wenn man die Sätze nur denkt, man muss sie auch aussprechen. Ich versuche dann auch ein bisschen zu klopfen, so wie Herr Kohler es mir gezeigt hat. Ich probiere es und habe das Gefühl, dass ich mir bei "kleinen Dingen" schon ganz gut selbst helfen kann.

Danke für alles, was Sie mir dazu erzählt haben. Danke für Ihre Offenheit. Danke dafür, dass Sie über ein so schweres Erlebnis mit mir gesprochen haben.
Bitte, gerne.

Nun möchte ich von Ihnen wissen, ob es noch eine andere Beschwerde gab, bei der Ihnen die Arbeit mit der Unbewussten Schuld helfen konnte?
Ja, da ging es um das Thema "Redeangst - Angst, vor einer Gruppe zu sprechen".

Ich arbeite in einer Bank. Vor drei Jahren bin ich in eine andere Abteilung versetzt worden. Da ging es los, dass ich moderieren musste. Es gehört zu meinen Aufgaben, ein Thema zu präsentieren, auch vor dem Vorstand zu sprechen. Das war für mich jedes Mal ein Gräuel. Zwei Wochen vorher habe ich schon Bauchkrämpfe gehabt und die Nacht davor gar nicht mehr geschlafen. Beim Vortrag selbst ist dann meine Stimme zittrig und piepsig geworden und hat versagt. Das allerschlimmste war, mein Gehirn war wie leergefegt. Ich konnte nicht mehr denken. Das ging soweit, dass ich immer wieder versucht habe, mich versetzen zu lassen, einen anderen Job zu bekommen. Ich wäre am liebsten geflüchtet. Im Nachhinein betrachtet hat es gottseidank nie geklappt, wofür ich sehr dankbar bin!

In der Behandlung habe ich auch Schuldlösungssätze gesprochen, und ich habe zwei oder drei Homöopathische Arzneien bekommen. Zu dem Thema habe ich drei Sitzungen gebraucht. Im Anschluss daran habe ich mir immer die zuvor schwierige Situationen gesucht, mich quasi willentlich hineinbegeben. Ich habe von Mal zu Mal gemerkt, wie es immer einfacher wurde, wie es plötzlich funktioniert hat, und wie mein Selbstvertrauen zurückgekehrt ist. Ich war plötzlich richtig versessen darauf, vor anderen zu sprechen! Vorher war da diese blanke Angst. Jetzt ist es zwar noch kribbelig, aber die Freude es jetzt zu können überwiegt. Die besten Gefühle waren: Ich bin ganz ruhig im Vortrag, mein Gehirn funktioniert! Aufregung ist noch da, aber sie ist nicht negativ. Ich kann mit ruhiger und voller Stimme sprechen. Auch eine Kollegin hat mir das bestätigt. Ich habe das Vertrauen in mich wiedergefunden. Das ist ein supertolles Gefühl! Hinterher bin ich stolz auf mich und klopfe mir auf die Schulter.

Jetzt kann ich sagen: Ich habe den besten Job, ich liebe meinen Job! Und ich bin Herrn Kohler dankbar, denn ohne die Behandlung hätte ich das nie erreicht, sondern wäre mir selbst im Weg gestanden.

Vielen Dank!
Bitte!

Interview 2 - Lydia

Alter	36 Jahre
Stand	Verheiratet, zwei Töchter.
Beruf	Früher: Rettungsassistentin Derzeit: Heilpraktikerin
Behandelt vor	Die Behandlung bestand aus einer Sitzung. In der Folge gab es diesbezüglich noch ein bis zwei Telefonate. Zum Zeitpunkt des Interviews liegt diese Behandlung schon etwa zwei Jahre zurück.
Interviewt von	Nora Thule

In welcher Situation waren Sie, als Sie sich in Herrn Kohlers Behandlung begeben haben?
Ich fühlte mich in einer Freundschaft durch ständige Anrufe und Vorhaltungen, wenn ich nicht sofort erreichbar war, „terrorisiert". Obwohl ich sichtlich gereizt war und auch nicht mehr abschalten konnte, schaffte ich es einfach nicht klare Grenzen zu setzen. Ich fühlte mich der Freundin gegenüber dazu verpflichtet, stets für sie da zu sein und ihr zu helfen. Falls ich doch einmal eine Grenze zog, hatte ich sofort ein schlechtes Gewissen und das Gefühl, sie im Stich zu lassen.

Wie würden Sie Ihre Gefühle beschreiben?
Ich war im ständigen inneren Konflikt zwischen meinen eigenen Bedürfnissen und einem Verpflichtungsgefühl, einem übersteigerten Gefühl der Zuständigkeit für das Wohlergehen meiner Freundin. Sobald ich für sie nicht erreichbar war, begann ich zu grübeln und hatte ein schlechtes Gewissen.

Ich hatte auch eine Wut ihr gegenüber, weil sie so unnachgiebig war. Auch auf mich selbst hatte ich eine Wut, weil ich mich nicht von ihr abgrenzen konnte.

Wie lange haben Sie unter dieser Freundschafts-Situation gelitten, bis Sie Herr Kohler aufgesucht haben?
Das „Abgrenzungs-Thema" in dieser Freundschaft begleitete mich bereits ein Jahr.

Zu welcher tatsächlichen Ursache hat Sie die Sitzung geführt?
Im Nachhinein betrachtet lag die Ursache für mein Abgrenzungsproblem und das übermäßige Pflichtgefühl in den Schuldgefühlen, die durch einen Missbrauch entstanden sind. Der Missbrauch ereignete sich, als ich zwölf Jahre alt war durch einen Fremden. Die damit verbundenen Schuldgefühle erschwerten und verhinderten vieles, was mir aber erst nach der Behandlung bewusst wurde. Die Schwierigkeiten in der Freundschaft waren nur die Spitze des Eisbergs. Generell hatte ich viel zu leicht das Gefühl, für die andern und deren Wohlergehen zuständig zu sein.

Was waren Ihre Gefühle, die Sie damals nach dem Missbrauch hatten?
Ich habe mich unheimlich beschmutzt gefühlt, "gebrandmarkt". Zuweilen hatte ich das Gefühl, dass mir jeder an der Nasenspitze ansehen konnte, was ich mit mir habe machen lassen. Dazu kam die Angst, dass ich nun noch mehr an mir hätte, dass jemanden einladen könnte wieder so etwas mit mir zu machen. Es gab Stunden, die ich in der Badewanne verbracht und mich mit einem Schwamm geschrubbt habe, bis meine Haut rot und wund war, um mich an all den Stellen, an denen er mich berührt hatte, reinzuwaschen. Natürlich hat es nicht funktioniert.

Ich fühlte mich auch schuldig, dass ich irgendetwas an mir gehabt hatte, was den Mann dazu verleitet haben musste, das mit mir zu tun. Dadurch litt ich auch jahrelang unter einem Hass mir selbst und meinem Körper gegenüber. Das führte auch dazu, dass ich mit meinem Körper nicht gut umging und mich sowohl selbst verletzte als auch an einer Essstörung litt. Außerdem hatte ich ein Schuldgefühl, dass ich dem Mann so gutgläubig gefolgt war und dass ich in der Situation vor Angst wie erstarrt war.

Haben Sie vor der Behandlung von der Arbeit mit der Unbewussten Schuld gewusst?
Nein.

Haben Sie den Zusammenhang zwischen dem Missbrauch und der unguten Situation mit Ihrer Freundin geahnt?
Nein, gar nicht.

Wie ging es Ihnen während der Behandlung?
Was haben Sie selbst während der Behandlung wahrgenommen?
Obwohl ich sämtliche Details des Missbrauchs, wie Gerüche, Geräusche, Geschmack, Farben, noch einmal riechen, hören, schmecken und wahrnehmen konnte und mir laufend zum Kotzen und manchmal zum Davonlaufen war, fühlte ich mich der Situation nicht ausgesetzt. Ich war klitsc-

hnass geschwitzt und habe sämtliche Facetten des Missbrauchs realitätsnah durchlebt. Da waren Gefühle wie Ekel, Angst und Machtlosigkeit. Dabei gab es aber immer das Bewusstsein, dass ich in Sicherheit bei Herrn Kohler in der Praxis bin und ihm gegenüber sitze. Er hat mich ruhig, geduldig, behutsam und mitfühlend durch jede neue über mich hereinbrechende „Gefühlswelle" geführt, bis alles abgeebbt war.

Welche Maßnahme empfanden Sie als besonders unterstützend oder erleichternd?
Mit jedem Schuldentnahme-Satz kam eine Erleichterungswelle. Mir hat geholfen, dass Herr Kohler die ganze Zeit über sehr ruhig war, dass ich den Eindruck hatte, mein schlimmes Erlebnis überfordert ihn emotional nicht und er kann damit umgehen.

Wissen Sie noch den Satz, der Sie von Ihrer Unbewussten Schuld befreien konnte?
"Ich nehme die Schuld dafür von mir, dass ich missbraucht worden bin."

Wie ging es Ihnen mit den Hilfsmitteln wie EFT, EMDR, AFST etc.?
Gut.

Was hat die Behandlung mit Ihren Schuldgefühlen gemacht?
Durch die Behandlung war mein Herz zum ersten Mal nach all den Jahren davon überzeugt, dass ich keine Schuld daran habe. Mir kommen gerade jetzt wieder die Tränen, wenn ich nur daran denke. Ich bin Herrn Kohler so dankbar! Nach all den Jahren konnte ich es endlich fühlen. Es war so eine Last, die da plötzlich abfiel.

Die anderen Gefühle, wie Ekel, Angst, Hilflosigkeit, haben sich, nachdem ich sie damals in der Behandlung noch einmal durchlebt hatte, "aufgelöst".

Wie ging es Ihnen direkt nach der Behandlung?
Direkt nach der Behandlung fühlte ich mich erschöpft und ausgepowert, wie nach einigen Kilometern Dauerlauf. Gleichzeitig verspürte ich eine große Erleichterung und inneren Frieden.

Wie ging es Ihnen in der Zeit danach?
Die Erschöpfung hielt zwei, drei Tage an. In der Zeit verspürte ich auch keine Lust Sport zu machen.

Was hat sich nach der Behandlung verändert?
Die Veränderung ging vom ersten Tag an schleichend vor sich. Es änderte sich meine Sichtweise. Es veränderte sich mein Verhalten anderen Menschen und mir selbst gegenüber. Es fiel mir zusehends leichter, mich in der Freundschaft ohne schlechtes Gewissen abzugrenzen. Heute besteht eine lockere Freundschaft.

Wie lange dauerte der Zustand der Veränderung an?
Die positive Veränderung hält nach wie vor an.

Waren Sie wegen des Missbrauchs vorher schon in Behandlung gewesen?
Ja. Ich war deswegen 3-4 Jahre in ambulanter und stationärer Psychotherapie.

Was hat die Psychotherapie bei Ihnen bewirkt?
Sie hat mir geholfen zu verstehen, dass ich keine Schuld an dem Missbrauch getragen habe. Sie hat zum Verständnis mir selbst gegenüber und auch meinen Eltern gegenüber beigetragen. Wie bereits beschrieben, hat die Therapie viel zum Verstehen beigetragen, wobei ich vieles, von dem, was ich verstand nicht gleichermaßen gefühlt habe. So verhielt es sich auch mit meinen Schuldgefühlen. Diese haben sich erst durch die Behandlung bei Herrn Kohler aufgelöst.

Musste die Behandlung bei Herrn Kohler wiederholt werden? Wie oft?
Es war ein Termin, es gab keine Wiederholung.

Wie wäre Ihre Situation heute ohne die Behandlung?
Diese Frage kann ich nur beantworten, indem ich davon berichte, was sich alles verändert hat. Nur dadurch weiß ich, was mir ansonsten entgangen wäre. Mein Leben wäre mit Sicherheit ohne die Behandlung zwanghafter und ich würde vieles noch durch die gleiche vom Missbrauch eingefärbte Brille sehen.

Im Nachhinein betrachtet hat die Arbeit mit der Unbewussten Schuld sehr viel mehr verändert, als nur das Verhältnis zu der Freundin damals.
Es fehlten mir Erinnerungsmomente an den Vorgang des Missbrauchs. Lange hatte ich Angst, dass da noch etwas Schlimmes geschehen ist, an das ich mich nur nicht erinnern kann. Nach der Arbeit mit Herrn Kohler hat mir mein Unterbewusstsein das letzte fehlende Puzzlestück in der

Situation von damals freigegeben, so dass ich mir keine Gedanken mehr darum machen musste, was vielleicht noch alles geschehen sein könnte.

Einige Monate nach der Behandlung habe ich zusammen mit meinem besten Freund, der mich zu meinem Schutz begleitete, den Mann, der so schamlos meine Grenzen überschritten hat, besucht. Ich trat ihm als glückliche Frau und Mutter gegenüber, und nicht mehr als das verängstigte und hilflose Opfer von damals. Ich konnte ihm und mir vergeben.

Heute ist der Missbrauch nicht mehr als eine blasse Erinnerung. Ich weiß um die Tatsache, dass es ihn gab, aber er beeinflusst oder behindert mich nicht mehr. In gewisser Weise bin ich heute, trotz der schlimmen Zeit, für die Erfahrung dankbar, denn sie hat mich mit zu dem Menschen werden lassen, der ich heute bin – und ich möchte kein anderer sein. Ich bin für mich dadurch zu dem Schluss gekommen, dass nicht so sehr die Situation das „Schlimme“ war, sondern das, was ich daraus gemacht habe.

Ohne diese „Schuld“ lebt es sich bedeutend leichter. Es fällt mir leichter mich abzugrenzen und nicht mehr alle möglichen Aufgaben anzunehmen. Ich habe damit aufgehört, mich selbst dafür zu bestrafen, was damals passiert ist. Ich nehme ungerechte Behandlung nicht mehr einfach hin.

Zudem habe ich sehr bald nach der Behandlung erkannt, dass ich nicht erst etwas Besonderes leisten muss, um über diesen „Makel“ hinwegtäuschen zu müssen und liebenswert zu sein. Meine Selbstliebe ist dadurch auch ein Stück weit gewachsen.

Hat sich durch die Behandlung Ihr Verhältnis zu Ihrem Körper geändert? Wenn ja, wie?

Früher war mein Körper mein größter Feind, da ich "ihm" eine erhebliche Mitschuld an dem Missbrauch gegeben hatte. Ich habe ihm auf verschiedene Weise geschadet. Heute ist er ein Freund und Vertrauter und ich bin dankbar, dass er mir das, was ich ihm angetan habe, weitestgehend einfach so verziehen hat.

Hat Ihnen die Arbeit mit der Unbewussten Schuld an diesem Thema geholfen, mit ähnlichen Situationen wie der mit Ihrer Freundin besser umzugehen?

Ja. Ich kann zwischen meinen und den Problemen der anderen unterscheiden. In Freundschaften empfinde ich nicht mehr das übersteigerte Pflichtgefühl.

Hilft Ihnen die Lösung der Unbewussten Schuld heute auch im Alltag?

Hin und wieder, für mich, habe ich es schon angewendet.

Ich darf noch einmal zusammenfassen:
Sie sind also wegen des Gefühls, sich als Erwachsene in einer Freundschaft nicht genügend abgrenzen zu können und damit einhergehendem Pflichtgefühl der Freundin gegenüber und auf der anderen Seite Unfähigkeit, Ihre Grenzen abzustecken, in Behandlung gegangen. Während der Behandlung stellte sich heraus, dass Sie in diese jetzige Situation geraten sind, weil Sie Schuldgefühle in sich hatten, die daher rührten, dass Sie als Kind, also vor vielen Jahren, missbraucht wurden. Obwohl diese beiden Situationen, der Missbrauch von damals und die Situation mit der Freundin von heute, augenscheinlich nichts miteinander zu tun haben, führten doch die unbewussten Schuldgefühle durch den Missbrauch zu einer unguten Freundschafts-Situation im Heute, und die entsprechenden Schuld-Entnahme-Sätze bewirkten eine Befreiung sowohl der alten Schuldgefühle als auch in Ihrer Freundschaft.

Sie sagen, dass Ihnen bei der Behandlung wieder die Erinnerung an etwas kam, das Sie damals auch noch erleben mussten, an das Sie sich längst nicht mehr erinnern konnten und das nun gut und befreiend bearbeitet werden konnte.

Stimmt das so?
Ja, das stimmt so.

Ich danke Ihnen sehr für Ihre Offenheit und Ihr Vertrauen.
Gerne.

Gibt es noch ein anderes Erlebnis Ihres Lebens, bei dem die LUS-Therapie eine Lösung für Sie war?
Ja. Als ich in einem Kurs die Schilderung einer anderen Teilnehmerin über den Selbstmord ihres Nachbarn hörte, kamen in mir Erlebnisse meiner früheren beruflichen Tätigkeit beim Rettungsdienst wieder ins Bewusstsein. Das war der Schlüssel dazu, viele meiner damals erlebten Einsätze an die Oberfläche zu befördern.

Noch am selben Abend suchten mich mehrere Flashbacks heim. Plötzlich kamen längst vergessene Bilder von einem Selbstmord durch Erhängen, von einem Selbstmord durch Kopfschuss, von Selbstverbrennung und noch viele mehr in mir hoch. Es waren lauter Situationen, in denen ich nicht helfen konnte. Ab da wurde ich regelmäßig von Flashbacks heimgesucht. Die Flashbacks begleiteten mich für ca. eine Woche.

Während der Arbeit kamen, mit dem ältesten beginnend, die einst erlebten schrecklichen Ereignisse in Form von flashbackartigen Bildern und massiv belastenden Gefühlen nahezu chronologisch eines nach dem anderen zum Vorschein. Sobald die eine Einsatzsituation abgearbeitet war kam die nächste. Mal gab es dabei eine kleine Pause, mal kam sofort das nächste Bild. Es ging um viele Tote, Selbstmorde, Unfälle, häusliche Gewalt, Totgeburt und auch um die am eigenen Leib erlebte Fehlgeburt.

Es gab einige Beschwerden, die ich damals nicht in den Zusammenhang mit den Erlebnissen im Rettungsdienst gebracht habe. Dennoch verschwanden diese Beschwerden unmittelbar nachdem wir daran gearbeitet hatten. So gab es z.B. jahrelang massive Kopfschmerzen mit Verspannungen der Nackenmuskulatur, die mich oft den gesamten Tag außer Gefecht setzten. Weder Schmerzmittel, Physiotherapie, Akupunktur oder Homöopathie konnten mir damals helfen.

Nachdem die Erschöpfung nach der Behandlung vorüber war, fühlte ich mich wieder fröhlicher und freier und war in meinem Entschluss bestärkt, nach der Elternzeit nicht mehr in meinen alten Beruf als Rettungsassistentin zurückzukehren.

Ich fuhr noch zwei Schichten und stellte fest, dass diese Arbeit mir nun gleichgültig ist.

Wir haben diese Beschwerde damals in einer Sitzung gelöst. Die positive Veränderung ist seitdem anhaltend.

Wie meine Situation ohne die Behandlung heute wäre, kann ich nur schwer sagen. Was ich mit Sicherheit sagen kann ist, dass ich mich nicht mehr in dem Maße mit Leid und Tod konfrontieren muss. Ich muss Menschen nicht mehr „retten“. Das wirkt sich auch positiv auf meine Arbeit als Heilpraktikerin in meiner Praxis aus.

Vielen Dank!

Bitte!

SCHLUSSWORT

Das „Wir" der Unbewussten Schuld

Vor etwa vier Jahren saß ich in der Praxis mit einem jungen Paar wegen Konflikten innerhalb ihrer Beziehung beisammen. Die beiden verzweifelten Menschen hatten einige Jahre zuvor ihr neugeborenes Kind verloren. Schon vor der Geburt wurde festgestellt, dass die Nieren nicht angelegt waren. Der Junge kam zur Welt, die Eltern waren jede Minute da, hielten und liebkosten ihn, während er schwächer wurde und nach einem Tag verstarb.

Die beiden Eltern liebten sich tief und innig. Das war zu hören, zu sehen und zu spüren. Nur alleine dieses große Unglück ihrer gemeinsamen Geschichte war eine schwelende, unsichtbare und lauernde Last für ihr gemeinsames Glück.

In dieser Sitzung sprach ich spontan einen für mich völlig neuen Schuld-Entnahme-Satz: „Wir nehmen die Schuld dafür von uns, dass wir..." Wir? Uns? Wir? - Ja, „wir" und „uns". Der Satz zeigte bei beiden massiven Entlastungen. Obwohl sich dieser Wir-Satz mir zuvor förmlich aufgedrängt hatte, war ich über seinen klaren und kräftigen Effekt dennoch überrascht.

In diesem ganzen Buch habe ich ausschließlich über viele verschiedene Schuld-Entnahme-Sätze in der Ich-Form geschrieben. Das liegt daran, dass ich es für gewöhnlich nur mit einem Patienten in der Sitzung zu tun habe. Wenn in einer Sitzung doch einmal zwei oder drei Patienten zugegen sind, dann wurde das Geschehene doch meist aus deutlich unterschiedlichen Blickwinkeln erlebt.

Habe ich mehr als einen Patienten bei mir im Sprechzimmer, so sind es meist Paare oder die Eltern mit ihren Kindern. Falls sich ihre Unbewusste Schuld aufeinander bezieht, dann verhält es sich für gewöhnlich so, dass die Entstehung des ungeheilten Leides durch eine Interaktion zwischen diesen zustande gekommen ist. Die „beiden Parteien" erleben die gemeinsamen Situationen aus mehr oder weniger gegensätzlichen Positionen heraus. Aufgrund dieser unterschiedlichen Blickwinkel entsteht ein deutlich unterschiedliches Erleben, das wiederum zu unterschiedlichem, subjektivem Leid und damit zu verschiedener Unbewusster Schuld führt. Damit sind für jeden Beteiligten nur die für ihn individuell passenden Schuld-Entnahme-Sätze wirksam.

In dem Fall der jungen Eltern, die ihr neugeborenes Kind verloren hatten, haben beide Elternteile das erlebte Leid offensichtlich in sehr ähnlicher, gleicher Weise, und als eine Art von Leidensgemeinschaft erlebt. Sie waren sozusagen gemeinsam Teilnehmer auf der gleichen Seite des ungeheilten Leides. Wohl deshalb war das „Wir“ und das „Uns“ in dem Schuld-Entnahme-Satz angemessen und somit folglich wirksam.

Diese Erfahrung hat meinen Blick geweitet und warf einige Fragen in mir auf.

Die Gruppe Einzelner und die Gruppeneinheit

Unter einer Gruppe Einzelner verstehe ich hier z.B. Menschen in bestimmten gesellschaftlichen Bereichen, in welchen sich aufgrund ihrer Tätigkeit für die einzelnen Individuen immer wieder fast gleiche oder zumindest sehr ähnliche Sätze zur Lösung von Unbewusster Schuld finden lassen.

Dazu gehören z.B. Krankenschwestern, Ärzte, alles medizinische Notfallpersonal wie Rettungsassistenten, Notärzte etc., aber auch Zugführer, Polizisten, Soldaten, Feuerwehrmänner und -frauen, das Pflegepersonal in Seniorenheimen, Hospizhelfer etc.

All diese Menschen sind durch ihren Beruf immer wieder mehr oder weniger hilflos dem Leid anderer Menschen ausgesetzt. In jedem dieser Berufe gehört das Erleben von unheilbarem, unlinderbarem und unrettbarem Leid und Tod zum Berufsbild und zur Tagesordnung.

Selbst wenn diese Menschen gezielt seelischen Beistand erfahren oder sich in Selbsthilfegruppen oder ähnlichem organisieren, so habe ich es innerhalb der Praxis von meinen Patienten, oder außerhalb durch die Medien etc., noch nie erfahren, dass gezielt an der Lösung von Unbewusster Schuld mit ihnen gearbeitet wird. Ich meine das wäre dringend notwendig.

In der Praxis bin ich vielen solchen Menschen begegnet. Die meisten dieser beruflich sozial oder helfend tätigen Menschen haben ein weites und offenes Herz und tragen tief in sich den Wunsch zu helfen. Einige von ihnen haben ihren Beruf vermutlich unbewusst deshalb gewählt, da sie selbst eine ungeheilte Erfahrung dieser Art, und damit eine entsprechende Unbewusste Schuld, in sich tragen.

Für all diese Menschen findet die Lösung von Unbewusster Schuld individuell statt. Jeder hat seine eigenen leidvollen Erfahrungen gemacht und sich aus seinem persönlichen Blickwinkel heraus eine individuelle Unbewusste Schuld auf sich genommen.

Die uns inzwischen gut vertrauten „Ich-Schuld-Entnahme-Sätze“ sind hier gänzlich angemessen.

Unter einer „Gruppeneinheit“ verstehe ich in diesem Kontext eine Gruppe von Menschen, die aufgrund ihrer Zugehörigkeit zu einer bestimmen Volksgruppe, religiösen Gemeinschaft, verfolgten Minderheit, Leidensgemeinschaft Hinterbliebener nach Unglücken (Flugzeugunglück, Love-Parade-Unglück) etc. ungeheiltes Leid als Gruppe erfahren haben.

So wie die Eltern des neugeborenen, verstorbenen Kindes eine Art „kleinste Gruppe des gemeinsam erfahrenen Leides" waren, so gibt es größere Gruppen, die unsäglich viel Leid als Gruppeneinheit erfahren haben - und immer wieder erfahren.

Als ein allseits bekanntes Beispiel möchte ich hier die Indianer Nordamerikas nennen. Wie viel Unrecht haben sie erfahren und erfahren sie auch heute noch? Wie viel Leid erdulden sie heute noch und erlitten sie damals?

Wenn es eine Art von „kollektiver Unbewusster Schuld" gibt, und wenn diese ebenso die unbewussten Mechanismen der Wiedergutmachung mit sich bringt, dann wird die noch viel größere Macht des kollektiven Unbewussten vermutlich noch verheerender wirken.

Ich kann mir gut vorstellen, dass für diese Art von Gruppen, so wie für das Elternpaar, die „Wir-Schuld-Entnahme-Sätze" der Ansatz zur Lösung von dem vielen ungeheilten Leid ihrer Geschichte und Gegenwart sein könnten.

Vielleicht ist die Lösung der Unbewussten Schuld der erste und entscheidende Schritt heraus aus einem perpetuum-mobileartigen Drama, das so viele Minderheiten, Volksgruppen, Religionsgemeinschaften, Völker usw. immer wieder erleiden?

Ich bin gespannt, ob ich damit werde Erfahrung sammeln dürfen.

Eventuell ist der persönliche Satz
„Ich nehme die Schuld dafür von mir, dass..."

nur der Anfang.

Womöglich folgt ihm der noch viel mächtigere Satz
„Wir nehmen die Schuld dafür von uns, dass..."

Vielleicht wird aus diesem „Wir" der betroffenen Gruppen, Volksgruppen und Völker das „Wir" der Menschheit?

Wer weiß schon wie viel Erlösung auf Sie, uns persönlich und für uns alle zusammen noch wartet?

Dank

Nora, ich danke Dir für die Ermutigung und für die umfangreiche Unterstützung! Besonders danke ich Dir für die Interviews.

Annie Brunner, ich danke Dir für die tiefgründige Reflexion und für die konstruktive Auseinandersetzung!

Reinhard Rosé, ich danke Ihnen für die vielen guten Ratschläge.

Antje Bernhard, ich danke Dir für die große Starthilfe!

Kurt und Karola, ich danke Euch für die genaue Lesung und die konstruktiven Anregungen!

Verena Marquart, danke für die sorgfältige Korrekturlesung und die Hilfe bei der grafischen Gestaltung.

Anita und Lydia, danke für die Interviews!

Mein Dank geht ebenso an meine weiteren Probeleser: **Beate, Anita D., Anita W., Franziska und Lydia.**

Ferner danke ich allen, deren Fallbeispiele ich in diesem Buch verwenden durfte. Danke für das große Vertrauen, das ich als Mensch und als Therapeut erfahren habe. Danke für das Vertrauen zu diesem Buch!

GLOSSAR

[1] AFST

Die Aurafeld-Suchtechnik. Sie hilft uns den Weg zum Ursprung der Beschwerde zu finden.

Eine genauere Beschreibung findet sich auf Seite 87.

[2] EMDR

„Eye Movement Desensitization and Reprocessing" nach Francine Shapiro. EMDR ist ein weiterer Grundpfeiler für die Verarbeitung von emotionaler Belastung.

Eine genauere Beschreibung findet sich auf Seite 89.

[3] EFT

„Emotional Freedom Techniques", ursprünglich nach Gary Craig. Diese Technik ist ein Grundpfeiler für die Verarbeitung von emotionaler Belastung.

Eine genauere Beschreibung findet sich auf Seite 88.

[4] Konfliktlösungssätze

Diese Sätze können Konflikte lösen, an welchen der emotionale Entlastungsprozess sonst scheitern würde. Der Umgang mit diesen Sätzen ist unbedingt zu beherrschen.

Eine genauere Beschreibung findet sich auf Seite 90.